Sat Hari Singh
Das Herz des Yoga

Sat Hari Singh

Das Herz des Yoga

Die 13 Tore zum wahren Selbst

Allegria

Diese Publikation hat das Prüfsiegel des Kundalini Research Instituts (KRI) erhalten. Dieses Siegel wird nur den Produkten ausgestellt, die in den entsprechenden Teilen auf Korrektheit und Vollständigkeit im Sinne des Kundalini Yoga und der 3HO Lebensführung, wie sie von Yogi Bhajan® gelehrt wurden, geprüft worden sind.

MIX
Papier
FSC FSC® C083411

2. Auflage 2013
Allegria ist ein Verlag der Ullstein Buchverlage GmbH, Berlin

ISBN: 978-3-7934-2223-5

Titelabbildungen: Petra Guru Darshan Kolitsch
Illustrationen im Innenteil: Anja Escherich (Model von S.18 durchgängig), Almut von Pusch (alle anderen Models)
Illustration im Vor- und Nachsatz: © krishnatatta/Fotolia
Umschlaggestaltung: Frankl Design, München
Satz: Keller & Keller GbR / Gesetzt aus der Aldus
Druck und Bindearbeiten: CPI – Clausen & Bosse, Leck
Printed in Germany

Widmung

»Mach meinen Körper zu Papier
und meinen Geist zu Tinte.
Mach meine Zunge zu deiner Feder,
lass mich Worte für Wunder finden.
Gesegnet ist, sagt Nanak,
wer die Wahrheit schreibt,
die im tiefsten Herzen gründet.«

Guru Nanak Dev

WICHTIGER HINWEIS: Seit Jahrtausenden werden der Praxis des Yoga die außerordentlichsten und vielfältigsten Wirkungen auf Körper, Geist und Seele zugeschrieben. Nicht wenige davon werden in diesem Buch beschrieben. Nichtsdestotrotz ist es nicht das Ziel dieses Buches, therapeutischen oder gar medizinischen Ratschlag zu geben.

Die Haftung für das Praktizieren der in diesem Buch beschriebenen Techniken, Übungsreihen und Meditationen und die Verantwortung für die Anwendung des in diesem Buch enthaltenen Wissens übernimmt der Leser allein. Im Zweifelsfall beraten Sie sich mit einem Arzt oder Heilpraktiker, bevor Sie ein Übungsprogramm beginnen.

Inhalt

Einführung

Yoga

Als ich 1979 erste Informationen über Yoga suchte, gab es selbst in den größten Hamburger Buchläden und Antiquariaten noch kein einziges Buch über Yoga. Seitdem ist viel passiert. Yoga hat erfolgreich Einzug in viele Bereiche unseres Lebens gehalten. Es ist kein Tabu mehr. Es wird sogar in Kindergärten und Grundschulen angeboten. Auch in Modemagazinen sitzen Fotomodelle im Lotussitz. Sie haben ihre Augen geschlossen und sehen aus wie Buddhas. Sie, die beruflich die äußerlichen Reize der Mode repräsentieren, stellen die Schönheit des Inneren zur Schau. Angebote für Yoga gibt es inzwischen im Sportverein sowie in fast allen Fitnessclubs. Auf der Suche nach Entspannung soll es bei der Regeneration helfen. Und natürlich hat die Werbung längst Yoga für sich entdeckt. Anzeigen werben mit der Faszination des Yoga, sei es für Joghurt oder Aktienfonds. In einer Welt, die weiter ins Äußere driftet, wächst die Sehnsucht nach Geborgenheit und die Ahnung, dass Harmonie und Erfüllung in der Hinwendung zum Inneren zu finden ist. Yoga ist populär geworden, aber was ist Yoga eigentlich?

»Yoga ist meine Tankstelle.«

Kundalini Yoga-Studenten in Düsseldorf erzählen,
was Yoga für sie ist.

»Yoga ist meine Tankstelle.« »Yoga ist mein Zuhause.« »Yoga ist mein Alltag.« »Yoga ist mein Weg.« »Yoga ist die Kraft und die Ruhe.« »Yoga ist die gespürte Verbindung von Himmel und Erde.« »Yoga ist die Umarmung Gottes, die ich immer spüren möchte.« »Yoga ist Entspannung und Energie.« »Yoga ist Neugier auf mich.« »Yoga ist Zugang zur Spiritualität.« »Yoga tut mir gut.« »Yoga ist der Gesang der Seele.« »Yoga ist Blockaden lösen.« »Yoga ist Liebe zum Leben.« »Yoga ist höchstes Abschalten und innere Ruhe.« »Yoga ist Gleichgewicht.« »Yoga ist mein Weg zu Gott – glücklich und in mir selbst zufrieden sein.«

> *»Wenn körperliche Flexibilität das Wichtigste am Yoga ist, wären die Clowns im Zirkus die größten Yogis.«*[1] *Yogi Bhajan*

Yoga hat viele Seiten, viele Aspekte. Es wirkt auf Körper, Geist und Seele. Das macht es im besten Sinne ganzheitlich. Auch wenn es bisweilen sehr sportlich gelehrt wird, ist klar, dass es mehr ist als nur eine weitere Sportart. Und wenn Yogaübungen benutzt werden, um wieder fit zu werden, steht es außer Frage, dass Fitness erst der Anfang von Yoga ist. Yoga ist vielschichtig, es spricht verschiedene Ebenen in uns an, und gerade das macht es so faszinierend. Yoga führt uns in immer tiefere Schichten unseres Seins. Es wirkt letztendlich sogar auf unser Denken, auf unser Bewusstsein. Es schenkt uns vollkommen neue Erfahrungen und Einsichten. Und damit zieht es immer mehr Menschen auf den Weg des Yoga.

Die Verbindung

Das Wort Yoga kommt vom indogermanischen Wort *Joch*, das soviel bedeutet wie *Verbindung*. Oft wird das Bild des Ochsen, der verbunden (angejocht) mit einem Wasserrad im Kreise geht, damit assoziiert. Seine beständige Bewegung fördert Leben spendendes Nass aus der Tiefe der Erde und lässt es auf grüne Felder fließen.

Yoga schafft eine Verbindung mit einer tieferen Dimension in uns. Dann fließt Wasser aus den immergrünen Gärten unserer Seele in unsere Tage und macht sie heiter und erfüllt. Yoga verbindet uns mit dem unsichtbaren Ort der Ruhe und des Friedens in unserem Inneren. Einen sichtbaren Ausdruck dieser Verbindung finden wir im anmutigen Gesicht Buddhas. Aus Tausenden von Abbildungen, die es mittlerweile von Buddha gibt, leuchtet dieser innere Frieden.

Er wird durch seine geschlossenen Augen symbolisiert. Sie schauen nach innen. Wir hängen uns seine Bilder auf, stellen seine Figuren in unsere Wohnräume, weil wir davon angezogen sind und uns selbst nach diesem Zustand des inneren Friedens sehnen. Denn dieselbe Harmonie ist auch in uns. Die Kunst, uns mit ihr zu verbinden, führt uns in das Herz des Yoga.

> *»Yoga ist nicht Körperarbeit. Yoga ist keine Philosophie. Yoga ist Vereinigung, es ist die bewusste Vereinigung mit dem höchsten bewussten Geist. Ein Yogi ist ein Mensch, der bewusst die Grenze zum höchsten Bewusstsein überschreitet und dann damit eins wird.«*[2]
>
> *Yogi Bhajan*

Kundalini Yoga – das Yoga des Bewusstseins

> *»Yoga wurde entwickelt, damit Menschen gesund, glücklich und heilig leben können. Kundalini Yoga wurde entwickelt, damit die Menschen gesund, glücklich, heilig und bewusst leben können. Das Geheimnis der Seele ist Bewusstheit.«*[3]
>
> *Yogi Bhajan*

Die Essenz, das ›Herz‹ des Yoga, ist der Weg zum eigenen Herzen, zum Eins-Sein mit dem Unbeschreiblichen, Unergründlichen und Unfassbaren, das darin wohnt. Im meinem eigenen Herzen ist Gottes Wohnung. Würde mir das bewusst sein, könnte ich selbst dort einziehen. Bis dahin jedoch bleibe ich wohnungslos, ja obdachlos. Ich irre umher, suche bei Wohnungsämtern und Immobilienmaklern und finde mein Zuhause nicht.

Gott lebt in mir und Gott lebt in dir, aber erst wenn wir es auch spüren, wenn unsere Wahrnehmung weiter verfeinert ist, wenn wir gelernt haben, uns zu erinnern, dass ›Er‹ im Inneren ist, wenn wir verstehen anzuklopfen, damit sich das Tor zu Seinem Heiligtum in uns öffnen möge, werden wir uns dessen bewusst.

Kundalini Yoga ist das Yoga des Bewusstseins. Praktizieren wir es, gelangen wir an den Schatz, den uns kein Dieb stehlen kann: unser Bewusstsein. Wir erkennen langsam die Wahrheit hinter dem Netzwerk falscher Vorstellungen. Wir begreifen, wer wir sind. Wir erkennen unsere Bestimmung und beginnen, sie zu leben.

Das auslaufende Fische-Zeitalter war geprägt vom Suchen nach Wissen und Information. Jetzt, im Übergang zum Wassermann-Zeitalter, erleben wir eine Wissensexplosion. Ehemals geheime Quellen des Wissens öffnen sich. So wird auch Kundalini Yoga, das niemals offen unterrichtet werden durfte, seit 1968 von Yogi Bhajan erstmals allen Interessierten vermittelt. Das Wissen ist jetzt verfügbar und zugänglich. Die Suche ist zu Ende. Das, worum es jetzt geht, ist, dieses Wissen zu praktizieren und eigene Erfahrungen damit zu machen.

> *»Yoga ist im Wesentlichen eine Wissenschaft, in der du mit dir selbst arbeitest, du bekommst Hilfe. Wenn du nicht mit dir selbst arbeiten und die Qualität deiner Energie messen möchtest und auch nichts über deine energetischen Blockaden wissen willst, dann ist das in Ordnung. Es ist nicht für jeden.«*[4]
>
> *Yogi Bhajan*

»Wenn der Eisenvogel fliegt, kommt das Dharma in den Westen.«[5]

Eine Handvoll Meister schaffte in unserer Zeit das Ungeheure: Sie brachten die Saat des Dharma – die Jahrtausende Jahre alten Lehren der Veden, der Yogis, Rishis und Gurus – in die westliche Welt. Sie säten sie aus unter den Blumenkindern der Sechziger und Siebziger, die dafür offen waren. Sie hegten und pflegten eigenhändig die ersten Schösslinge, gaben ihnen ein Heim (Ashram) und förderten nach Kräften ihr Wachstum. So gelangte das Weisheitsdenken des Ostens, die nach innen gewandte, meditative orientalische Kultur, in Tausenden von Yoga-Kriyas, Meditationen und Belehrungen in die ganze Welt und auch in unsere Nähe. Heute, auf der Schwelle zum Wassermann-Zeitalter, stehen die gerade noch gänzlich unbekannten Lehren des Yoga schon in voller Blüte. Millionen von Menschen studieren sie. Die Weltenüberquerung ist geglückt. Das Dharma ist im Westen angekommen.

Mit diesem Buch verneige ich mich in Dankbarkeit vor der ungeheuren Leistung der Meister, im Besonderen vor meinem Lehrer Yogi Bhajan, der mich im Innersten berührte. Möge ich seinem Weg eines glücklichen, gesunden und gottbewussten Lebens dienen und ihm ein gutes Beispiel sein.

Die Tore oder wie funktioniert Yoga?

Wieso beruhigt es mich, wenn ich durch das linke Nasenloch atme? Wieso kann das Singen von vier einfachen Silben mich in einen Zustand der Ausgeglichenheit versetzen? Wir haben uns wohl schon daran gewöhnt, dass es im Yoga mehr gibt, als unsere Schulweisheit sich erträumen konnte. Yogi Bhajan liebte es, seine Erklärungen des Yoga für uns »Westler« mit den Worten »Technisch gesprochen …« zu beginnen. Von Technik verstehen wir im Westen etwas. Viele dieser Techniken des Yoga sind im Orient seit Menschengedenken bekannt. Allerdings unterliegen sie nicht immer unserer westlichen Logik und unseren Vorstellungen von Technik. Aber wir sollten nicht vergessen, dass die Denk- und Lebensweisen, auf denen die Techniken des Yoga beruhen, schon seit mehreren tausend Jahren funktionieren und sich mit den Erfahrungen von Millionen Menschen im Orient in Übereinstimmung befinden. Wir können diese Techniken heute, wo Informationen über Yoga frei zugänglich sind, unvoreingenommen ansehen und ihre Wirkungsweise entschlüsseln.

Yoga und Ayurveda sind universelle Lehren und werden jetzt überall auf der Welt unterrichtet. Jetzt haben wir die Möglichkeit, die mysteriösen Übungen, mit denen wir ein erweitertes Bewusstsein erlangen können, auch mit unserer Logik zu verstehen. Wir können die verschiedenen zeitlichen, örtlichen und spirituellen Momente, durch die diese Transformation geschieht, genau benennen und gezielt mit ihnen arbeiten.

Es gibt bestimmte Bedingungen und Voraussetzungen, damit eine solche Transformation in ein erweitertes Bewusstsein passiert. In diesem Buch nennen wir diese besonderen Konstellationen ›Tore‹. In diesem Buch geht es darum, einige dieser Tore ausfindig und kenntlich zu machen, und in Theorie und Praxis zu beschreiben, wie wir sicher durch sie hindurchschreiten können.

Diese Tore sind offen. Die Tore zu uns selbst, zu unserer inneren Freiheit und Einheit, sind geöffnet. Das ist ihr erstes Charakteristikum. Sie werden nicht geschlossen, der Zugang ist immer möglich. Jeder von uns muss allerdings selbstständig und aus eigenem Antrieb durch die Tore hindurchgehen. Im Gleichnis heißt es, wir werden eingelassen, wenn wir anklopfen, nicht, wenn wir abwartend vor der Tür stehen. Ein fester Entschluss ist nötig. Eine vage Absicht, eine Laune, aus der heraus wir eben ›mal Yoga machen‹, genügt nicht, um Einlass zu finden.

Einmal entschlossen, bietet sich Hilfe und Unterstützung, genau in der Weise, in der sie gebraucht ist, um auf dem Weg voranzuschreiten. Der erste Schritt ist immer der schwerste, er ist Ausdruck meiner gerade beschlossenen inneren Verpflichtung mir selbst gegenüber.

Dieses menschliche Leben birgt große Chancen in sich. Es ist kostbar. Als Menschen haben wir das Geburtsrecht, zu wachsen und ein wirklich glückliches und erfülltes Leben zu führen. Es war niemals einfacher als in diesem historischen Augenblick, wo das ganze Zeitalter gleichsam mit uns zusammen durch ein großes Tor geht und zu einem neuen Bewusstsein aufbricht.

Schritt für Schritt

»Du selbst musst deine Faulheit und dein Ego besiegen. Unaufrichtige Anstrengungen sind ein Verrat an dir selbst. Sie verhindern, dass du eine echte Erfahrung machst.«[1]

Yogi Bhajan

Machen wir uns darauf gefasst, dass wir auf dem Weg getestet werden. Wir werden geleitet, aber der vor uns liegende Weg ist neu und immer unbekannt. Um die Wegbeschreibung zu verstehen, müssen wir lernen zu hören. Wir erhalten die Anweisungen durch feine Stimmen in uns. Sie stammen aus unserer Intuition und sind unsere wichtigste Richtschnur. Wir haben uns schon oft verirrt, weil wir es abgelehnt haben, auf sie zu hören. Dieses innere Hören, das Horchen auf die leisen, feinen Anweisungen, die uns den Weg weisen, muss geübt werden. So machen wir die ersten Schritte.

Wenn wir etwas gehört haben, die Botschaft verstanden haben, gilt es, Vertrauen zu fassen und auch auf die wahrgenommene Weisung zu horchen, ihr zu ›gehorchen‹. Diese Hinwendung zu dem Unbekannten in uns ist nicht einfach. Wir hören auf uns selbst und stehen dazu, auch dann noch, wenn die Weisungen im Widerspruch zu anderen Aspekten in unserem Leben stehen sollten. Jetzt ist Hingabe gefragt.

Das Vertrauen, das nötig ist, muss stärker sein als unsere Tendenz, alles wieder aufzugeben und hinzuschmeißen. Jetzt bringen uns Geduld und Durchhaltevermögen einen Schritt weiter. So wird im Kundalini Yoga immer wieder unsere Fähigkeit durchzuhalten trainiert. Das ist die Botschaft des kleinen englischen Mantras ›Keep up!‹. Yogi Bhajan nennt es das Maha-Mantra des Wassermann-Zeitalters. Denn Ausdauer ist nötig, damit die vielen kleinen Lernschritte auf dem Weg zum höheren Selbst verinnerlicht werden können.

Die Tore liegen vor uns inmitten unseres bekannten Lebens, aber wir erkennen sie nicht sofort als solche. Haben wir sie jedoch einmal identifiziert, scheint es einfach, durch sie hindurchzugehen.

Doch der Schein trügt. Es braucht bisweilen unsere gesammelte Konzentration und Hingabe, um Selbstdisziplin zu üben. Sie kann große Kräfte in uns mobilisieren, wenn wir sie einzusetzen vermögen. Jeder kleine Schritt, den wir geschafft haben, schenkt uns ein »Aha-Erlebnis«, das uns dabei hilft, den nächsten Schritt zu gehen.

Unser Entschluss ist der Schlüssel, mit dem wir die Tore zu unserem eigenen Heim aufschließen. Die 13 Tore zum ›Herzen des Yoga‹ werden erst wirklich sichtbar in dem Moment, in dem wir uns entschlossen haben, hindurchzugehen. Wenn wir innerlich zum Entschluss bereit sind, breitet sich der Yoga-Weg vor uns aus und schenkt uns seine Freude, seine Anmut und seine Schönheit. Als wir aus dem Schoß unserer Mutter in diese Welt eintraten, hielt das ganze Universum den Atem an, um uns zu begrüßen. Jetzt wartet es darauf, dass wir uns auf den Weg machen, wahrhaft Mensch zu werden. Im yogischen Sinne bedeutet das, durch entwickelte Toleranz und Wahrnehmung feinfühliger und mitfühlend zu werden. Dabei ist unsere Intelligenz unser Schutzengel, wenn sie in ihren positiven, negativen und neutralen Aspekten ausbalanciert ist.

Gott wartet auf mich

Wir sollten uns keine Gedanken machen, dass wir etwas falsch machen könnten. Es macht auch keinen Sinn, wie gelähmt zu sein, wenn wir erkennen, dass wir einen Umweg gegangen sind. Es ist niemals zu spät. Gott ist geduldig. Er wartet jeden Tag vor unserer Haustür. Nachdem wir aufgestanden sind und gefrühstückt haben, eilen wir mit der Aktentasche in der Hand aus dem Haus, sehen ihn dort stehen und stammeln: »Oh, mein Gott, ich habe jetzt gar keine Zeit, ich bin wirklich in Eile, es tut mir echt leid.« Und der Meister des Universums, der mit seinen Fingerspitzen die Galaxien in ihren Bahnen hält, neigt sich zu uns und flüstert: »Es ist schon gut, ich warte auf dich.«

Wie schwierig sind die Yoga-Übungen in diesem Buch?

Die Yoga-Übungen im Buch sind grundsätzlich für alle gedacht. Einige sind sofort problemlos von jedem durchzuführen. Ich habe sie mit einem A kennzeichnet. Für andere braucht es eine Zeit des Praktizierens, um sie zu meistern. Diese sind von mir mit einem P gekennzeichnet worden. Und Übungen, die ein bestimmtes Maß an körperlicher Flexibilität voraussetzen, sind mit einem F gekennzeichnet.

Es ist möglich, eine einzelne Übung mit einer kürzeren Zeit zu beginnen und sie dann langsam auf die vorgegebene Zeit aufzubauen. Man sollte allerdings dann alle Übungen in einem Set im gleichen Verhältnis kürzen und auch wissen, dass sie erst in der angegebenen Zeit ihre volle Wirkung haben.

Ich möchte auch dazu einladen, mit Yoga-LehrerInnen zu üben. Das kann unser Training intensivieren und uns motivieren, durch Widerstände hindurchzugehen. Qualifizierte Yoga-LehrerInnen finden wir unter *www.3ho.de.*

Musik und Bücher aus der Tradition des Kundalini Yoga gibt es unter: *www.satnam.de.*

Zur Aussprache von Mantras

Die beste Weise, um Mantras kennenzulernen, ist es, Mantras zu hören. Dafür ist dem Buch eine CD beigelegt. Das Zeichen [🔊] im Text bedeutet: *Dieses Mantra ist auf der CD im Buch zu hören.* Um die Aussprache der anderen Mantras zu erleichtern, haben wir die Vokale, die lang ausgesprochen werden sollen, fett gedruckt. Lass dich ermutigen, die Schönheit eines Mantras in seinem Reim und Rhythmus auf deine eigene Weise zu erforschen. Sprich und sing sie so oft du magst und höre dir dabei zu. Das ist ein wunderbarer Beginn.

Einstimmung

Wir öffnen den Raum des Yoga

> *»Der Tag der Hochzeit der Seelenbraut mit ihrem Bräutigam zieht herauf. Oh Freunde, schüttet der Liebe Öl über die Schwelle zum Himmel hin. Gebt mir euren Segen.«*[6]
>
> *Guru Nanak Dev*

Wenn wir eine Yogaklasse besuchen, gehen wir in einen besonderen Raum, der uns Ruhe und Schutz gewährt und durch seine einfache Ästhetik und Klarheit nicht ablenkt. Wir ziehen uns um, entledigen uns der Schuhe und ziehen leichte, helle, saubere Kleidung an. Wir machen uns durchlässig, lassen Luft und Licht an die Reflexzonen unseres Körpers. Wir bereiten unseren Platz vor, setzen uns auf ein (Schaf-)Fell oder eine wollene Yogamatte. Sorgfältig und bewusst gestalten wir den Augenblick des Übergangs in unser inneres Sanctum, in diesen heilsamen Raum in uns.

Aufmerksam gehen wir in den Raum des Yoga und mit leerem Magen. Die letzte Mahlzeit sollte zwei Stunden zurückliegen. Wir verzichten auf Alkohol und alle Arten von Drogen, geht es doch darum, unser Bewusstsein kristallklar zu erfahren. Je besser wir uns vorbereiten können, desto nachhaltiger kann die Erfahrung sein, die wir machen. Früher meditierten die Studenten vor dem Eintreffen des Lehrers für längere Zeit, um sich auf die bevorstehende Erfahrung vorzubereiten. Aber wie wir auch kommen, wir sind willkommen.

Wir setzen uns, und unser Atem vertieft sich. Wir bewegen uns langsam auf uns zu. Wir werden still. Wir beginnen, uns tiefer wahrzunehmen. Wir treten ein in das Reich des Yoga.

Einstimmen

Mit dem Singen des Adi-Mantras (»Ur-Mantra«) ›ONG NAMO GURUDEV NAMO‹ stimmen wir uns ein, bringen uns und unsere Stimmen in Einklang. Das Mantra wurde unzählige Male von Tausenden von Yoga-Adepten beim Eintritt in den Raum des Yoga gesungen. Mit dem Singen dieses Mantras reihen wir uns ein in die »goldene Kette« vieler Generationen von Lehrern und Schülern. Es ist der Schlüssel, der uns in den Raum des Yoga führt. Wir werden Teil dieser Kette, und uns durchflutet ihr universeller Lebensstrom.

Zur Einstimmung sitzen wir in einer einfachen Sitzhaltung mit gerader Wirbelsäule. Wir legen beide Hände in der Gebetshaltung auf Brusthöhe aneinander und richten sie senkrecht nach oben. Dann singen wir das Mantra in einem Atemzug.

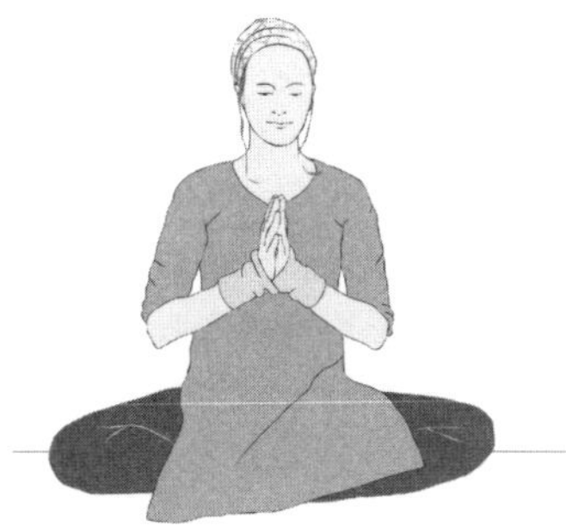

Diese Gebetshaltung ist ein wichtiges Mudra im Yoga. Wenn die linke Hand (Mondenergie) mit der rechten Hand (Sonnenenergie) zusammengebracht wird, entsteht ein Ausgleich, eine fühlbare Balance unserer polaren Kräfte, und bringt uns für die Einstimmung in einen neutralen Grundzustand.

»Ong Namo Gurudev Namo«

Das Mantra ›ONG NAMO GURUDEV NAMO‹ [🔊] führt uns über die Schwelle und in die subtile Anwesenheit des spirituellen Lehrers. Die Schwingung des Mantras ist die Schwingung des Meisters.

🔊 Dieses Mantra ist auf der CD im Buch zu hören.

Es wirkt in uns, unabhängig davon, ob wir seine Bedeutung verstehen oder nicht. In ihm lebt der universelle Grund unseres Yoga. Es wird uns vertraut und bekannt, je öfter wir es chanten, ihm zuhören und in seinen Klangstrom eintauchen. Doch ist es schön, das Mantra auch zu verstehen, denn das erfreut den Geist. Es besteht ja aus zwei Teilen, und in beiden Teilen enthält es das Wort ›NAM**O**‹. Das bedeutet: verneigen. Es ist mein individuelles Selbst, das ich beim Eintritt ins Yoga neige, denn hier treffe ich auf das universelle, göttliche Selbst. Ich verneige mich vor der göttlichen Natur in allen Geschöpfen, deren Essenz in ›ONG‹ schwingt, das aus dem unendlichen ›OM‹ entsteht, wenn die Unendlichkeit in lebendige, natürliche Formen eintritt. Dann erkenne ich: »Gott schläft im Stein, träumt in den Pflanzen, erwacht in den Tieren und kommt zum Bewusstsein im Menschen.«[7]

Und ich verneige mich vor dem anwesenden inneren Lehrer ›GURUD**E**V‹, der, wie es heißt, »unablässig daran arbeitet, aus Menschen Engel zu machen«.[8]

Sich zu verneigen, ist allerdings gar nicht einfach. Und demütig zu sein, ist eines der schwierigsten Dinge auf der Welt. Es ist so schwierig, denn ich muss meinen ganzen Unglauben überwinden und wahrnehmen, dass Gott jetzt hier ist – an meiner Seite. Dann fühle ich Demut. Und das Tor öffnet sich.

Aufwärmen

Im Zentrum des Kundalini Yoga befindet sich immer ein Set von Übungen (Kriya), das gleichermaßen an physischen Organsystemen und feinstofflichen Energiezentren (Chakren) des Menschen arbeitet. Solch ein Set von Übungen ist durchaus körperlich und mental herausfordernd. Deswegen beginnen wir, wenn es die Zeit erlaubt, mit ein paar Aufwärmübungen. Diese vermitteln eine gute körperliche Grundvorbereitung oder bereiten uns auf den Schwerpunkt des Unterrichts vor.

Hier sind Beispiele für Aufwärmübungen, die in diesem Sinne wirksam sind:

A ❶ Sufikreise

›Sufikreise‹ erden und entspannen.

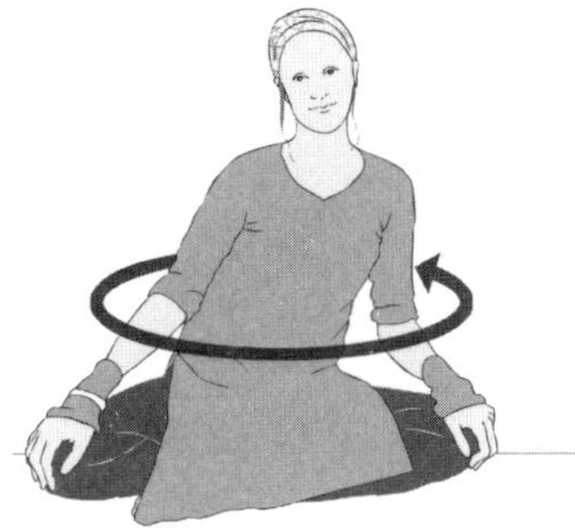

Sitze in einer einfachen Sitzhaltung und lege die Hände auf die Knie. Mache weite Kreise mit dem Oberkörper und halte dabei den Kopf in der Mitte. Dann die Richtung wechseln.

A ❷ ›Spinal Flex‹

›Spinal Flex‹ dehnt und macht durchlässig.

Sitze in einer einfachen Sitzhaltung und umfasse deine Fußgelenke mit den Händen. Strecke den Oberkörper mit dem Einatmen nach vorn und hebe den Brustkorb. Biege die Wirbelsäule mit dem Ausatmen entspannt zurück. Versuche dabei, den Kopf aufrecht zu halten.

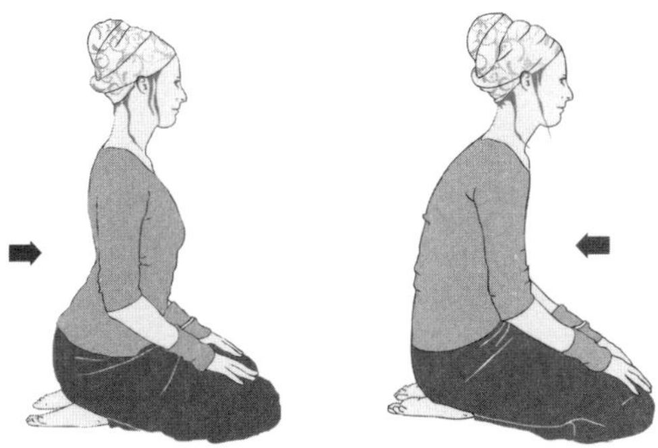

❸ Langer tiefer Atem

Vertiefe deinen Atem. Mache deine Atemzüge immer länger und tiefer. Atme ein, halte den Atem an, zieh den Nabel ein und atme aus. Werde mit diesem langen tiefen Atem ruhig und bewusst.

Der aufrechte Sitz …

Yoga-Asanas sind nicht nur bestimmte Körperstellungen, Yoga-Asanas vermitteln Energiezustände, in denen im Körper Tore zu erweitertem Bewusstsein geöffnet werden.

In meinen allerersten Yogastunden im Herbst 1979 musste ich mich für längere Zeit in der grundlegendsten aller Yogadisziplinen bewähren: im Sitzen. Nichts schien schwieriger als mit gerader Wirbelsäule aufrecht zu sitzen. Immer wieder wurde ich vom Lehrer korrigiert und liebevoll, aber bestimmt, in eine aufrechte Sitzhaltung gedrückt. Mir fehlte dafür bis dahin jedes Verständnis. Als 68er-Student wollte ich der Welt gern den ›aufrechten Gang‹ näherbringen, aber mit dem aufrechten Sitzen haperte es noch ganz und gar. Kinn auf die Brust, Bauch rein – warum hatten 28 Lebensjahre so viele Verbiegungen und so gar keinen Hang zum Aufrechten in mir entstehen lassen? Auf dem Nachhauseweg in der U-Bahn erlebte ich ein ganz neues Fahrgefühl. Als ich meine gerade gelernten Kenntnisse des Aufrecht-Sitzens noch einmal ausprobierte, verschwand das etwas ungute Gefühl, das ich sonst beim U-Bahn-Fahren empfand. Es wich einem ruhigen, selbstbewussten Betrachten. Oh, dachte ich, es ist möglicherweise nicht nur die Umgebung, die uns prägt und krumm macht. Meine eigene krumme Haltung prägt wohl auch mein Bild von meiner Umgebung. Ich fasste den Entschluss, dieser Frage auf yogische Weise weiter nachzugehen. Was mag noch alles passieren, wenn schon ein gerades Sitzen solch angenehme Wirkungen hat? Also blieb ich weiter beim Yoga.

Wie einfach ist die einfache Sitzhaltung?

»Bitte komme in eine ›einfache Sitzhaltung‹!« So beginnt so manche Yogastunde und so steht es in vielen Yoga-Lehrbüchern. Leichter gesagt als getan, wie bitte sitzt es sich einfach in so einer einfachen Sitzhaltung? Das ist selbst für fortgeschrittene Praktizierende gar nicht immer klar.

Die einfache Sitzhaltung ist eine angenehme Sitzhaltung als Ausgangspunkt für die Meditation und viele Übungen. Sie öffnet die Hüften, streckt die Wirbelsäule und schenkt innere Ruhe.

Durchführung: Setz dich auf den Boden und kreuze die Beine. Dann platziere die Füße direkt unter die Knie und lasse die Hände auf den Knien ruhen. Drücke die Hüftknochen hinunter auf den Boden und drücke den Scheitelpunkt, den höchsten Punkt deines Kopfes, hoch. So wird deine Wirbelsäule gestreckt. Zieh die Schultern zurück und nach unten und drücke deine Brust nach vorne und nach oben. Fühl dich entspannt und angenehm in dieser Haltung.

Falls das zu schwierig sein sollte, einfach ein Kissen oder eine Decke unter den Po legen. Das hilft dir, das Becken nach vorne zu bringen und die Wirbelsäule gerade aufzurichten. Es wird auch etwas Druck von den Knien und Fußgelenken nehmen.

A Eine gute Übung zum besseren Sitzen aus der Hatha Yoga Tradition

Übung: Strecke beide Beine aus. Hebe das rechte Knie und nimm den rechten Fuß in deine linke Hand. ❶ Wenn du kannst, leg den rechten Fuß in deine linke Armbeuge und lege deinen rechten Arm um dein rechtes Knie. Bring das Knie möglichst in die rechte Armbeuge. Wiege das rechte Bein so hin und her. Achte darauf, die Wirbelsäule gerade zu halten und das Bein vorsichtig an dich zu ziehen und dich nicht zum Bein hin zu beugen.

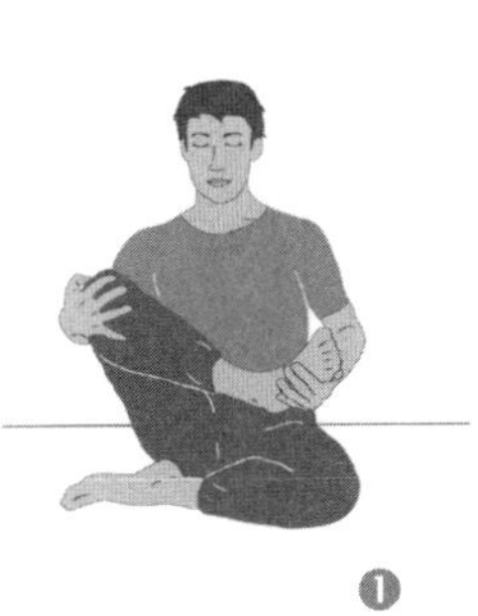

❶

Dauer: Halte die Position für 1 Minute mit langem tiefen Atem. Dann wechsele die Seiten und übe mit dem andren Bein. ❷

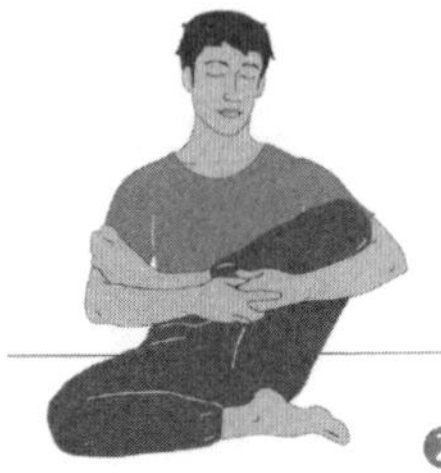

❷

Ein ganzes Set zum Aufwärmen

P Kundalini-Workout zum Aufwärmen

Dies ist eine vollständige Übungsreihe (Kriya) des Kundalini Yoga, die auch gut als Aufwärmübung benutzt werden kann.

Wirkung: Wenn du sie 5–6 Mal wiederholst, wird sie deinen ganzen Körper ins Gleichgewicht bringen.

Dauer: Wenn du sie für 11 Minuten ausführst, hast du ein sehr gutes Workout. Fortgeschrittene können sie auf 31, vielleicht sogar auf 62 Minuten ausdehnen. Dann wird sie zum zentralen Set mit sehr vielen positiven Effekten. Zum Schluss folgt eine Entspannung .

Durchführung: Gehe ohne Unterbrechungen durch die ganze Übungsreihe.

Mantra: Chante mit jeder Bewegung, mit jedem Klatschen, das Mantra ›HAR‹, möglichst vom Nabel. Deine Zunge berührt dabei jeweils den oberen Gaumen.

Har Aerobic Kriya

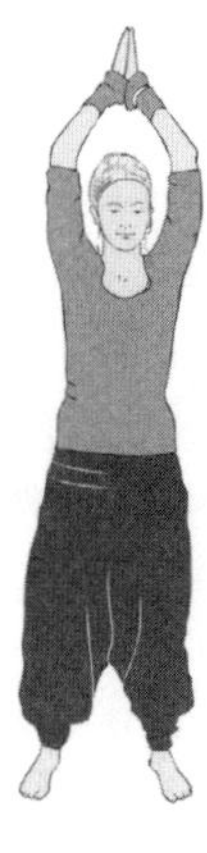

❶ Steh aufrecht, die Füße unter den Beckenknochen und klatsche 8 Mal über dem Kopf in die Hände. Chante bei jedem Klatschen ›HAR‹ [🔊].

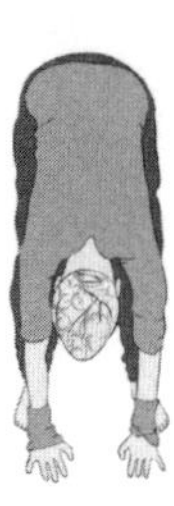

❷ Beuge dich nach vorn und klatsche 8 Mal hart mit beiden Händen auf den Boden. Chante bei jedem Klatschen ›HAR‹.

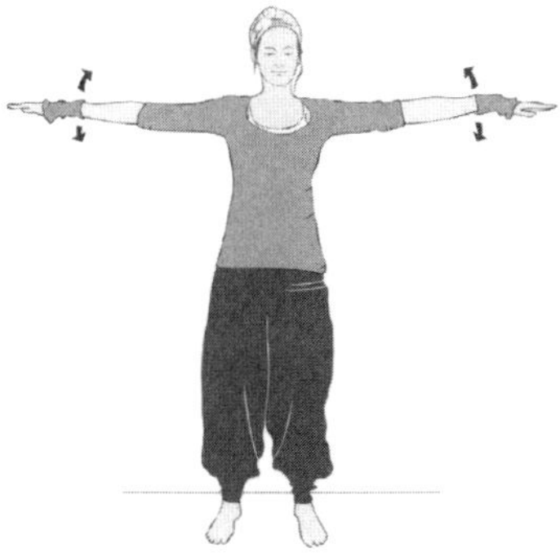

❸ Strecke die Arme parallel zum Boden zur Seite aus und wippe mit durchgestreckten Armen 8 Mal circa 5 cm auf und nieder, als ob du auf ein Luftkissen schlagen würdest. Chante wie gehabt.

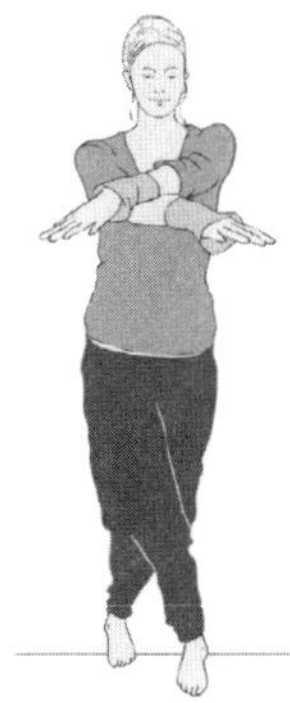

❹ **»Hampelmann«:** Kreuze bei der 1. Wiederholung von ›HAR‹ jeweils Arme und Beine und komme bei der zweiten Wiederholung breitbeinig zum Stehen und strecke dabei die Arme gerade zu den Seiten aus. Wiederhole diese Sequenz 4 Mal. Chante bei jeder Bewegung wie zuvor ›HAR‹.

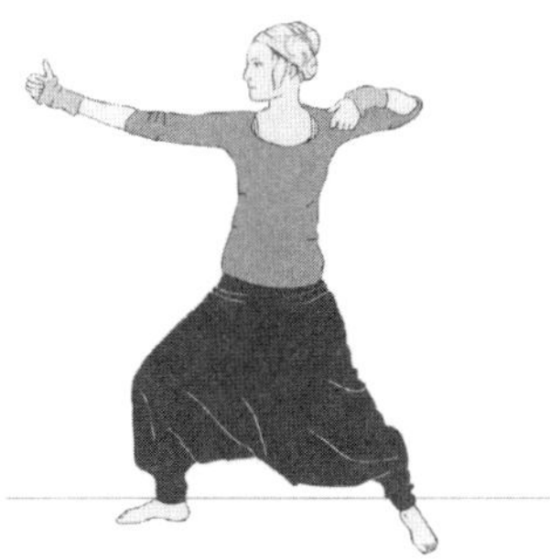

❺ **Begib dich in die Bogenschützenposition.**
Strecke den rechten Arm nach vorne und leicht nach oben und stelle dir vor, du hältst einen Bogen.
Bringe dein Gewicht auf das rechte Bein, das du nach vorne beugst.
Jetzt spanne den Bogen mit dem linken Arm, den du an der Brust zur Faust ballst. Das linke Bein ist zurückgestreckt. Wippe rhythmisch 8 Mal auf dem vorderen rechten Bein auf und ab und chante dabei ›HAR‹.
(Eine genaue Beschreibung der Bogenschützenposition befindet sich auf Seite 102f.)

❻ Wiederhole Übung ❺ auf dem linken Bein.

❼ Wiederhole Übung ❹.

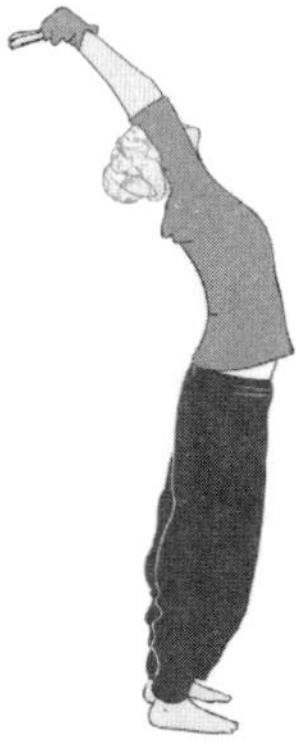

❽ Hebe die Arme über den Kopf und strecke dich 8 Mal kräftig nach hinten. Chante bei jeder Rückwärtsbewegung ›HAR‹.

❾ Wiederhole Übung ❹.

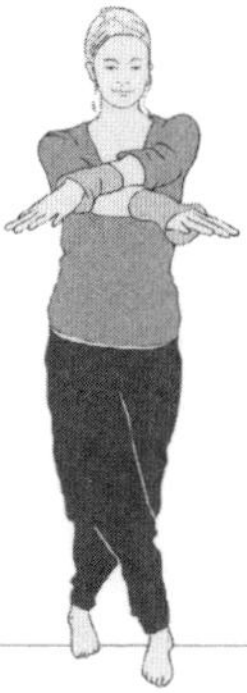

❿ Hebe die Arme erneut über den Kopf und beuge dich zuerst 4 x nach links und dann 4 x nach rechts. Chante bei jeder Seitwärtsbewegung ›HAR‹.

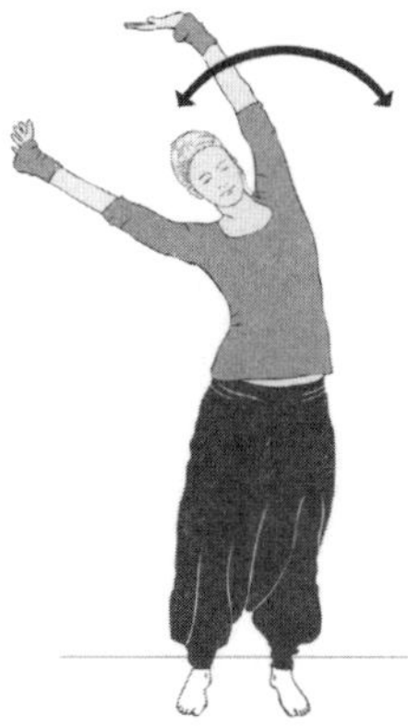

Nach mehrfacher Wiederholung der Kriya entspanne auf dem Rücken liegend.

Entspannung

Im Yoga können sich Blockaden lösen, Energien zum Fließen gebracht und heilsame Prozesse ausgelöst werden. All dies wird durch das Üben und das Atmen bewirkt, aber erst in der Entspannung in allen Teilen des Körpers entfalten sich die positiven Wirkungen im ganzen Körper. Deswegen: Genieße die Entspannung, gönne sie dir. Sie ist ein integraler Bestandteil des Yoga. Nimm dir auch zwischen den Übungen immer wieder Zeit zum Nachspüren und Entspannen. Es gibt im Kundalini Yoga immer einen gut aufeinander abgestimmten Spannungsbogen von Anspannung und Entspannung.

Die Entspannung erleben wir, wenn nicht anders angegeben, in der klassischen Entspannungsposition, der so genannten ›Totenposition‹.

Lege dich dazu auf den Rücken,
decke dich zu und ziehe das
Kinn leicht auf die Brust.
Die Beine und die Fersen
liegen locker nebeneinander.
die Arme entspannt neben
dem Körper.

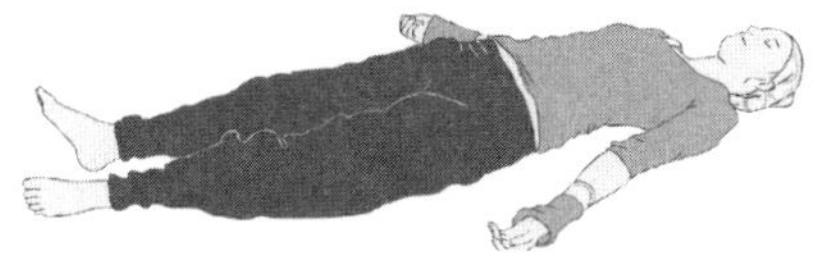

Die Handflächen sind nach oben geöffnet.
Diese Position lässt die Energie optimal im ganzen Körper zirkulieren,
während du dies bewusst genießt. Nach jeweils 3 bis 30 Minuten,
je nach Übungsreihe, komme aus der Entspannung zurück, indem
du dich reckst und streckst, Hände und Füße aneinander reibst
und dann auf der Wirbelsäule vor- und zurückrollst.

> *»Die Totenhaltung ist die Position, die der Wirbelsäule die größte Unterstützung gibt. Wenn du flach auf dem Rücken liegst, achte darauf, dass der Körper in einer geraden Linie liegt.«*[9]
>
> *Yogi Bhajan*

Häufig spielt schöne sanfte Mantra-Musik aus der der reichen musikalischen Tradition des Kundalini Yoga während der Entspannung, die auch den Geist wundervoll zur Ruhe kommen lässt und das Gefühl schenkt, ganz zu Hause zu sein.

Du bist zu Hause

»Du bist zu Hause,
komme und ruhe dich aus.
Entspanne dich.
Ich bin bei dir.
Oh mein geliebtes Kind,
was glaubst du, wer du bist?
Du bist das Kind von Gott,
und das ändert sich nie.
Du hattest geträumt,
du wärest ganz allein,
von allem abgetrennt,
doch wir sind immer vereint.
Du meine ganze Liebe.
Du bist mein eigenes Geschöpf.
Du bist Unendlichkeit.
Und das ändert sich nie.«[10]

Sheina Noll

Affirmation
Für eine vollständige Entspannung

»Entspanne dich jetzt ganz und gar, alles, was du bist, entspanne. Begib dich in die umfassende Obhut deines höheren Bewusstseins. Jede Zelle deines Körpers soll entspannen. Du wirst ein absolut entspanntes Wesen. Entspanne vollkommen, entspanne mit Würde, mit deinem ganzen Herzen, vollständig bewusst, süß und wunderschön. Fühle, wie jede Zelle deines Körpers entspannt, tiefer und tiefer, weiter, weiter, immer weiter. Beobachte, erforsche dich in jeder Faser und Facette deines Selbst. Lasse alles los, lasse alle Spannung gehen. Wenn du deinen Körper

entspannst, kann Gott durchkommen, weil mehr Prana (Lebensenergie) durchkommt. Je mehr Prana in dir ist, desto gesünder bist du. Prana schenkt dir vollkommene Gesundheit. Oh ihr Lieben, entspannt. Fühlt, wie alle Anspannung zurückweicht, aus euren Fingerspitzen weicht, aus euren Handgelenken weicht. Alles löst sich, weicht auf. Dein Körper zerfällt in seine Zellen, in seine Elemente. Erschaffe alle deine Elemente neu und lasse deinen Geist diesen Prozess jetzt, in diesem Moment, unterstützen: Entspanne deinen Körper, entspanne deine Augen, entspanne deine Augenbrauen, entspanne deine Wangen, entspanne dein Kinn, entspanne deinen Hals, entspanne deinen Kopf, entspanne deine Schultern, deinen Brustkorb, deinen Bauch und alles, was darin ist, deine Hüften, deine Oberschenkel, deine Schienbeine, deine Fersen, deine Füße, deine Zehen – alles. Lasse den Fluss göttlicher Energie durch dich fließen. Nehme sie vollkommen in dich auf, jeder Teil davon gehört dir. Es ist dein Recht, dein Privileg, du brauchst es, es ist dein. Sei vollständig entspannt, benutze deinen Geist, um umfassend zu entspannen. Wer nicht auf Befehl entspannen kann, hat noch nicht gelernt, zu befehligen. Das ist die größte Fähigkeit des Selbst. Also befiehl dir zu entspannen. Werde zum Meister deines Selbst. Lasse dein körperliches Selbst den Anordnungen deines geistigen Selbst folgen. Sodann wird das Prana, die Seele, durch dich hindurchfließen.«[11]

Yogi Bhajan

Je entspannter wir sind, desto leichter können wir mit unserem eigenen Selbst in Berührung sein.

Ausklang

Wir haben den Raum des Yoga bewusst betreten und sind in ihn hineingegangen. Bevor wir das Tor wieder schließen und zurück in die Außenwelt gehen, stimmen wir uns aus. Wir sitzen wie in der Einstimmung mit gerader Wirbelsäule und den Händen im Gebets-Mudra und senden den Segen, den wir erfahren haben, hinaus in einem kleinen Lied.

Wir singen zwei Mal:

> *»May the long time sun shine upon you,*
> *all love surround you,*
> *and the pure light within you, guide your way on.«*

Danach chanten wir drei Mal ›SAT N**A**M‹.

›SAT‹ wird achtmal so lange gesungen wie ›N**A**M‹.
Es ist eine Erinnerung an unser wahres Selbst.

Tor 1

Ich bin

»Alles nehmen wir wichtig,
nur nicht die Arbeit an uns selbst.« *Yogi Bhajan*

Der Weg durch das erste Tor des Yoga führt zu mir selbst. Das klingt banal und aufregend zugleich. Einerseits erwarten wir von uns selbst nicht viel Neues, andererseits erhoffen wir viel und träumen von großen Veränderungen. Teils sind wir von uns enttäuscht und wissen nicht, wie wir herauskommen können aus unseren sich ständig wiederholenden Problemen und Niederlagen. Aber wir haben auch erfahren, dass wir Träume und Pläne in die Tat umsetzen und selbst unseres Glückes Schmied sein können. Wir haben das Geburtsrecht, glücklich zu sein. Wir ahnen es und wollen es jetzt wahrmachen. Denn wie in einer kleinen Eichel schon eine mächtige Eiche angelegt ist, so steckt in uns schon immer etwas Größeres. Es gibt eine Zeit und einen Plan, dieses Größere zu entfalten, es Stück für Stück auszuwickeln. Diese Zeit ist jetzt.

Wenn ich nicht für mich bin, wer ist dann für mich?
Wenn ich nur für mich bin, wer bin ich dann?
Wenn nicht jetzt, wann?

Auf dem Weg durch das erste Tor des Yoga werden wir zu uns selbst hinwachsen. Die Beschäftigung mit uns selbst ist nicht überflüssig – auch nicht unsozial. Diese Bedenken können wir getrost beseite lassen – im Gegenteil. Wer kann mit mir etwas anfangen, wenn ich mit mir selbst nichts anfangen kann? Es ist keine Tugend, wenn ich behaupte, ich hätte vor lauter Verpflichtungen keine Zeit, mich um mich selbst zu kümmern. Ich sehne mich nach Liebe, aber wie kann ich lieben, wenn ich noch keine Liebe zu mir selbst entwickelt habe?

Im ersten Tor des Yoga wollen wir tiefer in unser wahres Selbst einziehen und es uns dort wohnlich einrichten. Es ist Zeit, an uns selbst zu denken, uns selbst zu verwirklichen. Das ist unsere erste Yoga-Pflicht: »Selbstbewusst« zu werden – und unser Bewusstsein ständig zu erweitern. Wir werden, wer wir schon immer sind und erkennen: »Ich bin am Anfang, ich bin jetzt und werde immer sein. Ich bin die Seele. Ich bin der Beobachter von allem. Ich bin die Seele – lebendiges spirituelles Sein. In dieser Welt des Wandels bleibe ich in mir doch selbst stets der gleiche, der eine leuchtende Bewusstseinsfunken. Wir sind lebendiger Spirit – unterwegs, um eine wunderbare, menschliche Erfahrung zu machen.

Ich bin, ich bin

Ich bin die Wolke, ich bin das Wasser, das in den Flüssen
zum Meere strömt.
Ich bin der Ozean, ich bin die Welle. Ich bin der Fisch,
der darin schwimmt.
Ich zieh hinaus in fremde Länder, besuche Tempel,
die mich verehren.
Ich leb in Ghettos, bin ohne Obdach. Ich bin die Hand,
nach der man greift.

Ich bin ein Teil von allem hier.
Alles, was lebt, lebt auch in mir.
Und es gibt keinen Platz der Welt,
an dem mein Blick nicht auf mich fällt.

Ich bin das Lied, bin die Musik. Ich schreib den Satz,
der von mir spricht.

Ich hör den Klang von meiner Stimme. Ich bin ihr Name.
Ich bin ihr Licht.
Ich leb allein in Menschenmengen. Ich bin der Geist in jedem Heim,
bin die Essenz der ganzen Schöpfung. Alles, was bleibt, bin ich allein.

Ich bin ein Teil von allem hier.
Alles, was lebt, lebt auch in mir.
Und es gibt keinen Platz der Welt,
an dem mein Blick nicht auf mich fällt.

Ich bin das Kind, ich bin die Mutter. Ich setz den Samen, aus dem ich wachse.
Ich bin das Tier, ich bin der Engel. Ich bin der Liebe unendliche Kraft.
Ich bin der Fluss, bin das Gebirge, das Lied im Tempel, sein Klang, sein Sinn.
Ich bin die Kraft in aller Schöpfung, bin eins in allem,
Ich bin – ›Ich bin‹.[12]

Gurdass Singh

Lasst uns erforschen, wer wir sind. Lasst uns eigene Erfahrungen machen. Lasst uns diese schönen Meditationen und Kontemplationen praktisch ausprobieren.

A *Meditation*
Ich bin, ›ICH BIN‹

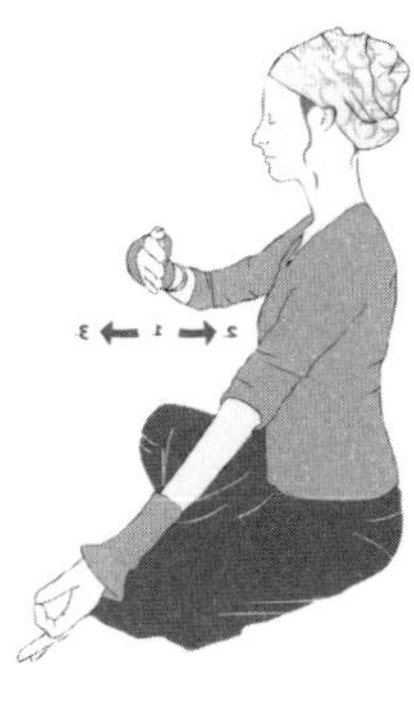

Position: Sitze in einer einfachen Sitzhaltung mit gerader Wirbelsäule und ziehe das Kinn leicht zum Hals hin. Schließe die Augen und werde still. Nach einer kurzen Zeit hebe deine linke Hand etwa in einer Entfernung von 15 cm vor dein Herz. Die Handfläche ist geöffnet und zeigt zum Herzen. Die Finger der linken Hand sind ausgestreckt und weisen nach rechts. Der rechte Handrücken liegt entspannt auf dem rechten Knie. Der rechte Ellbogen ist durchgestreckt, die Spitzen von Daumen und Zeigefinger berühren sich (Gyan Mudra).

Augen: Öffne die Augen etwa ein Zehntel. Schau geradeaus durch die fast geschlossenen Augenlider.

Mantra & Mudra: Sage ›Ich Bin‹ und bringe dabei deine Hand 5 cm näher zum Herzen.

Sage erneut ›Ich Bin‹ und entferne jetzt deine Hand circa 30 cm vom Körper weg. Dann atme kurz durch die Nase ein und bringe die Hand in die Ausgangslage zurück. Lass einen gleichbleibenden Rhythmus von Atem und Mantra entstehen.

Dauer: Wiederhole diese Abfolge 11 Minuten lang. Fortgeschrittene können die Zeit bis auf 31 Minuten ausdehnen.

Abschluss: Atme tief ein, halte Atem und Position und entspanne vollkommen.

Kommentar: Yogi Bhajan erklärte, dass die zwei aufeinanderfolgenden ›Ich bin‹-Äußerungen eine unterschiedliche Bedeutung haben. Das erste ›**Ich** bin‹ ist die Aussage des Individuums. Es erklärt, dass es das (zweite) größere göttliche ›ICH **BIN**‹ ist. Der ganze Satz der Meditation lautet also: »Ich bin (das) ›ICH BIN‹.«

Ich bin bereits erleuchtet

Es war bei meinem ersten Besuch auf einer Esoterikmesse 1989 in München. Mir war etwas mulmig zumute. Die Regenbogenpresse titelte: ›Wunderprediger, Geistheiler und Scharlatane‹. Was mochte mich da erwarten? Ich hatte starke Kopfschmerzen von der langen Reise von Hamburg nach München, aber als ich in das bunte Treiben auf der Messe eintauchte, bemerkte ich zu meinem Erstaunen, dass sie verschwunden waren. Dann bot mir eine Frau ein Engelkärtchen an. Als ich seine Botschaft las, traf es mich wie ein Blitz. Da stand: »Du bist bereits erleuchtet!« Durch diesen einen Gedanken fühlte ich mich unvermittelt in eine andere Dimension versetzt. Das bunte Treiben war in weite Ferne gerückt. Ein Tor zu einer anderen Wahrnehmung hatte sich geöffnet. Was immer Erleuchtung ist, es war jetzt, es war hier – ja. Wir mögen Sätze wie diesen hundertmal gelesen haben. Aber real erfahren, ist dieses Bewusst-Werden immer neu, umwerfend und unvergesslich. Äußerlich passiert scheinbar gar nichts, wie es schon in diesem bekannten Spruch heißt:

»Vor der Erleuchtung Holz hacken, Feuer machen, Tee kochen. Nach der Erleuchtung Holz hacken, Feuer machen, Tee kochen.«[13]

Also hat sich etwas nicht Sichtbares in mir abgespielt, während im Äußeren der Welt alles scheinbar unverändert blieb.

»Das innere Selbst des Selbst sitzt und wartet darauf, dass wir es wahrnehmen. Unsere Buddha-Natur ist da vor allem Anbeginn. Sie ist wie die Sonne – verborgen hinter den Wolken.«[14]

Hakuin

Und dann versinken wir wieder in der Welt, vergessen die Erfahrung, und das Tor zur Welt dieses bewussten Seins bleibt verschlossen. Später wechseln sich Zeiten des Bewusstseins und des Unbewusstseins ab. Unser Leben gleicht einem Jo-Jo: einem Auf und Ab von bewussten und unbewussten Zuständen.

Wollen wir vom Jo-Jo zum Yogi werden? Wie können Yogis denn beständig und möglichst dauerhaft in einem Zustand von Bewusstheit leben? Wie vermögen sie es, diesem Sog des Vergessens standzuhalten und in einem Zustand der Bewusstheit unseres göttlichen Selbst zu verbleiben? Die Erfahrung dieser Erkenntnis ist der Weg durch das erste Tor. Der Weg durch das erste Tor erweitert beständig unser Bewusstsein von uns selbst.

Kundalini Yoga ist das Yoga dieses Bewusstseins.

Das folgende Kundalini Yoga Kriya schenkt uns in kurzer Zeit die intensive Erfahrung eines erweiterten Bewusstseins.

P Reise in mein wahres Selbst

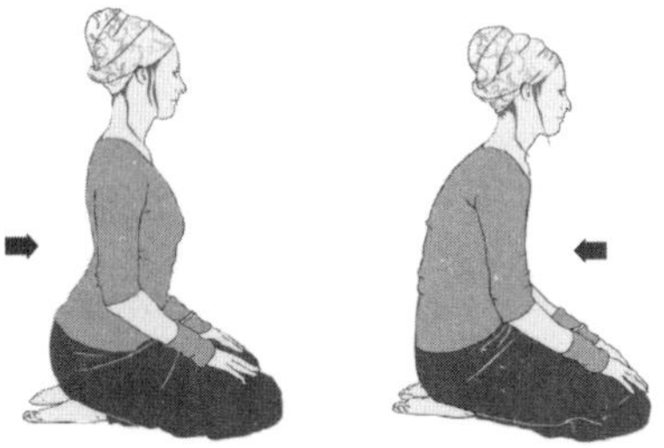

Übung ❶: Sitze auf den Fersen. Lege die Handflächen auf die Oberschenkel. Bewege die Wirbelsäule rhythmisch vor und zurück.

Augen: Konzentriere dich auf den Punkt zwischen den Augenbrauen.

Atem: Feueratem (Erklärung im Kapitel »Atem«). Die Wirbelsäule bewegt sich langsamer als der Atem.

Dauer: 3 Minuten.

Abschluss: Atme ein, halte den Atem und entspanne.

Bitte komme sofort zur 2. Übung.

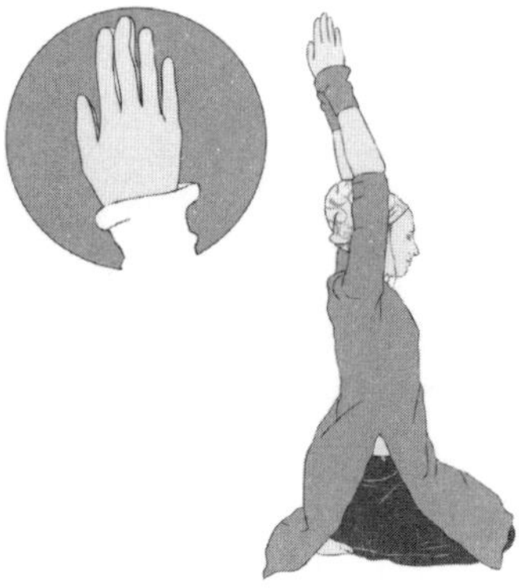

Übung ❷: Sitze weiter auf den Fersen. Bringe die Hände über dem Kopf zusammen. Die Oberarme liegen an den Ohren. Die Handflächen liegen aneinander. Beginne mit dem ›Sat Kriya‹. Ziehe den yogischen Nabelpunkt ein, (der etwa 3 Fingerbreit unter dem natürlichen Nabel liegt) und sage ›SAT‹. Dann entspanne den Nabel und sage ›NAM‹.

Atem: Der Atem fließt natürlich mit der Übung.

Dauer: 3 Minuten.

Abschluss: Atme ein, halte den Atem und ziehe die Wurzelschleuse (siehe Seite 88). Atme aus, halte den Atem wieder ein und ziehe noch einmal die Wurzelschleuse. Entspanne.

Bitte komme sofort zur 3. Übung.

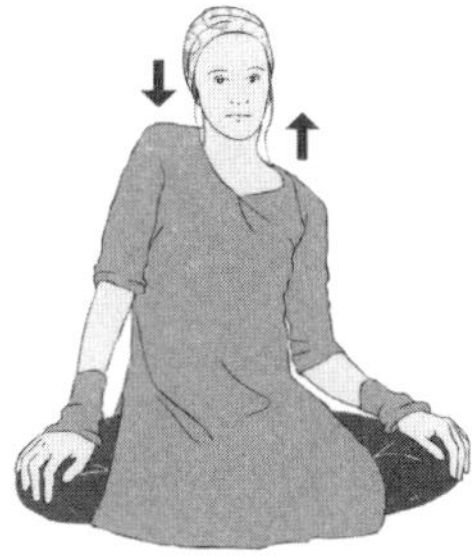

Übung ❸: Sitze in einer einfachen Sitzhaltung. Die Hände liegen auf den Knien. Ziehe abwechselnd die linke und dann die rechte Schulter zu den Ohren in einer gleichmäßigen, ruhigen Bewegung.

Atem: Feueratem

Dauer: 3 Minuten.

Abschluss: Atme ein, halte den Atem und entspanne.

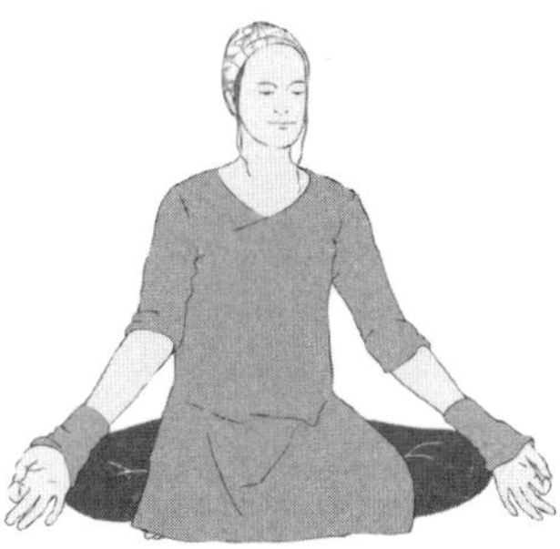

Bitte komme sofort zur 4. Übung.

Übung ❹: Sitze in einer einfachen Sitzhaltung und gehe in eine tiefe Meditation. Spüre, wie die Energie die Wirbelsäule hochfließt. Lass das Licht aus deinem Kopf herausscheinen und lass es dich führen auf den Weg der Wahrheit. Meditiere auf deine Vergangenheit. Meditiere auf deine Gegenwart. Wer bist du? Meditiere auf deine Zukunft. Was musst du erreichen? Dein Schöpfer hat dich erschaffen, damit du ihn repräsentieren kannst.

Dauer: 6 Minuten. Meditiere tief.

Übung ❺: Wiederhole die Übungen ❶ bis ❹ noch einmal, ohne eine Pause zwischen den Übungen zu machen.

> *»Unsere tiefste Angst ist nicht, dass wir der Sache nicht gewachsen sein könnten. Unsere tiefste Angst ist, dass wir unmenschlich mächtig sind. Es ist unser Licht, das wir fürchten, nicht unsere Dunkelheit. Wir fragen uns: Wer bin ich eigentlich, dass ich leuchtend, hinreißend, begnadet und phantastisch sein darf? Wer aber bin ich, dass ich es nicht sein darf? Ich bin ein Kind Gottes. Wenn ich mich klein mache, dient das der Welt nicht. Es hat nichts mit Erleuchtung zu tun, wenn ich mich begrenze, damit andere um mich herum sich nicht verunsichert fühlen. Ich wurde geboren, um die Ehre Gottes zu verwirklichen, die in uns ist. Sie ist nicht nur in einigen von uns. Sie ist in jedem Menschen. Und wenn wir unser Licht erstrahlen lassen, geben wir unbewusst anderen Menschen die Erlaubnis dasselbe zu tun. Wenn wir uns von unserer Angst befreit haben, wird allein unsere Gegenwart ohne unser Zutun andere befreien.«*[15]
>
> *Nelson Mandela*

Wir können uns vorstellen, wie diese Sätze, die aus »Ein Kurs in Wundern« stammen sollen, Nelson Mandela fasziniert haben. Er, der nahezu ein ganzes Leben einen scheinbar aussichtslosen Kampf geführt hatte für die Freiheit und Selbstbestimmung der afrikanischen Menschen gegen scheinbar unbesiegbare weiße Machthaber, ausgestattet mit aller politischen, wirtschaftlichen und militärischen Macht. Er, der dafür endlose Jahre im Gefängnis gesessen hatte, ist jetzt Präsident von einem neuen befreiten, menschlichen Südafrika. Für dieses Wunder wählt er diese Worte.

Eine geschichtliche Veränderung hatte sich vollzogen, die niemand für möglich gehalten hat. Einige wenige herausragende Persönlichkeiten wie Martin Luther King hatten lange schon davon geträumt

(»I have a dream …«), aber für die meisten Zeitgenossen hatte sich etwas ereignet, das vorher für sie unvorstellbar war.

Ebenso kann sich auch unsere persönliche Geschichte grundlegend ändern. Oftmals passiert es nicht aus freien Stücken, sondern es ist ein Unfall, ein jäher Verlust eines geliebten Menschen, eine Krankheit, ein Schicksalsschlag, der uns von einer Sekunde zur anderen aus unserer Lebensroutine reißt. Solche Krisen sind oft Auslöser für innere Veränderungen. Sie bringen uns dazu, tiefer nach Sinn und Bedeutung zu suchen, und nicht selten kommen wir über diesen Umweg in Berührung mit dem Yoga-Weg und der Arbeit an uns selbst.

Immer liegt ein Segen, ein Zauber, über diesen ersten Schritten auf dem Weg der Aufnahme der Arbeit an uns selbst und dem Erstellen eines größeren Bildes von uns selbst. Ein unglaubliches Sein, eine göttliche Gegenwart, schlummert in uns. Träumen wir uns zu ihr hin. Der Tag wird kommen und auch unsere Verwandlung ist vollzogen. Aus der Raupe ist der Schmetterling geboren und schwingt sich in die Lüfte. Und es gibt kein Zurück mehr. Der Schmetterling wird nicht wieder zur Raupe. Die Zahnpasta geht nicht zurück in die Tube.

»Es ist deine Einheit mit dem Göttlichen, die dir Stärke schenkt, und es ist deine Hingabe an die Unendlichkeit, die dich frei machen wird. Wenn du wirklich bedeutend sein willst, dann wirst du dich selbst als bedeutend empfinden müssen und Bedeutendes tun. Viele Leute denken, sie bräuchten eine Erlaubnis. Alles, was du tun musst, ist, es dir selbst zu erlauben. Du musst dich selbst so glücklich machen, dass die Leute glücklich werden, wenn sie dich nur ansehen.«[16]

Yogi Bhajan

Erweitere dein Bewusstsein

»Wir müssen beginnen, die Menschen aufmerksam und wach für ihr erweitertes Bewusstsein zu machen. Davon hörst du nichts im Fernsehen, noch liest du davon in der Zeitung. Auch ist es kein Thema der Politik. Deine Freunde erzählen dir nichts davon, und wir haben kein Gefühl dafür. Es gibt etwas in dir, das viel größer und leuchtender ist als du – und es wird Spirit genannt. Es ist kostbarer als alles sonst, was du hast. Machst du es dir zur Gewohnheit, deinen Spirit anzurufen, schenkt er dir den Zugang zum wirklichen Leben.«[17]

Yogi Bhajan

Je weiter sich unser Bewusstsein entwickelt, desto weiter wächst in uns das Gefühl unserer Verbundenheit und unserer Gemeinsamkeit mit anderen. Wir finden es in der Natur, wir entdecken es in unserer Familie, in Beziehung zu Freunden und Partnern. Wir lernen Andersdenkende und Andersfühlende auszuhalten, wir finden neue Welten auf Reisen und erkennen auch hier Vertrautes und Verbindendes. Wir lernen Fremdes zuzulassen und Unbekanntes zu integrieren und weiten unser Verständnis. Mehr oder weniger weisen uns alle spirituellen Lehren darauf hin: Wir sind auf eine geheimnisvolle Weise miteinander verbunden! Wir gehören zusammen.

Es lebt derselbe Geist, es ist dasselbe große Leben in uns allen. In diesem tiefen spirituellen Zeugnis des »Neuen Zeitalters« aus Findhorn heißt es:

»Erweitere dein Bewusstsein und wisse, ICH BIN alles, was es gibt. Weite es sodann unablässig weiter aus und nimm wahr, wie das ICH BIN alles umfasst. Fühle, wie du wächst, wie du alle Bande, die dich gebunden und deine Ausdehnung und dein Wachstum erstickt haben, zerreißt. Genau wie ein winziger Same, der in die Erde gesetzt wird, seine äußere Schale durchbricht und anfängt, sich auszudehnen und zu dem zu

entwickeln, was er eigentlich ist, sollst du dein wahres Selbst wachsen und sich ausdehnen lassen, bis du zu dem wirst, was du wirklich bist, und das Wunder in allem schaust. Während du dies tust, wisse, dass du eins bist mit allem Leben, jetzt und immerdar, dass du nie wieder davon getrennt sein kannst und dass ICH in dir BIN und du im ICH BIN bist. Du wirst alle Dinge tun können und wissen, dass überhaupt nichts unmöglich ist, denn ICH BIN es, der in dir und durch dich arbeitet. Wenn ICH erkannt und angenommen BIN, ist alles möglich.«[18]

Eileen Caddy

Der Weg durch das erste Tor des Yoga erweckt neue Sichtweisen, neue Visionen über unser eigenes Wesen. Wo könnten sie schöner zum Ausdruck kommen als in der Form von Gedichten:

Herzschlag

Jeder einzelne Herzschlag ist Gottes Name für mich.
Jeder einzelne Atemzug trägt in sich schon alles Glück.
Jede Nacht ist Seligkeit – ich wache auf und fühle dich.
Die Dämmerung spielt eine Symphonie und enthüllt dein Angesicht.

Jedes Leben ist lebendiger Gott für mich.
Und es ist Gott selbst, der in den Dingen spricht.
Jeder Kuss ist eine Liebeserklärung an mich.
Und jede wahre Liebe zeigt dein wahres Gesicht.

Ich höre dich. Ich sehe dich. Ich spreche nur von dir.
Mit jedem einzelnen Atemzug fließt kosmische Wahrheit zu mir.
Vergangenheit und Zukunft, alles ist jetzt hier.
Ich wohne in deinem Namen für alle Ewigkeit bei dir.

*›**A**D SATCH – JUG**A**D SATCH – H**Ä**BH**I** SATCH –*
*N**A**NAK H**OSI** BH**I** SATCH‹*

Mit jedem Schlag meines Herzens fühle ich dich nah bei mir.
Jeder bewusste Atemzug bringt mich in Einklang mit dir.
Jeden Ton, den ich höre, mache ich für dich zu Musik.
Jedes deiner Worte wird in mir zu einem Gedicht.

Jedes Leben ist lebendiger Gott für mich.
Und es ist Gott selbst, der in den Dingen spricht.
Jeder Kuss ist eine Liebeserklärung an mich.
Und jede wahre Liebe zeigt dein wahres Gesicht.

Jeder einzelne Herzschlag ist Gottes Name für mich.
Jeder einzelne Atemzug trägt in sich schon alles Glück.
Noch im leisesten Lufthauch fühle ich, du streichelst mich.
Und in jedem Augenblick schaust du selbst auf mich.

*›**A**D SATCH – JUG**A**D SATCH – H**Ä**BH**I** SATCH –*
*N**A**NAK H**O**S**I** BH**I** SATCH‹* [19]

Yogi Bhajan

»Nichts ist von Dauer: nicht dein Ehepartner, nicht deine Kinder, nicht deine Studenten, dein Reichtum, deine Gesundheit. Nichts. All das ist nichts als ein Schatten. Nur eines ist von Dauer: Du in deinem heiligen Selbst, du und Gott in dir. Das ist die Quelle von Anmut und Würde.« [1]

Yogi Bhajan

A *Herzschlag-Meditation*

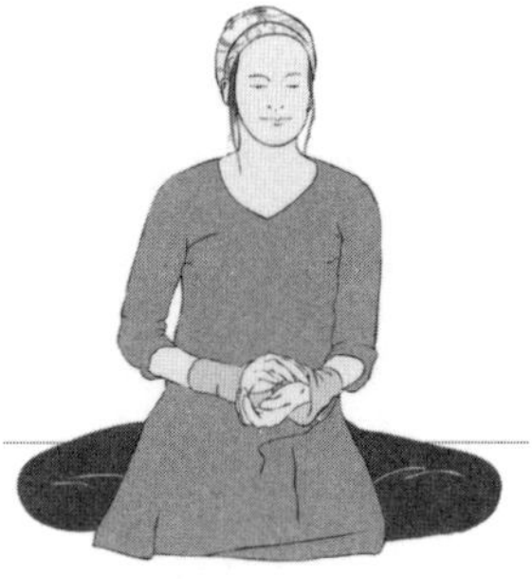

Position: Sitze in einer einfachen, bequemen Sitzhaltung mit gerader Wirbelsäule. Konzentriere dich innerlich am Punkt des dritten Auges, wo Nasenwurzel und Augenbrauen sich berühren. Fühle mit den Fingerspitzen der rechten Hand den Puls an deinem linken Handgelenk. Die Finger deiner rechten Hand liegen so aneinander, dass du deinen Puls in jeder Fingerspitze spüren kannst. Lausche deinem Puls und höre bei jedem Herzschlag den Klang ›SAT NAM‹.

Augen: Die Augenlider liegen leicht aufeinander.

Atem: Der Atem fließt natürlich.

Dauer: 11 Minuten. Du kannst die Zeit langsam auf 31 Minuten erhöhen.

Kommentar: Diese Meditation ist wirklich für alle geeignet. Sie bewirkt, dass wir in jeder Handlung konzentrierter werden. Sie lehrt uns zu meditieren. Wenn wir sie praktizieren, werden wir in der Lage sein, auf Situationen angemessener zu reagieren. Sie führt uns nach innen.

Selbstliebe

> *»Unser größter Fehler, unsere größte Sünde, unser größtes Übel ist, dass wir uns selber nicht zu würdigen wissen. Unsere Wertschätzung kann gar nicht hoch genug sein. (…) Das Individuum muss lernen, sich selber wertzuschätzen und die eigene Seele zu ehren. (…) Lerne, zu dir selbst zu kommen.«*[20]
>
> *Yogi Bhajan*

Würde – was ist Würde? Würde ist mir fremd. Würde kam in meiner Erziehung nicht vor, nicht in meinem Elternhaus, nicht in 14 Jahren Schule, nicht an der Universität, nicht im öffentlichen Bewusstsein meiner Generation der nach dem Krieg Geborenen. Vielleicht gab es kein Recht für uns, Würde zu lernen, eine Generation nach »Hitlerdeutschland«, nach einer Zeit, in der wir uns über alle anderen gestellt hatten. So erinnert mich Würde eher an Überheblichkeit, Arroganz, Eitelkeit und Hochmut. In der evangelischen Kirche meiner Kindheit schien von dem Satz »Liebe deinen Nächsten wie dich Selbst« immer nur der erste Teil (»Liebe deinen Nächsten …«) zu gelten. Der zweite Teil (… wie dich selbst.«) schien ungehörig, und es gab weder eine Vorstellung noch eine Anleitung zur Selbstliebe. Vielleicht ist Yoga deshalb so populär im Westen geworden, weil es uns erlaubt, gut zu uns selbst zu sein. Entspannung ist erlaubt. Wohlfühlen ist wunderbar, und wenn ich jetzt lerne, etwas für mich und die Erfüllung meiner Seele zu tun, schaffe ich ja erst die Vorausetzung für ein liebevolles Miteinander. Ich behaupte, dass es das in einem autoritären Land nicht gibt. Doch erst so kann ich einen anderen Menschen überhaupt lieben, wenn ich mich selbst wertschätzen, wohlfühlen, würdigen und lieben kann. Auch das Alleinsein verliert seinen Schrecken, wenn ich gelernt habe, gut zu mir selbst zu sein. Ich kann erforschen, wie wundervoll es ist, »Alles in Einem zu sein«. Aber es ist ein weiter Weg. Wir tragen die Wunden und Schmerzen der Vergangenheit und all der alten Lebensweisen der Selbstverleugnung noch in uns und brauchen noch viel Heilung, bis wir uns der Würde bewusst werden, ein wertvoller Mensch göttlichen Ursprungs zu sein. Wir finden sie in uns selbst.

> *»Unser elementares Wesen, unsere elementare Persönlichkeit, muss erfahren werden, ausprobiert werden, wahrgenommen werden, von dem Wesen in unserem eigenen Geist, meinem Spirit, meinem eigenen Selbst.«*[21]
>
> *Yogi Bhajan*

Die Erfahrungen, die wir im Yoga mit uns selbst machen können, sind unzählig. So wachsen wir in den verschiedensten Formen in der Arbeit an uns selbst und klettern dabei von Stufe zu Stufe auf der Leiter des Bewusstseins. Yoga öffnet uns den Weg, und Kundalini Yoga weitet unser Bewusstsein. In allen Erfahrungen, in allen neuen Räumen unseres Ich, finden wir weitere Aspekte und Dimensionen dessen, was wir wirklich sind. Es ist kein Ende des Lernens und Staunens abzusehen. Persönliches Wachsen und Werden wird uns wohl den gesamten Rest unseres Lebens weiter beschäftigen. Yogi Bhajan nannte es »Die Kunst des Eins-Seins lernen«:

»Jeder sagt, dass Kundalini Yoga gefährlich ist. Da stimme ich zu: Es ist sehr gefährlich, denn es bringt die Menschen in ihr eigentliches reines Selbst. Dann bist du von niemand mehr abhängig. Es ist wunderschön, einen unabhängigen Menschen zu sehen. Aufrecht zu gehen, seinen Gott im Herzen zu tragen und zu handeln wie ein Mensch: erfolgreich, effektiv, angenehm, kontrolliert, elegant und anmutig. Hast du auch nur eine Vorstellung davon, wie gut das ist?«[1]

Yogi Bhajan

Die Kunst des Eins-Seins

»Mein ganzes Leben bereite ich mich auf diesen Moment vor: An dem Tag, an dem ich zurückgehe zu Gott, möchte ich ihm als kleiner Teil von Ihm begegnen, nicht als ein Einzelwesen. Wir sollten einem anderen Menschen auch nicht als Individuum gegenübertreten, sondern ihn als Teil jenes Wesens sehen, von dem auch wir ein Teil sind. Denn es gibt ja nichts außer dem Einen, und wir alle sind Seine Geschöpfe und als Teil von Ihm eins miteinander. Also lasst uns die Kunst des Eins-Seins lernen.«[22]

Yogi Bhajan

Mögen wir gesegnet sein, diese eine letzte Wahrheit zu kontemplieren. Mögen wir geistig immer weiter vorstoßen in diese gewagte, neue, unmittelbare, kühne und ketzerhafte alles aufhebende und umwerfende ekstatische Wahrheit:

»Gott und ich sind eins.«

… und das ist genau die Bedeutung des Mantras, das quasi allem Kundalini Yoga zugrunde liegt: ›IK ONG K**A**R – SAT N**A**M – SIR**I** – W**A**HE GUR**U**‹.

Tor 2

Ich bin Du

Ich bin ein Tropfen, du bist das Meer.
Ich bin ein Ton, du bist Musik.
Ich bin hier, du bist überall.
Ich bin in mir, du bist in allem.

Der Weg durch das zweite Tor des Yoga führt uns zur Erkenntnis des wahren Wesens der uns umgebenden Welt. So wie wir uns von uns selbst entfremdet haben, sind wir auch der Welt außerhalb von uns fremd geworden. Das mag unseren Blick auf die Welt ähnlich verstellt haben, wie den Blick auf uns selbst. Schon unsere Vorstellungen, die wir uns in der Vergangenheit von der Natur und den Mitmenschen gemacht haben, zeugen von solcher Entfremdung. Anderen Wesen wurde abgesprochen, eine Seele zu haben. Andere Völker galten als Erzfeinde, Mitmenschen als Untermenschen. Die Natur war da, um sie uns untertan zu machen, doch wie gingen wir mit unseren Untertanen um! Wir nahmen aus dem großen Garten der Welt, was immer wir kriegen konnten, und dachten kaum daran, etwas zurückzugeben. So blieb uns die Schönheit, das Wunder und die Unendlichkeit der Schöpfung des Lebens weitgehend verborgen, und es war uns nicht möglich, den göttlichen Funken in unseren Mitgeschöpfen in unserem Überlebenskampf zu sehen. Vielleicht mochten wir in unserer privaten Anschauung im häuslichen Blumengarten, in den kleinen geliebten Haustieren ahnen, welche Wunder uns umgeben; in der industriellen Eroberung der Welt durch Fangschiffe, Schlachthäuser und Urwaldrodungen hinterließen wir jedoch Wüsten in der Welt und in unserem Bewusstsein.

Was werden wir einmal über unsere eigene Geschichte denken, wenn wir erkennen, wie menschliches Leben in Harmonie, natürlich und in friedlichem ökologischen Austausch mit allen Lebewesen möglich ist? Und wenn wir uns an unsere eigenen Gebote halten, zum Beispiel an den schon im allerersten Kapitel der Bibel ausgesprochenen göttlichen Ernährungsvorschlag:

> *»Und Gott sprach: Sehet da, ich habe euch gegeben alle Pflanzen, die Samen bringen, auf der ganzen Erde und alle Bäume mit Früchten, die Samen bringen, zu eurer Speise.«*[23]
>
> *Bibel*

Mit diesem gänzlich veganen Speiseplan könnten wir in tiefer Freundschaft leben mit aller Natur, und die alte Vision würde wahr: das Lamm könnte friedlich beim Löwen liegen. Wir Menschen könnten durch unsere Fürsorglichkeit, durch unser erweitertes Bewusstsein und unsere Selbstverwirklichung Frieden in alle Natur tragen und als Mitschöpfer gemeinsam mit unseren Mitgeschöpfen das Leben feiern und zusammen schwimmen im unendlichen Strom des Lebens. Diese neue Beziehung zur Welt wird Yoga in uns hervorbringen. Unsere erweiterte Beziehung zu uns selbst wird alle unsere Beziehungen bereichern und erheben.

> *»Du schaust durch tausend Augen und hast kein einziges Auge.*
> *Erscheinst in tausend Formen und hast selbst keine Form.*
> *Du riechst durch tausend Nasen und hast selbst keine Nase.*
> *Oh, ich bin verzaubert von deinem Spiel.«*[24]
>
> *Guru Nanak Dev*

Sehen ist zum wichtigsten unserer Sinne geworden, wichtiger als Hören, Riechen, Schmecken oder Fühlen. Wir wollen heute alles sehen. Fotografieren ist einfach geworden. Wir können sogar das

Baby schon im Bauch der Mutter sehen. Jeder Moment im Leben wird abgelichtet, wir machen alles sichtbar, fangen es ein, digital, visuell. Wir projizieren es auf Bildschirme, Handys und Großbildleinwände. Später löschen wir die Bilder vielleicht wieder. War das, was wir eigentlich sehen wollen, nicht wirklich zu erkennen? Was wollen wir denn sehen? Was ist für uns schön? Möglicherweise möchten wir etwas Unsichtbares sichtbar machen – etwas, das in Sekundenbruchteilen aufblitzt, etwas Besonderes, Einzigartiges, Einmaliges und Heiliges. Künstlern gelingt manchmal, es in einem Kunstwerk darzustellen. Es ist dann dieses eine Meisterwerk, das unter tausend Bildern herausleuchtet und in Erinnerung bleibt unter all den vorbeifliegenden Abbildungen unserer Tage. Es hat etwas in uns angesprochen, was selten in der äußeren Welt erkennbar ist. George Harrison hat es in seinem Song über unsere Sehnsucht, die Wahrheit zu sehen, bereits 1970 in den Hitparaden gesagt: *«I really want to see you! I really want to see you, Lord, but it takes so long my Lord.«*[25]

Allen yogischen Überlieferungen zufolge leben wir in einer illusionären Welt, Maya genannt, einer Art Traumland, einem imaginären Film. Was wir sehen, ist nicht die Wahrheit. Was die Wahrheit ist, können wir nicht sehen. Wir sehen nicht den Baum im Samen, wir sehen nicht den Sinn in den dramatischen Ereignissen der Welt. Wir sehen nicht Gottes Willen darin. Wir sehen nicht Gottes Gegenwart darin. Wir sehen nicht Gott selbst inmitten von allem Sichtbaren. Yogananda, der erste Yogi im Westen, konnte sehen, dass Gott in den Steinen schläft, in den Blumen träumt, in den Tieren erwacht und in den Menschen weiß, dass er wach ist. Wie können wir sehen lernen? Noch kann keine Kamera Bilder von der Seele machen.

Als der Russe Gagarin als erster Mensch im Weltraum war, funkte er an seinen Präsidenten, was er dort oben sah: »Genosse Chruschtschow, Gott ist nicht hier.« Vor ihm lag die ganze unbeschreibliche

Vision des Universums, aber er hielt wohl Ausschau nach einem alten Herren mit einem weißen Bart. Die Galaxien waren näher gerückt, doch der Himmel schien weiter entfernt denn je. Mit starken Brillen lassen wir unsere Augen Dinge sehen, die sie vielleicht gar nicht sehen wollen. Die Wahrheit können wir auch mit 3D-Brillen nicht erkennen. Die Wahrheit in allem sehen zu können, Gott in allem sehen zu können, erfordert entwickelte Intuition, ein geöffnetes drittes Auge. Das ist die Sichtweise des Yoga. Sie wird uns geschenkt in dem Maße, wie wir unsere Yogapraxis entwickeln. Allmählich zeigt sich: die Sichtweise des Yoga ist die Sichtweise des entwickelten Mitgefühls. Oder wie der kleine Prinz es sagt: *»Man sieht nur mit dem Herzen gut. Das Wesentliche ist für die Augen unsichtbar.«*[26]

> *»Der göttliche Meister ist in allem: Ich kann nichts anderes sehen; Er durchdringt vollständig alle Berge, Meere, Wüsten, Länder, Wälder, Obstgärten, Höhlen, alle Regionen der Unterwelt, alle Himmel und alle Herzen. Nanak sieht, dass sie alle auf derselben großen Perlenschnur aufgereiht sind.«*[27]
>
> *Hukum*

A *Meditation, um mit dem Herzen zu sehen*

Position: Sitze in einer einfachen Sitzhaltung mit gerader Wirbelsäule und halte die Oberarme parallel zum Boden. Daumen und Zeigefinger berühren sich im Gyan Mudra und liegen wie eine Brille über den Augen. Beide Daumen und beide Zeigefinger berühren sich.

Augen: Die Augen sind weit geöffnet und schauen durch die Finger hindurch auf einen imaginären Punkt am Horizont.

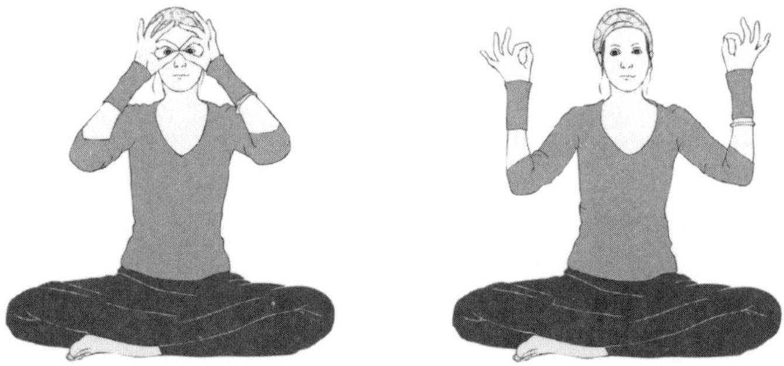

Atem: Atme tief ein und bewege die Hände circa einen Meter auseinander, ohne den Fokus der Augen zu verändern. Atme aus und bringe die Hände in ihre ursprüngliche Position zurück.
Die Ellbogen bewegen sich dabei ein wenig, bleiben aber entspannt.

Mantra: Wenn du die Hände nach außen führst, denke ›SA‹.
Wenn du sie wieder zurückführst, denke ›TA‹. Wenn du sie das nächste Mal auseinanderführst, denke ›NA‹, und wenn du sie erneut zurückführst, denke ›MA‹. Beginne mit einer langsamen Bewegung, ein Atemzug kann etwa 4 Sekunden dauern.

Meditiere auf den Lebensstrom des Atems.

Dauer: Nach 2–3 Minuten werde schneller und hebe die Geschwindigkeit auf 3½–4 Sekunden für einen ›SA TA NA MA‹ Zyklus [🔊]. Übe noch für weitere 3 Minuten.

Schluss: Atme ein und entspanne. Lasse alles los. Es wird kein Mudra mehr gebraucht. Entspanne. Meditiere auf dein Kronen-Chakra.

Falls du dich überhaupt konzentrieren musst, konzentriere all deine Energie an der großen Fontanelle an deinem Scheitelpunkt.

Dauer: 15 Minuten.

Du kannst die Dauer der Meditation langsam ausdehnen bis auf 11 Minuten. Die anschließende Entspannung kann auf 31 Minuten ausgedehnt werden.

»Wenn wir Gott nicht in allem sehen können, können wir ihn gar nicht sehen.«[28] *Yogi Bhajan*

Immer wenn wir nur kleinste Spuren von Gottes Schönheit, Reinheit, Unschuld und Liebe sehen – öffnen sich unsere Herzen, und Liebe beginnt in Tränen der Freude und Scham aus unseren Augen zu fließen. Wir haben Gott in kalten Gotteshäusern gesucht, auf harten Bänken. Aber was nötig ist, um Gott zu schauen, ist allein ein reines Herz.

> *»Selig sind, die reinen Herzens sind,*
> *denn sie werden Gott schauen!«*[29] *Bibel*

Und um zu uns selbst zurückzukommen, in unser unschuldiges, reines Wesen, finden wir im Yoga vielerlei Techniken.

Wenn wir Yoga praktizieren und im Yoga zu uns selbst finden, werden wir diese Sichtweise eines reinen Herzens langsam entwickeln und immer besser sehen können. Sowie unsere Sichtweise sich immer mehr verfeinert, werden wir Gottes Handschrift im Tautropfen, im Grashalm, in den feinsten Strukturen der Materie und sogar noch in den geschlüpften Küken der Legebatterien, aber auch in allen anderen Wesen und Umständen um uns herum sehen können. Wir werden lernen, wahrhaftig zu sehen.

»Ich glaube, ein Grashalm ist nicht geringer
als das Tagwerk der Sterne.
Und die Ameise ist ebenso vollkommen
wie ein Sandkorn und des Zaunkönigs Ei.
Und die Baumkröte ist ein Meisterwerk des Höchsten.
Und Brombeerranken könnten die
Hallen des Himmels schmücken.
Und das schmale Gelenk meiner Hand beschämt
jedes Maschinenwerk.
Und die Kuh, die gesenkten Hauptes wiederkäut,
übertrifft jegliches Bild.
Und eine Maus ist Wunders genug,
Millionen von Ungläubigen zu erschüttern.«[30] *Walt Whitman*

»Die Vehemenz, mit der wir urteilen und verurteilen, was wir sehen, ist unser ärgster Feind. Wir sehen die Dinge nicht im Lichte der Seele. Und wir glauben und vertrauen nicht darauf, dass alle eine Erscheinungsform dieses Seelenlichtes sind. Aber die Dinge sind, wie sie sind. Es macht keinen Sinn, sie umzudeuten …«[31] *Yogi Bhajan*

Es ist notwendig, unsere Aufmerksamkeit von außen nach innen zu lenken. Unsere Augen mit ihren vielen Kurz- oder Weitsichtigkeiten werden es uns danken, wenn wir sie öfter einmal schließen und entspannen lassen. So können wir lernen, eine innere Wahrheit zu sehen, für die wir keine Brille brauchen. Wir können lernen, intuitiv die Wahrheit in allem zu erkennen. Wenn wir mit dem inneren Auge gelernt haben zu sehen, werden wir »nicht mehr neben Jesus an der Ampel stehen und in ihm vielleicht einen Obdachlosen sehen. Dann werden wir an der Ampel neben einem Obdachlosen stehen und in ihm Jesus sehen«.

Jesus selbst hatte dieses wahrhaftige Sehen schon seine Schüler gelehrt.

Er fragte sie im Gleichnis vom jüngsten Gericht: »Wo wart ihr, als ich in Not war? Warum habt ihr mir nicht geholfen?« Seine Jünger standen fassungslos vor ihm und stotterten: »Wo war denn das, Jesus? Wir haben dich nicht gesehen. Wir hätten dir gerne geholfen!« Jesus aber antwortete: »*Wenn ihr mich nicht in meinen geringsten Brüdern und Schwestern sehen könnt, dann könnt ihr mich überhaupt nicht sehen!*«[32]

Du bist wunderschön

Lied von Guru Nanak gesungen von Yogananda[33]

»Du bist wunderschön! Oh Gott, so wunderschön!
In den Wäldern bist Du grün.
In den Bergen bist Du hoch.
In den Flüssen bist Du rastlos.
In den Meeren bist Du tief.
Du bist wunderschön! Oh Gott, so wunderschön!
Für die Dienenden bist Du Dankbarkeit.
Für die Liebenden bist Du Liebe.
Für die Trauernden bist Du Trost.
Für die Yogis bist Du Seligkeit.
Du bist wunderschön! Oh Gott, so wunderschön!
Ich verneige mich vor Dir.
Ich verneige mich vor Dir.«

Mit der langsamen Veränderung unserer Sichtweisen ändern wir unser Bewusstsein; und mit der allmählichen Veränderung unseres Bewusstseins ändern wir die Welt. Ein bunter Strauß von Freundlichkeit, Schönheit, Respekt, Toleranz und Erkenntnis wächst langsam aus unserer yogischen Praxis und öffnet uns die Augen für die Wunder ringsum. Die Welt wird eine andere sein. Wenn wir ihre innewohnende Göttlichkeit, ihren Zauber und ihre Schönheit mit eigenen Augen sehen können, werden wir nicht mehr überlegen, wie wir sie für unsere Zwecke benutzen können. Wir werden uns die Frage stellen, wie wir anderen Menschen und der Welt nützlich sein können, ja, wie wir ihnen dienen können. Die Haltung des Dienens verändert unsere Beziehungen grundlegend. Sie baut Brücken und ist das Fundament für dauerhafte Freundschaft.

Die Welt ist weiblich

> *»Die uns umgebende weite Natur, die nicht versiegende kreative, schöpferische Quelle von allem was gedeiht und wächst, das ist die Frau.«*[34]
>
> *Yogi Bhajan*

In der spirituellen Renaissance der 60er Jahre begann die Ausrichtung der Menschen auf das herrschende materielle Weltbild zu zerbrechen. Die Augen vieler Menschen wurden geöffnet für den wahren Zustand der Welt, und sie erfasste eine ungeheure Trauer über die seelenlose Ausbeutung der Natur, unsoziale Behandlung der Menschen, die Unterdrückung der Frauen, über mörderische Technologien und sterbende Lebensformen. Aus der Trauer wuchs Empörung, und aus der Empörung entstand Energie für mutige Aktionen.

Der Aufbruch zu neuen Formen des Lebens war seither nicht mehr aufzuhalten. Ein Geist, ein Spirit, war erwacht, der die zum Himmel schreienden Ungerechtigkeiten nicht mehr hinnehmen wollte. Greenpeace wurde gegründet, Naturkostläden, Frauengruppen, spirituelle Wege. Lieder der Liebe wehten ihnen voran, eine neue Musik des Lebens entstand, beflügelte die Bewegungen für ein neues Leben, schenkte ihnen Freude und Zuversicht. »Es muss noch Leben ins Leben!« sang Wolf Biermann. Und es kam Leben ins Leben. In jenen Tagen entstanden zwei gewaltige ganzheitliche Bewegungen: Eine ökologische Bewegung für die Rechte und die Würde der Erde und eine soziale, kulturelle Bewegung für die Rechte und die Würde der Frauen. Beide Bewegungen entstanden gleichzeitig und hatten viele Gemeinsamkeiten, verwurzelten sich in den Herzen und im Geist von immer mehr Menschen und veränderten unser gesellschaftliches Leben von Grund auf. Und beide Bewegungen signalisierten das Ende einer Epoche, in der Menschen, vor allem aber Frauen und Natur, nach Belieben benutzt, unterdrückt und ausgebeutet wurden.

In jenen Jahren begannen auch die ersten Yogis und Yoginis im Westen den Pfad des Yoga zu erforschen. In der vedischen Philosophie lernten sie, dass die Natur, die Prakriti, die ganze materielle Welt, die weibliche, schöpferische Seite Gottes repräsentiert. Langsam entstand ein Bewusstsein davon, warum in den vergangenen Jahrhunderten die Missachtung der Frauen einherging mit der Missachtung der Natur. Frauen durften keine Priester werden – und der Himmel schien fern und jenseits dieser Welt zu liegen.

Die Wiederentdeckung des Weiblichen, der Schöpfung und der Natur als Quelle großer spiritueller Kraft, als Shakti, als Göttin, als unsere Mutter Erde war eines der großen Ergebnisse der erwachenden spirituellen Bewegung der 60er und 70er Jahre.

Bis dato war das Universum, das Zeitalter, die Gesellschaft, die Sprache und das Leben männlich. Frauen waren da zur Zierde und zur Bedienung und man rief sie »Frollein!«. In den USA pflegten die Jungs ihre Freundin »chick« (Küken) zu nennen.

Als Yogi Bhajan in die USA kam, nannte er es als sein erklärtes Ziel, »aus Küken Adler zu machen«. Mit seinen ersten Yogaschülerinnen gründete er eine Bewegung, die sich »Grace of God Movement« nannte. Es war eine Bewegung der Frauen, ihre eigene Stärke und Anmut wiederzuentdecken: »Frauen verkörpern die Anmut Gottes!« Seit den frühen Siebzigern gab es in jedem Jahr ein mehrwöchiges yogisches »Ladies' Camp«, ausschließlich für Frauen. Einen speziellen Kurs für Männer gab es nur an einem einzigen Tag im Jahr. Während des Frauencamps aber hatten die Männer zu Hause in Küche und Kinderzimmer Gelegenheit, die Arbeit der Frauen mehr zu würdigen.

I am Grace of God

»How can I honor you? How can I serve you?
Find myself longing to, falling deeper into you,
I am the Grace of God.
Time to leave the past behind, just let go, lets unwind.
Ease your body – rest your mind, go within,
see what you find.
Find myself, longing to, falling deeper into you,
I am the Grace of God.
I am in the Grace of God.[35]

Gurunam Singh

A *Meditation – »Ich bin die Anmut Gottes«*

Diese Meditation stärkt Frauen im Bewusstsein der eigenen Anmut und Würde. Der englische Text zu dieser Meditation lautet: »I am Grace of God«, was im Deutschen mit »Ich bin die Anmut Gottes« übersetzt wurde. Anmut ist kein modernes Wort, aber es besitzt Tiefe und Schönheit. Es ist möglich, in der Meditation die deutsche Übersetzung oder die englische Originalfassung zu sprechen.

Teil ❶

Lege dich auf den Rücken und entspanne Gesicht und Körper.
Die Augen sind geschlossen.
Atme tief ein, halte den Atem an und wiederhole in Gedanken 10 Mal: »Ich bin die Anmut Gottes.« Du kannst deine Finger einen nach dem anderen anspannen, um dich beim Zählen zu unterstützen.

Dann atme aus, halte den Atem aus und wiederhole wieder 10 Mal in Gedanken: »ICH BIN DIE ANMUT GOTTES.«

Fahre auf diese Weise fort, atme insgesamt 5 Mal ein und aus, sodass das Mantra insgesamt 100 Mal wiederholt wird.

Nach diesem Zyklus entspanne deinen Atem und setze dich mit immer noch geschlossenen Augen auf.

Teil ❷

Die Spitzen von Daumen und Zeigefinger der rechten Hand berühren sich, und beide Finger bilden einen Kreis. Lege den rechten Handrücken auf das rechte Knie. Halte deine linke Hand auf Schulterhöhe, als wolltest du einen Schwur leisten. Die Handfläche zeigt dabei gerade nach vorne und die Finger sind entspannt, aber gerade nach oben gestreckt. Lasse deinen Atem entspannt fließen und spanne den kleinen Finger der linken Hand an und spreche 5 Mal die Affirmation: »ICH BIN DIE ANMUT GOTTES.«

Fahre in dieser Weise mit Ringfinger, Mittelfinger, Zeigefinger und dem Daumen fort und meditiere dabei jeweils auf die spezielle Energie eines jeden Fingers (siehe S. 65).

Abschluss: Dann entspanne und meditiere still für einige Minuten.

Die beste Zeit für diese Meditation ist bei Sonnenaufgang oder Sonnenuntergang. Praktiziere sie immer mit leerem Magen.

Diese Meditation hat die Kraft, die Gefühle und Gedanken zu harmonisieren.

Frauen, die auf diese Weise ein Jahr lang meditieren, werden eine wunderschöne Ausstrahlung haben und heilende Kräfte entwickeln.

A Ma – der Klang der Schöpfung

Singe, schwimme und schwinge im Klangstrom der universellen Mutter.

Die Ursilbe ›MA‹ schwingt in vielen Worten, die in Beziehung zur Natur oder zur weiblichen Welt stehen – wie in Mama, Maria, Magie, Maya, Mara, Maori oder Materie. Die folgende Gesangs-Meditation erschafft einen Ton tiefen Mitgefühls: einen Ton, der diese speziell weibliche, kosmische Kraft erfahrbar macht. Das ganze Universum wird zur Mutter. Und du zum Kind. Rufe sie, und sie kommt dir zur Hilfe.

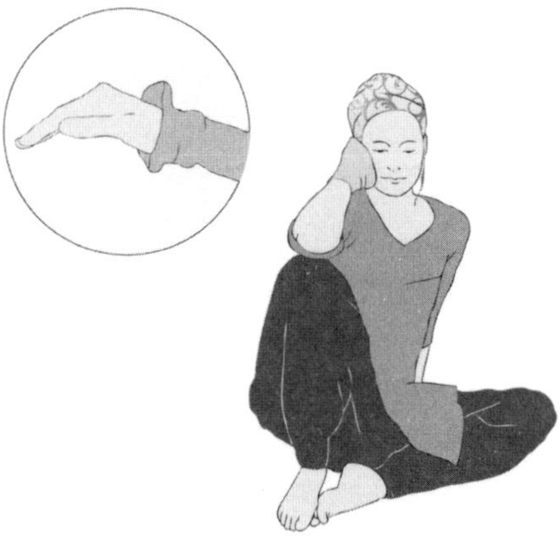

Position: Setze dich auf den Boden und stelle das rechte Bein auf. Das linke Bein ist angewinkelt, und die Sohle des linken Fußes liegt an der Innenseite des rechten Fußes, der flach auf dem Boden steht.
Lehne dich zurück, stütze dich mit der linken Faust und durchgestrecktem Ellbogen auf dem Boden neben deiner Hüfte ab.
Der rechte Ellenbogen wird auf das rechte Knie aufgestützt und eine Muschel aus der rechten Hand so an Unterkieferknochen und Hinterkopf gelegt, dass sich die Muschel über dein Ohr legt. Die Muschel ist nach oben geöffnet (und kann während der Meditation in ihrer Größe variiert werden, um den Klang optimal zu hören).

Augen: Die Augen sind geschlossen und der Blick von innen auf den Punkt zwischen den Augenbrauen gerichtet.

Mantra: Atme tief ein und beginne lang, voll und sanft ›MA‹ zu singen. Höre dem Ton in deiner Muschelhand zu, horche auf den Klangstrom, den du erzeugst, und lass ihn durch deinen ganzen Körper vibrieren. Wenn du in einer Gruppe chantest, höre die Obertöne, die entstehen, und lass diese Töne um dich herum und in jeder Zelle deines Körpers vibrieren.

Dauer: Singe 11–31 Minuten. Mache dann die Übung auf der anderen Seite noch einmal für die gleiche Zeit.

Die Welt ist unsere Mutter

»Niemand hat euch gesagt, dass eure wirkliche Mutter die Mutter Erde ist. Sie kontrolliert euer elektromagnetisches Feld. Sie hat die Aufgabe, euch auf das Leben vorzubereiten. Sie ist eure Hebamme, eure Lehrerin, eure Krankenschwester, eure Wegweiserin zu den Reichen der Religion, der Wirklichkeit und der Heiligkeit.«[22]

Yogi Bhajan

Muttertag

»Lasst uns heute, am Muttertag, endlich begreifen,
dass unsere wirkliche Mutter die Mutter Erde ist.
Sie braucht unsere Hilfe, unseren Respekt und unser
Verständnis. Gott erschuf alles im Gleichgewicht.
Es gibt keinen Unterschied zwischen einem Sandkorn
und einem Gebirgsmassiv.
Eines Tages wird es selbst für kleine Vergehen,
mit der wir die Mutter Erde verunreinigen,
einschneidende Konsequenzen geben. (…)
Lasst uns jetzt lernen, unsere Mutter Erde zu beschützen
und ihr von ganzem Herzen zu dienen.«[36]

Yogi Bhajan

Die ganze Welt wartet auf ihren Bräutigam

Eigentlich gibt es im Universum nur einen einzigen Mann, den einen, göttlichen Geliebten, den Herren aller Welten, den Schöpfer, den Großen Geist. Alle anderen Lebewesen sind seine Bräute, die auf ihren Bräutigam mit Sehnsucht warten. Die gesamte Schöpfung ist Gottes Gemahlin, alle Seelen freuen sich auf die spirituelle Hochzeit mit ihrem kosmischen Geliebten, die sie zur Wiedervereinigung mit Ihm führen wird.

Wir alle sind Seine Brautjungfern, aber niemand weiß, wann die Zeit gekommen ist, da der Bräutigam kommt. Wir alle müssen wachen und unser Licht leuchten lassen, damit wir die Stunde und den Tag Seiner Ankunft, Seiner Entfaltung, in unserem Herzen nicht verpassen.

> *»Der Tag der Hochzeit der Seelenbraut mit Ihrem Bräutigam zieht herauf. Oh Freunde, schüttet der Liebe Öl über die Schwelle zum Himmel hin. Gebt mir Euren Segen.«*[24]
>
> *Guru Nanak*

Viele Heilige im Orient waren so sehr von dieser Idee durchdrungen, dass Gott der einzige Mann im Universum ist, dass sie begannen, Röcke zu tragen. Die großen Meister im Sikh Dharma nannten sich selbst ›Mahella‹, die Bräute Gottes.

Das Mantra zum Herzen der Welt

Um in Kontakt zu treten mit der Essenz des Weiblichen, der Erde, der Schöpfung, der Prakriti, chanten wir die ihr zugrundeliegende etherische Klanginformation. Wir können diese anrufen, indem wir die Verbindung zu ihr mit dem Mantra ›SAT NAM‹ herstellen. Wenn wir ›SAT NAM‹ auf unserem inneren Telefon anwählen, werden wir verbunden mit dem Herzen der Schöpfung.

Ein Mantra ist ein Schlüssel, es ist ein Code, eine Projektion, mit der wir das Geheimnis der innewohnenden Göttlichkeit entschlüsseln können. Mit dem Mantra ›SAT N**A**M‹ erschließen wir uns den Zugang zur Göttlichkeit der Schöpfung, die in ihrem Kern weiblich ist. Mit dem Mantra finden wir Zugang zu einer Ehrfurcht vor allen Geschöpfen und damit zu ihrer Heiligkeit. In dem Maße, in dem wir in unserer Meditation das Mantra vervollkommnen, wird sich auch unsere Beziehung zur Schöpfung weiter vervollkommnen.

Je mehr wir ›SAT N**A**M‹ sagen, singen und chanten und diese Schwingung in die Welt tragen, desto mehr werden wir die Welt in ihrem Wesen, in ihrer eigentlichen göttlichen Natur sehen. Die Welt, uns selbst eingeschlossen, kann aus ihrer inneren Schönheit und Heiligkeit leuchten, schwingen, pulsieren und sie selbst sein.

> *»Oh Gott, segne die ganze Menschheit mit Ehrfurcht*
> *und Wertschätzung für Dein Geschenk, die Mutter Erde.«*[37]
>
> *Yogi Bhajan*

Es gibt mehrere gute Gelegenheiten, im Laufe des Tages innezuhalten und uns unseres wahren Wesens bewusst zu werden: Wir segnen unsere Mahlzeit, indem wir drei Mal ›SAT N**A**M‹ singen, bevor wir mit dem Essen beginnen. In derselben Weise beenden wir jede Yogaklasse, indem wir ebenfalls 3 Mal ›SAT N**A**M‹ singen (›SAT‹ wird circa 8 Mal so lang gesungen wie ›N**A**M‹). Wir begrüßen unsere Freunde, indem wir sie statt mit ›Guten Tag‹ mit ›SAT N**A**M‹ grüßen.

Wir bringen das Mantra in unseren normalen Tagesablauf. Wir denken ›SAT‹ mit dem Einatmen und ›N**A**M‹ mit dem Ausatmen und bringen es so in unsere Gedanken.

»›SAT N**A**M‹ – *ich grüße dein wahres Wesen!*«

Was ist die Wahrheit?

Das Mantra ›SAT NAM‹ bedeutet ›wahrer Name‹ oder genauer ›wahre Identität‹. »Was aber ist meine wahre Identität?« Das ist die Meisterfrage im yogischen Lebensexamen. Und wir müssen sie alle beantworten: Wir sollten uns hüten, unser Bewusstsein, die Prüfungs-Kommission, mit einer Phrase abzuspeisen. Was wir sehen, ist nicht unbedingt die Wahrheit. Wir leben im Kali Yuga, im Dunklen Zeitalter. Hier ist uns die Wahrheit, über unser Eins-Sein mit Gott, am wenigsten bewusst. Zu 90% sind wir darüber unbewusst. Zu 5% erwachen wir zur Wahrheit. Und nur zu 5% sind wir wirklich wach, und es ist uns auch bewusst, wer wir sind. ›SAT NAM‹ ist wie die Saat der Wahrheit, die wir aussäen und aus der wir unsere wahre Identität ernten.

Es sind kostbare Momente, in denen wir uns dessen gewahr werden. Stille Meditationen im Mondlicht, in denen wir wissen, in denen wir sehen, hören und erkennen, dass alles, was wir sind, alles, was wir fühlen, DU bist. Wir realisieren die Wirklichkeit der ersten Sutra des Wassermann: Ich bin Du. Die Grenzen zwischen mir und dir verwischen. Ich beginne zu verstehen, solange ich mich allein auf mein ›ich‹ begrenze, existiert Gott, mein eigentliches ›Ich‹ für mich noch nicht. Und ich lerne langsam, langsam zu begreifen:

»Gott und ich. Ich und Gott sind Eins.«

»Das Höchste, was ein Mensch im Leben lernen kann,
ist über seine Tendenz zur Isolation hinauszuwachsen.«[38]

Yogi Bhajan

»Erkenne, der andere bist du!«

Es wird nicht einfacher. Das Motto des vergangenen Fische-Zeitalters wurde von Jesus formuliert. Es hieß: »Liebe deinen himmlischen Vater über alles und deinen Nächsten wie dich selbst.« Auch wenn wir als Menschheit unsere Hausaufgaben in dieser Hinsicht noch nicht ganz gemacht haben, ist bereits das Motto für das vor uns liegende Zeitalter ausgegeben. Es heißt: »Erkenne, der andere bist du.« Die Intensität unserer Beziehungen wird noch einmal erhöht. Der Grad unserer Verbindung wird noch weiter intensiviert. Verbinden wir uns in Liebe, bleiben wir doch getrennte Wesen. Ab jetzt aber gilt es, die Beziehung zu dem Anderen in mir und als eine Form meines eigenen Seins zu erfahren und wahrzunehmen.

Genauso arbeiten die spirituellen Heilweisen. Im ›Sat Nam Rasayan‹, der Heilweise des Kundalini Yoga, wird der Heilprozess in Gang gesetzt, indem der Heiler seine Beziehung zum Patienten so subtil und uneingeschränkt wahrnimmt, dass er den Patienten schließlich als Teil von sich selber erfährt und ihn in seinem eigenen Bewusstsein allein durch seine Intention und seine Aufmerksamkeit heilt.

Im Wassermann-Zeitalter werden wir das wahre Wesen aller Geschöpfe wieder sehen können. Wir werden sehen können, dass alle Wesen heilig, schön, beseelt, frei und eins sind – eins mit ihrem ewigen Schöpfer und eins mit uns selbst. In dieser Weise werden wir unsere Verbindung, unser Yoga, praktizieren und Würde, Respekt und heilsame Kommunikation werden unsere Beziehungen kennzeichnen. Schwerter werden zu Pflugscharen, und Schlachthäuser werden zu Gnadenhöfen. Wir werden zu Wasserträgern werden und das Wasser des Lebens zurück in die Welt bringen. Mit dem Wasser des Lebens werden wir die Wunden unserer wunderbaren Mit-Geschöpfe heilen, die uns immer liebten. Mit dem Wasser des Lebens werden wir die Wüsten begrünen und von den giftigen Abfällen und Unreinheiten reinigen, die wir in Unkenntnis und Unbewusstheit in der Erde vergruben. Und wir werden auch die Wunden unserer eigenen Seele heilen, denn was wir unseren geringsten Geschwistern angetan haben, taten wir uns ja auch selbst an.

»Jede Form des Lebens, die auf der Erde blüht, ist empfindsam. Ein weiser Mensch zerstört nichts, verletzt nichts. Er schützt das unveräußerliche Recht jedes Wesens, das ihr bestimmte Schicksal zu erfüllen. Wir können kleine Leben mit einem unbedachten Fußtritt zerstören und große Leben mit einem unbedachtem Wort. Jede Gedankenlosigkeit bringt jemand Schmerzen. Wenn wir das Leben lieben, ist es leicht, bedachtsam zu sein.

Wenn wir gleichgültig sind oder denken, dass uns das Leben unrecht tut, sind wir weniger rücksichtsvoll. Der Schmerz, den wir zufügen, kehrt zu uns zurück, und wir müssen im gegenwärtigen Leben oder in einer zukünftigen Verkörperung die Schulden unserer eigenen Unachtsamkeit bezahlen.«[39]

Aus dem Buddhistischen

Die folgende Meditation ist eines der effektivsten Hilfsmittel, mit dem wir das Karma, das wir auf der Welt und in unserem eigenen Leben hinterlassen, bearbeiten können. So können wir die Voraussetzungen für Harmonie, Heilung und Frieden für uns und für die kommenden Generationen schaffen.

SA TA NA MA – Meditation
(Kirtan Kriya)

(›SAT NAM‹ ist die Kurzform von ›SA TA NA MA‹)

Position: Sitze in einer einfachen Sitzhaltung mit gerader Wirbelsäule.

Mantra [🔊]: Chante die 5 Urtöne S – T – N – M – **A** in ihrer ursprünglichen Wortform: ›SA TA NA MA‹.

›SA‹ bedeutet Unendlichkeit, Anfang oder All. ›TA‹ bedeutet Leben, Existenz, manifestierte Form. ›NA‹ bedeutet Tod, Veränderung, Transformation. ›MA‹ bedeutet Wiedergeburt. Die Meditation spiegelt den Zyklus der Schöpfung: Aus der Unendlichkeit entsteht individuelles Leben in unzähligen, sich verändernden Formen, stirbt und wird wiedergeboren. Jede Wiederholung des kompletten Mantras dauert 3–4 Sekunden.

Mudra: Dieses Mudra ist ein kosmisches Fingerspiel. Unsere Finger repräsentieren die 5 Elemente (Tattvas) in unserem Universum. In einer sanften Berührungskette durchläuft das Mantra immer wieder alle Fingerspitzen.

Bei ›SA‹ werden Daumen (er präsentiert die Energie der Erde: das (positive) Ego) und die Spitze des Zeigefingers (er präsentiert die Energie des Planeten Jupiter: spirituelle Entwicklung),

bei ›TA‹ werden Daumen und die Spitze Mittelfingers (er präsentiert die Energie des Planeten Saturn: Weisheit, Intelligenz und Geduld),

bei ›NA‹ werden Daumen und die Spitze des Ringfingers (er präsentiert die Energie der Sonne: Lebensenergie und Vitalität),

bei ›MA‹ werden Daumen und die Spitze des kleinen Fingers (er präsentiert die Energie des Planeten Merkur: die Fähigkeit zu kommunizieren) verbunden.

Augen: Die Aufmerksamkeit liegt zwischen den Augenbrauen am dritten Auge.

Dauer: Das Mantra wird in normaler Lautstärke, flüsternd und in Stille gesungen: In normaler Lautstärke wie es in der Welt üblich ist, menschlich; flüsternd, wie es Liebende tun; und still im Geist, im Unendlichen.

Beginne das Kriya, indem du mit normaler Stimme für 5 Minuten singst, dann flüstere 5 Minuten lang und dann nimm den Klangstrom für 10 Minuten mit in die Stille. Komm zurück und flüstere wieder 5 Minuten und singe noch einmal 5 Minuten in normaler Lautstärke.

Abschluss: Diese Sequenz dauert 30 Minuten. Lasse ihr 1 Minute stilles Gebet folgen. Dann atme ein. Atme aus. Strecke die Arme so hoch du kannst und spreize die Finger weit. Strecke die ganze Wirbelsäule. Nimm einige tiefe Atemzüge und entspanne dich.

Kommentar: Diese Meditation bringt unseren Geist in eine feine Balance. Weil Zeigefinger und Ringfinger anders gepolt sind als die anderen Finger, bewirkt die regelmäßige rhythmische Berührung aller Fingerspitzen eine ausgleichende Wirkung in unserem gesamten elektromagnetischen Feld (Aura).

L-Form: Es ist wünschenswert, in der Meditation jeden der Urtöne als einen Strom kosmischer Energie, ausgehend von unserem Sonnenzentrum, dem höchsten Punkt des Kopfes, in einer L-Form bis hin und durch den Punkt zwischen den Augenbrauen hindurch in die Unendlichkeit wahrzunehmen.

Menschlich kommunizieren

»Wir müssen es uns zur Gewohnheit machen, uns vollkommen zurückzunehmen, um uns ganz auf das grundsätzlich Gute im anderen konzentrieren zu können.«[40]

Yogi Bhajan

Die Qualität unserer Beziehungen zu anderen Menschen, unser Wunsch, das Göttliche in ihnen zu sehen, wird sich auch an der

Qualität unserer Kommunikation messen lassen. Diese ist noch so durchsetzt von unbewussten Mustern, mit denen wir andere im Gespräch herabsetzen, provozieren, ihnen unseren Willen oder unsere Absichten aufdrücken. Wir haben noch nicht gelernt, von unserem höchsten Bewusstsein aus zu kommunizieren.

Regelmäßiges Yoga schenkt uns Bewusstheit, Mitgefühl, Vertrauen und Liebe anderen Mitgeschöpfen gegenüber. So werden wir lernen, menschlich zu sprechen:

Mit der Sprache des Herzens

Eine Sprache des Herzens hat das Ziel, die andere Person zu erheben. In menschlicher Kommunikation werden wir zur heiligen Essenz in jedem von uns zu sprechen. In solcher Kommunikation sprechen wir von unserem inneren Selbst. Dieses allein wollen wir jemand nahebringen. Dieses allein wollen wir verständlich machen. Wir wollen uns nicht gegenüber anderen durchsetzen. Wir wollen den Spirit, der uns erfüllt, mit ihm teilen, keine verbalen Spiele spielen. Die Wiederentdeckung der Höflichkeit ist dafür eine wunderbare Hilfe. Sie erfordert bestimmt einiges Training, denn sie ist wohl etwas aus der Mode gekommen. Uns wird bewusst sein, dass wir allein mit aufmerksamen Zuhören unserem Gegenüber unsere Wertschätzung zum Ausdruck bringen. Unsere Kommunikation wird heilsam und unsere Gespräche werden Inspiration und Freude schenken.

»Du musst dir bewusst machen, dass niemand Unrecht hat.
Deshalb darfst du niemals schlecht über jemand reden.
In dem Moment, in dem du schlecht über irgend jemand
anderen redest, bringst du dein eigenes Bewusstsein auf ein
sehr niedriges Level.«[41]

Yogi Bhajan

Tor 3

Der Goldene Tempel

Das größte Potential des menschlichen Körpers ist seine Fähigkeit, uns eine Gotteserfahrung schenken zu können.[42]

Yogi Bhajan

Unser Körper ist die Herberge unserer Seele und der Aufenthaltsort unseres Geistes. Er hat Tausende von unterschiedlichen Zimmern, die all unseren Stimmungen, Spannungen, Wünschen und Zuständen Raum geben können. Einige dieser Räume sind Durchgangszimmer zum geheimen Tempel des höheren Bewusstseins. Eine große Zahl yogischer Techniken erklärt uns, wie wir dorthin gelangen.

Zuerst sind einmal eine Menge Vorschriften zu beachten. Der Körper braucht gute Pflege, ausgewogene Mahlzeiten, Achtsamkeit im Umgang, edle Lebensführung und viel Bewegung. Vor allem aber braucht er unsere Wertschätzung. Unser Körper ist uns geschenkt worden, er verrichtet unglaubliche Leistungen für uns, lautlos und unbemerkt. Trotzdem gerät er bisweilen schuldlos in Vergessenheit, und wir ignorieren seine intelligenten Ermahnungen und Hinweise.

»Der Körper ist die sichtbare Seele, und die Seele ist der unsichtbare Körper. Körper und Seele sind in keinster Weise getrennt, sie sind Teile voneinander, Teile von einem Ganzen. Du musst den Körper akzeptieren. Du musst den Körper lieben.

Du musst den Körper respektieren. Du musst dem Körper dankbar sein. Der Körper ist der komplexeste Mechanismus, der existiert. Er ist einfach wundervoll, und gesegnet sind die, die sich wundern. Gewinne eine Beziehung zu dem Wunder deines Körpers. Er ist das dir am nächsten liegende Wunder. In ihm ist dir die Natur ganz nahe gekommen. In ihm ist dir Gott ganz nahe gekommen. In deinem Körper ist das Wasser der Ozeane. In deinem Körper ist das Feuer der Sterne und der Sonnensysteme. In deinem Körper ist die Luft, er ist gemacht aus der Erde. Dein Körper repräsentiert die gesamte Existenz, alle ihre Elemente. Und welch Transformation! Welch eine Metamorphose! Schau auf die Erde und dann schaue auf deinen Körper. Welch eine Verwandlung – und du hast dich niemals darüber gewundert. Staub ist göttlich geworden – gibt es ein größeres Mysterium? Auf welche größeren Wunder wartest du? Und du siehst dieses Wunder jeden Tag. Aus dem Schlamm wächst der Lotus. Und aus dem Staub ist unser wundervoller Körper erstanden.«[43]

Osho

Oh, mein Körper, du bist der Tempel des lebendigen Gottes.
Möge ich dich immer gut pflegen und dir wohltun,
dass Er sich wohl in ihm fühlst.

Wenn wir also unseren Körper als Tempel begreifen, wollen wir uns vor Augen führen, dass ein Tempel das Haus Gottes ist, ein Ort der Verehrung und des Lobes einer höheren Existenz, vor der ich mich in Demut und Respekt verneige. Können wir akzeptieren, dass unserer Körper ein solcher Ort ist?

Der Goldene Tempel

Ungefähr zu der Zeit, in der Columbus erstmals an den amerikanischen Küsten anlegte, begann ein junger Heiliger namens Nanak seine langen Reisen als wandernder Asket. Seine oft gesungene Botschaft von der Einheit Gottes mit allem Leben, von Demut und hingebungsvollem Dienst zugunsten aller Wesen der göttlichen Schöpfung und von der Bedeutungslosigkeit sinnloser Rituale in den Religionen, verbreitete sich schnell, noch über die Grenzen Indiens hinaus. Nach und nach begann sich eine Gemeinschaft spirituell suchender Menschen um ihn herum zu scharen, die man Sikhs (Suchende) nannte. Etwa 100 Jahre später begann sein dritter spiritueller Nachfolger, Guru Ram Das, mit dem Bau eines kleinen Tempels. Dieser liegt noch heute in der Mitte eines Teichs, genannt Amritsar (Nektarteich der Unsterblichkeit), der aus einer unterirdischen Quelle gespeist wird und seit Jahrhunderten heilendes Wasser enthält und der der dort entstandenen Stadt den Namen gegeben hat.

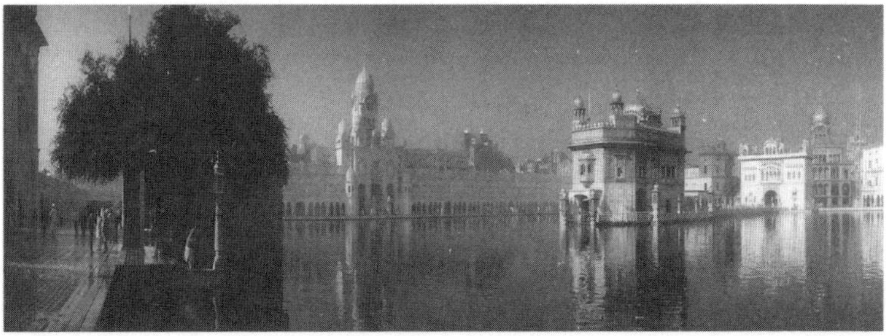

Von den frühen Morgenstunden bis spät in die Nacht erfüllt der Klang der Hymnen von Nanak und anderen Heiligen das gesamte Tempelgebiet. In dem später kunstvoll ausgemalten und außen vergoldeten Tempel wie in der ganzen Anlage aus weißem Mamor üben täglich tausende Menschen einen hingebungsvollen Dienst bei der Reinigung, Instandhaltung und dem Betrieb der freien Küche, die täglich zehntausend kostenlose Speisen an die Pilger ausgibt, die dort zu einem Bad oder zur Meditation kommen.

Ich selbst bin der Goldene Tempel

»Wachen wir auf und erkennen: Ich selbst bin der Goldene Tempel, ich selbst bin der Harimandir. Guru Ram Das erbaute den Goldenen Tempel in einer sehr präzisen Form, um auszudrücken, was wir selber sind. Der Goldene Tempel ist von heilendem Wasser umgeben. Seine ganze Anlage besteht zu 40 % aus festen Baustoffen und zu 60 % aus Wasser, genauso wie es sich auch in unserem Körper verhält. In diese Anlage, die um einen See herum gestaltet wurde, setzte er einen kleinen Tempel aus aus Gold – das Gemüt und Herz. Und in dieses Herz ist das heilige Wort, der Shabd, der Klangstrom der Seele gegeben. Ein so einfaches Bild: innen die Schönheit, die Ruhe, der Reichtum, die Stille. Im Verhältnis zum Goldenen Tempel ist das Wort, die Seele, klein. Aber doch ist alles auf sie ausgerichtet, alles dient ihr, bezieht sich auf sie, meditiert auf sie. Dies ist nichts anderes als die ausgebreitete Darstellung dessen, was wir selber sind.«[44]

Yogi Bhajan

Wenn wir möchten, dass unser höheres Selbst in unserem Körper lebendig sein kann, müssen wir mit dem hingebungsvollen Dienst an ihm beginnen. Wir lernen ihn jeden Morgen und jeden Abend in liebevoller Disziplin zu bewegen, damit er nicht einrostet. Damit er weich und elastisch bleibt, können wir ihn regelmäßig mit duftenden Ölen massieren. Damit er genug Energie hat und nicht verstopft oder verschlackt, können wir ihm gesunde und leckere Speisen zubereiten und sie in Liebe, Dankbarkeit und Achtsamkeit zu uns nehmen. Respekt ist gut und Neugier ist hilfreich, um zu entdecken, was für wunderbare Erfahrungen er uns schenken kann, wenn wir ihn vorsichtig und nach den Anweisungen der Heiler und Yogis pflegen, bewegen und bedienen.

Der lebendige Körper

Ishnaan

Von der Heilkraft des kalten Wassers und seinen Anwendungen (Hydrotherapie)

> *»Wir suchen Gotteserfahrung, Freiheit, Energie und Bewusstsein. Würden wir uns selbst nur reinigen, Gott würde uns bekannt sein. Er würde kommen und in uns leben. Er ist diese unendliche Energie und der Gebende in jeder Situation. Wir neben ihn wahr, wenn wir uns reinigen, für uns sorgen, und kreativ anwenden, was er uns bereits geschenkt hat.«*[45] *Yogi Bhajan*

Unser Körper besteht aus circa 60% Wasser. Die Hydrotherapie weiß, dass diese 60% unseres Körpers unter dem Einfluss von kaltem Wasser komplett erneuert werden können. Das klingt revolutionär, relativiert sich aber, sobald wir uns daran erinnern, dass sich die meisten Zellen alle 72 Stunden rundherum erneuern. Wenn der Stoffwechsel träge ist, wie es bei unserer heutigen Lebensweise oft vorkommt, oder wenn wir älter werden, dauert es länger.

Die Hydrotherapie glaubt nicht an ein zwangsläufiges Altern. Sie ist eine Wissenschaft, die davon ausgeht, dass wir jung bleiben können. Nicht etwa, weil es ein Geschenk Gottes ist, sondern, weil wir wissen, was wir tun müssen, um jung zu bleiben. Mit keiner Übung, auch wenn du sie noch so lange ausführst, kannst du deine Zellpsyche so stimulieren wie mit Ishnaan.

Massage unter kaltem Wasser öffnet sämtliche Kapillaren an der Körperoberfläche. Du siehst es, wenn die Haut beginnt, rot zu werden. Das Blut, das seinen Weg durch den ganzen Kreislauf genommen hat, um der Kälteherausforderung an der Körperperipherie zu begegnen, wird dadurch gereinigt, dass sich die Kapillaren an der

Körperoberfläche weiten und so Schlackenstoffe ausgeschwemmt werden, die sich in oder zwischen Zellen, Bindegewebe und Kapillarwänden abgelagert haben.

Teilweise können diese schon über aktivierte Entgiftungsfunktionen der Haut ausgeschieden werden. Das Blut tritt jedoch bald wieder seine Reise zurück zu den inneren Organen an, da deren Funktion in dieser Kälteherausforderung für den Organismus erste Priorität hat. So können die gelösten Schlacken direkt in den Entgiftungsorganen Leber und Niere unschädlich gemacht oder ausgeschieden werden. Deshalb ist es wichtig, die kalte Dusche nicht abzubrechen, bevor sich der Körper von innen her wieder warm anfühlt.

Die Wissenschaft der Hydrotherapie ist sehr fein und exakt. Wenn du den Wasserstrahl auf bestimmte Körperteile oder Körperpartien richtest und diese im kalten Bad oder unter der kalten Dusche massierst, erhältst du zusätzlich folgende Effekte:

- Ein Wasserstrahl auf die Kinnpartie unterhalb der Unterlippe stärkt klares und scharfes Denken.
- Ein Wasserstrahl zwischen die Augenbrauen und auf die Oberlippe schenkt viel Kraft und Energie.
- Ein Wasserstrahl auf die Stirn verscheucht Müdigkeit und Schläfrigkeit.
- Ein Wasserstrahl auf die Oberarme vom Ellenbogen bis knapp unter der Schulter unterstützt die Heilung des Magens.
- Ein Wasserstrahl auf den Unterarm vom Ellenbogen bis ca. 5 cm über dem Handgelenk fördert die Heilung des Verdauungstraktes.
- Lassen wir einen Wasserstrahl vom Hals angefangen über ganzen Körper und die Hände laufen, erneuert er die Zellen.
- Ein Wasserstrahl auf die Brust und am Hauptmeridian entlang zum Schambein harmonisiert das Blut.

»Wenn du kalt duschst, kannst du Dinge 500 Mal besser ›computen‹. Kalt duschen tonisiert deine Sinne.«[46]

Yogi Bhajan

Täglicher Ishnaan für Einsteiger

Für eine kalte Dusche muss man sich einmal entschieden haben, ihre Wohltat einmal wirklich erfahren haben, ansonsten wird man sich wohl immer wieder vor ihr drücken. Einmal entschieden, werden wir es aber nicht bereuen. Denn sie stärkt unser Immunsystem und macht uns wunderbar wach, klar und lebendig, ja wirklich intuitiv. Unter der kalten Dusche fallen mir nicht nur die schönsten Mantras ein, auch die tieferen Intentionen und Einlassungen unserer Seele werden uns wieder bewusst.

Interessanterweise schenkt uns eine Massage unter kaltem Wasser einen starken Schutz, gerade gegen die Kälte in allen sonstigen Lebenslagen.

Die Überwindung aus dem warmen Bett unter eine kalte Dusche zu gehen, lässt sich mit einer optimalen Vorbereitung sehr erleichtern. Nachdem wir unsere Haare hoch gekämmt haben, nehmen wir uns Zeit, unseren Körper zu wecken und zu verwöhnen, indem wir ihn komplett mit hochwertigen Sesam- oder Mandelöl massieren. So eine Wertschätzung aller Körperorgane in den ersten Momenten des Tages schenkt uns ein tiefes Gefühl der Zufriedenheit und stimmt uns ein auf die guten Beweggründe, die wir mit diesem »Kalte-Dusche-Schock« verbinden.

Dann steigen wir wohlgemut in die Dusche und beginnen. Zuerst richten wir den Strahl auf die Füße, die Hände und die Arme, dann kommen etwas später die Oberschenkel und der Rest des Körpers. Dusche dich mehrere »Runden« und massiere dich dabei.

Dann nimm ein großes Badetuch und trockne und rubble dich gut ab. Ziehe dich warm an und lege dir noch eine Decke um. Wollsocken sind jetzt wunderbar. Dann setze dich auf deinen Lieblingsplatz. Dieser Moment gehört nur dir allein. Es fühlt sich wunderbar an, in diesem »Körper-Tempel« lebendig zu sein.

Während der Schwangerschaft oder Menstruation und bei Fieber, Rheuma oder einer Herzerkrankung solltest du nicht kalt duschen. Dusche in diesen Fällen am besten lauwarm. Bei Beschwerden der unteren Wirbelsäule und bei hohem Blutdruck beginne langsam.

> *»Wenn du deprimiert bist, dich traurig fühlst oder zittrig, nimm eine kalte Dusche. Dann massiere deinen Körper mit einem Handtuch, bis er ganz rot wird. Alle verstörenden Gedanken werden verschwunden sein.«*[45]
>
> *Yogi Bhajan*

Bewusst essen

A Bhoj Kriya – Das Yoga des Essens

Die folgende Übungsserie heißt ›Bhoj Kriya‹, die Kunst der Nahrungsaufnahme.

Essen ist für uns vor allem Genuss. Wir wählen Essen danach aus, was uns schmeckt und essen zu jeder Gelegenheit, nicht unbedingt nur, wenn wir hungrig sind. Wir essen, um uns zu beruhigen, um uns zu belohnen, wenn wir aufgeregt sind oder wenn wir jemand kennenlernen. Wir essen auf Reisen, wenn wir jemand besuchen, oder wenn es darum geht, ein Geschäft abzuschließen und aus vielerlei anderen Gründen.

Wenn wir unseren Magen zu schnell füllen, setzen wir nicht nur unseren Magen selbst, sondern unser ganzes System unter Schock. Manchmal braucht unser Körper bis zu drei Stunden, um sich von diesem Schockzustand wieder zu erholen. Völlegefühl und Sodbrennen, Abgeschlagenheit oder Schlaflosigkeit sind die unmittelbaren Folgen. Wenn wir unser Essen immer weiter so schnell schlucken, verschlingen wir auch unsere eigene Vitalität und unsere Freude am Leben.

Wollen wir, dass unsere Speisen uns lebendige Energie schenken, und unseren Körper jung erhalten, ist es wichtig, in Ruhe erst die geistige Einstimmung und dann auch die Zunge, das Kauen und den Speichelfluss in den Vorgang des Essens zu integrieren. Dann kann uns unser Essen sogar in die Lage versetzen, unser höheres Selbst zu erleben. Essen wird zur Meditation.

Die Bhoj Kriya macht uns geistig klar, körperlich widerstandsfähig und schlank, spirituell strahlend und schön. Wir brauchen keine Diäten mehr, denn wenn wir jeden Bissen schmecken, den wir zu uns nehmen, dann reicht eine Mahlzeit am Tag. Unsere Speise wird unser Heilmittel sein. Unser Leben wird lang und reich.

Bhoj Kriya – Teil 1 Geistige Vorbereitung

❶ Bereite dein Lieblingsessen und serviere es dir selbst so schön, wie du es für deinen liebsten Gast tun würdest.

❷ Werde still und setze dich vor dein Essen. Bringe deine Hände in Gebetshaltung und schließe deine Augen. Fühle, wie gesegnet du bist. Geh nach innen und lass dich ganz leer werden, damit du das Essen als ein Geschenk, als ein Geschenk Gottes, entgegennehmen kannst. Erst dieses Leerwerden macht es dir möglich, die Mahlzeit in dich aufzunehmen, dich mit ihr zu füllen. Jetzt kann sie dich nähren und durch dein Essen kann Heilung und Reinigung geschehen. Vergegenwärtige dir diesen Moment. Jetzt ist ein wundervoller und gesegneter Moment. Werde dir bewusst und verneige dich für einen Moment im Gebet.

❸ Jetzt lege deine Hände auf deine Schultern, die rechte Hand auf die rechte, die linke Hand auf die linke Schulter – ein Zeichen von Stärke. Dann lege deine Hände auf deine Knie – ein Zeichen von Kraft. Lege deine Hände auf dein Herz – als ein Zeichen von Mitgefühl.

Dann lege die Finger auf deine Stirn, die Handflächen ruhen über den Augen. Halte einen Moment inne.

❹ Im Anschluss halte beide Hände über deine Speisen, um sie zu segnen. Verbinde dich in Stille mit deinem Essen und mit deinem eigenen Spirit. Gott ist in dir. Spüre und berühre jeden Teil deines Essens mit deinem Bewusstsein.

Bhoj Kriya – Teil 2 Bewusst essen

❺ Beginne jetzt das Essen, indem du mit deinen Händen auswählst, was du essen möchtest. Benutze deine Hände, kein Besteck. Lass jeden Bissen, den du zu deinem Munde führst, einmal von allen fünf Fingern berührt werden. Nimm ihn, wie klein er auch sein mag, in deinen Mund wie einen Kuss. Kaue ihn vollständig, offen und frei. Deine Lippen müssen nicht geschlossen sein. Es wird schließlich ein viertel Speichel in deiner Nahrung enthalten sein. Dein Speichel ist eine unglaublich nahrhafte, kräftigende und verjüngende Substanz. Und sie ist einfach da – in deinem Mund. Also, kaue, kaue gut, aber schlucke noch nichts hinunter.

❻ Fühle das Essen mit deiner Zunge. Solange es irgendwo noch harte Teile gibt, kaue weiter. Wenn das Essen weich wie Butter ist, schiebe es nach vorne an die Zungenspitze. Du wirst bemerken, dass es süßlich schmeckt. Wenn nicht, dann kaue weiter. Essen sollte nicht in den Magen gelangen, bevor es nicht süß ist.

❼ Nun kannst du dein Essen ganz langsam hinunterschlucken. Aber danach halte inne und reinige deinen Mund und deine Zähne mit deiner Zunge, bis keine Speisereste mehr übrig sind. Nimm erst dann den nächsten Bissen.

Iss auf diese Weise. Iss wie eine Meditation. Verbinde dich mit dem Essen. Sprich mit deinem Essen. Sei mit all deinen Gedanken, deiner ganzen Aufmerksamkeit bei deinem Essen. Stell dir vor, du sitzt im Himmel und Gott serviert dir dein Mahl. Erkenne, wie du mit dem Essen dein Selbst ernährst. Jedes Mal, wenn du einen Bissen zu dir nimmst, gehe durch diesen inneren Prozess.

Dauer: 35 Minuten.

Iss nicht alles auf; lasse noch etwas übrig. Du sollst später noch einen Moment ›normal‹ essen, um den Unterschied zu fühlen.

Bhoj Kriya – Teil 3 Meditativ Verdauen

❽ Nimm die Hand, mit der du gegessen hast und lege ihre Finger direkt in die Mitte der anderen Hand und schließe sie darüber. Fühle und meditiere. Deine Hand hat die Essenz des Essens berührt. Durch sie geschah Heilung. Kontempliere darüber für 3 Minuten.

Gehe noch einen Schritt weiter. Verdaue deine Nahrung, verwandle sie in Nektar. Nimm dir einige Minuten, um dich leicht zu fühlen. Du kannst deine Nahrung allein durch deine Absicht verdauen.

Bhoj Kriya – Teil 4 Unbewusst Essen

❾ Öffne Deine Augen und sieh das Essen, das noch vor dir auf deinem Teller liegt. Bitte iss, schlucke und schlinge es jetzt hinunter, ganz so, wie es sonst so oft passiert. Es ist wichtig, das in diesem Moment zu tun, dann kannst du einen Widerwillen gegen diese Art zu essen entwickeln. Iss wie ein Tier! Verschling die Nahrung unzerkaut! Tu dies, dein Körper einen Widerstand gegen diese Art zu essen aufbaut.

Es gibt eine Art und Weise, wie ein Tier zu essen, wie ein Mensch zu essen, und es gibt eine Art und Weise sattvisch, wie ein Engel, zu essen.

Dauer: bis zu 4 Minuten.

Bhoj Kriya – Teil 5 Abschluss

10 Bitte steh auf und wasche dir zum Abschluss deine Hände und auch kurz dein Gesicht, deine Ellbogen, Augen, Ohrläppchen, Stirn, Nacken und spritze dir etwas Wasser ins Gesicht.

Ess-Kultur

Erst mit der Zubereitung unserer Speisen, entlocken wir unseren Lebensmitteln ihr Aroma, wecken in ihnen heilende Kräfte, die unseren Körper nähren und in uns angenehme Stimmungen hervorbringen und den Geist erfrischen. Kochen ist ein Lebensprozess. Wir schließen das Prana, die Lebensenergie in den Speisen für uns auf. All die Düfte und Aromen sind Ausdruck der Lebensenergie in unseren Speisen. Je klarer unser Geist ist und je reiner unsere Seele, je mehr Geschmack und Esprit werden wir in unseren Speisen erwecken. So entsteht die leckere Leichtigkeit unserer Speisen. Und man kann sie schmecken.

Sei aufmerksam, beobachte, wie das Essen dir bekommt. Lass die Weisheit deines Körpers zu dir sprechen. Wenn du weißt, du kannst etwas nicht verdauen, esse es nicht. »Überessen« belastet die Leber und die Verdauungsorgane.

Fülle deinen Magen nur zur Hälfte mit Speise, lasse ¼ für Flüssigkeit und ¼ leer, als Raum zum Verdauen. Nimm reine, frische und leicht verdauliche Nahrung zu dir. Sie schenkt dir das Prana, die Lebensenergie, die du bist. Du weißt doch: Du bist, was du isst.

Du bist allerdings auch, was du verdauen kannst. Der Fähigkeit, unsere Speisen auch zu verdauen, wird im Yoga höchste Aufmerksamkeit geschenkt. So ist es für den Körper wichtig, dass die Nahrung, die wir zu uns genommen haben, innerhalb 24 Stunden (bei Frauen in 18 Stunden) verdaut und verstoffwechselt ist. Denn das Leben ist ein Kreislauf. Nahrung, die unseren Körper nicht innerhalb von 24 Stunden wieder verlassen hat, bildet Schlacken und giftige Stoffe in uns. Schlecht gekaute Nahrung wird zu schlecht verdauter Nahrung. Ohne gute Verdauung aber wird es uns nicht nur nicht gut gehen, wir werden auch nicht gut aussehen, egal wie teuer wir uns kleiden und wie gut wir uns schminken.

A Vatskar Dhouti Kriya: die Verdauung stärken

Möchtest du dein Verdauungssystem stärken, dann übe die Vatskar Dhouti Kriya. Mache sie 1 bis 2 Mal täglich 40 Tage lang, aber lasse keinen Tag aus.

Es ist eine relativ unbekannte Kriya im Kundalini Yoga, die traditionell nur an einige auswählte Yogastudenten weitergegeben wurde. Sie ist vielleicht ungewöhnlich, aber sie ist wirkungsvoll und leicht zu praktizieren. Beachte, dass diese Kriya mit einem leeren Magen ausgeführt werden muss – und nicht mehr als 2 Mal am Tag.

Übung: Sitze in beliebiger Haltung mit gerader Wirbelsäule. Forme deine Lippen zu einer Art Schnabel und fange an, in kleinen Schlucken Luft zu ›trinken‹. Mache aus deinen Lippen ein »O« und trinke so viele Schlucke, wie du kannst. Dann schließe den Mund, halte den Atem an und beginne, mit dem Bauch zu kreisen.

Kreise die Hälfte der Zeit gegen den Uhrzeigersinn, die andere Hälfte mit dem Uhrzeigersinn. Wenn du den Atem nicht mehr halten kannst, atme langsam und sanft durch die Nase aus.

Dauer: Die komplette Kriya besteht aus nur drei Zyklen: Einatmen, Bauchkreisen und Anhalten des Atems, Ausatmen.

Wir möchten Bewusstheit in unsere Art und Weise zu essen und zu verdauen bringen. Denn wir leben nicht, um zu essen, sondern wir essen, um zu leben. Unsere Speisen sind unsere natürlichen Heilmittel, die uns Gesundheit und Vitalität schenken. Die Auswahl unserer Speisen ist ein Zeichen für unser Maß an Respekt uns selbst gegenüber. Praktizieren wir das Yoga der Ernährung auf ganz natürliche Weise und essen nur so viel leichte Kost, wie wir auch verdauen und verstoffwechseln können!

Schmerzen empfinden – Schmerzen überwinden

> *»Ohne Druck kann aus Kohle kein Diamant werden. Wenn du denkst, du kannst den Druck nicht aushalten, dann weißt du nicht, dass du ein menschliches Wesen bist. Der menschliche Körper wurde dafür gemacht, extremem Druck zu widerstehen, um das Bewusstsein zu kristallisieren.«*[47]
>
> *Yogi Bhajan*

Oft hat Yogi Bhajan betont, dass wir im Kundalini Yoga nicht für Stunden üben müssen. Wir können viele Übungen in unser normales Familienleben integrieren. Trotz ihrer Kürze und einfachen Handhabung sind sie äußerst effektive und elementare Quellen für die Erweiterung und Verfeinerung des Bewusstseins.

Allerdings passiert es mir persönlich immer wieder, dass ich sie unterschätze, wenn sie so einfach und leicht erscheinen. Aber schon nach wenigen Momenten arbeiten sie an mir, und ich empfinde körperliche und energetische Schmerzen, die ich nicht für möglich gehalten hätte. Sie verschwinden exakt in dem Moment, in dem die Position wieder verlassen wird, aber interessanterweise auch, wenn sie wirklich korrekt ausführt wird. Das aber kann dauern. Dazu braucht es Übung, Studium, Genauigkeit und den Willen, durch alle Anfangsschwierigkeiten und Schmerzen hindurchzugehen. Mir haben solche Schmerzen schon die Tränen ins Gesicht getrieben. Besonders wenn ich in der Gegenwart des Meisters geübt habe und unter keinen Umständen aufgeben wollte. Dann habe ich innerlich aufgeschrien: «Warum, warum müssen wir immer wieder durch diese Schmerzen gehen?« In einem speziellen »Master's Touch«-

Kurs mit Yogi Bhajan in Frankreich bekam ich die Antwort umgehend in der Tageslosung (Hukum) am Morgen nach dem Sadhana:

> *»Schmerz wird Medizin, Vergnügen macht krank,*
> *wenn der Mensch im Vergnügen Gott vergisst.«*[48]
> *Guru Nanak*

Immer wieder beginnt eine Übungsreihe mit Übungen, die uns außergewöhnliches Durchhaltevermögen abverlangen. Darauf folgt eine Entspannung, in der sich ein neuer harmonischer Zustand in uns einstellen kann. Es folgen einige Übungen und Kriyas, die es uns ermöglichen, Blockaden in unserem Körper aufzulösen und daraus resultierende Hindernisse aus dem Weg zu räumen. Solange zum Beispiel Schmerzen oder Stress existieren, fällt es uns schwer, unseren Körper als Tempel zu begreifen.

P Besiege den Schmerz und finde Kraft in deinem Körper

Position: Sitze mit geradem Rücken im Schneidersitz. Das Kinn ist eingezogen, die Brust ist angehoben. Die Arme sind parallel zum Boden zu den Seiten hin ausgestreckt. Die linke Handfläche zeigt nach unten, die rechte nach oben. Der kleine Finger und der Ringfinger liegen jeweils aneinander und sind von den jeweils ebenfalls aneinanderliegenden Zeige- und Mittelfingern abgespreizt. Halte deine Ellbogen gestreckt und deine Achselhöhlen gedehnt.

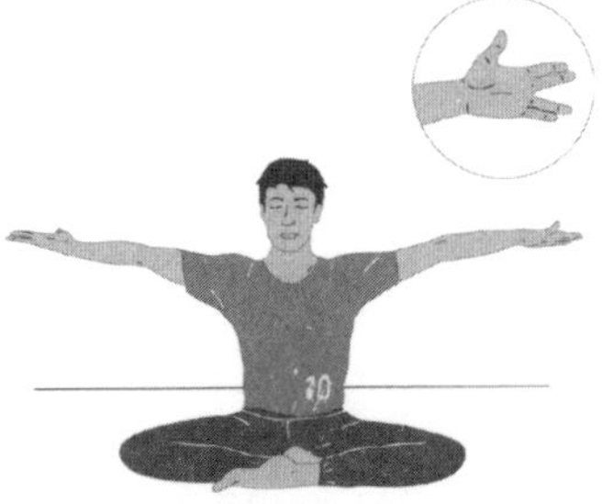

Atem: Atme tief durch den Mund ein, als würdest du Luft trinken und atme kraftvoll durch die Nase aus. Verlangsame den Atem auf drei Atemzüge pro Minute.

Dauer: 11 Minuten.

Abschluss: Atme tief durch den Mund ein, halte den Atem ein, strecke dich noch einmal voll in die Übung hinein und atme durch die Nase aus. Wiederhole das noch 2 Mal.

Kommentar: Der Selbstheilungsprozess, den wir in der Übung initiieren, befähigt unseren Körper, Schmerzen zu besiegen. Das zentrale Nervensystem wird ausbalanciert. Nach 3 Minuten wird der Schmerz stärker, und wir brauchen Kraft, um jegliche Negativität zu überwinden. Es wird ein Krieg zwischen unserem Verstand und unserem Selbst stattfinden, den wir gewinnen müssen. Wenn wir ihn aber gewinnen, können wir alle Hindernisse hinter uns lassen.

P Drei Übungen gegen alles, was schmerzt

Dieses ist ein klassisches 15-Minuten-Set, quasi eine »Yogische Erste Hilfe« für alles, was schmerzt, besonders die untere Wirbelsäule. Die Entspannungszeiten zwischen den Übungen sind wichtig. Sie sollten genauso korrekt eingehalten werden wie die Übungen selbst.

Übung ❶

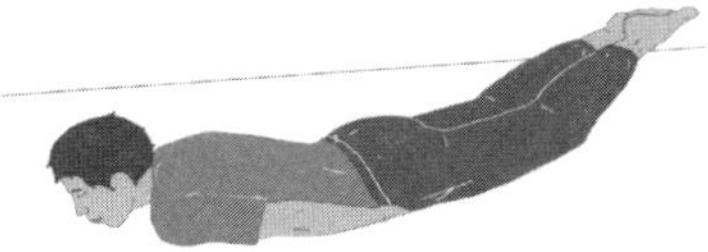

Lege dich auf den Bauch und platziere das Kinn auf dem Boden. Bringe deine Fäuste unter die Leisten. Atme tief ein und hebe die gestreckten Beine während der gesamten Übung so hoch wie möglich vom Boden ab. Atme vollständig aus. Schon beim Ausatmen und während du den Atem ausgeatmet hältst, ziehe Anus, Geschlechtsorgane und Nabelpunkt solange intensiv nach innen (siehe Mulabandha, S. 88), bis du wieder einatmen musst. Dann beginne den Zyklus von vorn. Fahre mit dieser speziellen Atemweise fort.

Dauer: 3 Minuten.

Entspanne dich anschließend 2 Minuten lang.

Übung ❷

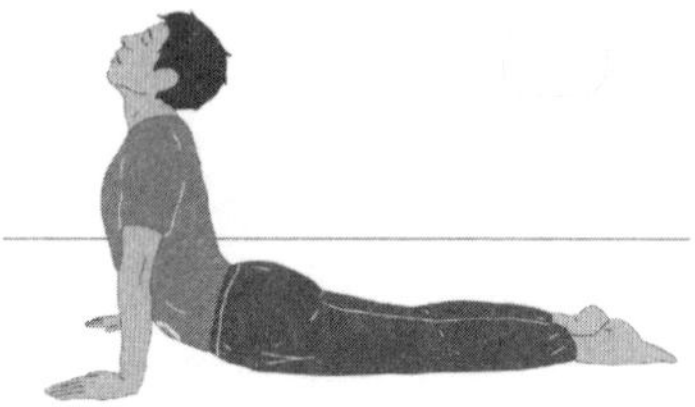

Liege weiter auf dem Bauch. Lege die Hände flach unter die Schultern und biege mit dem Einatmen den Oberkörper so weit nach hinten wie möglich (Kobra). Lasse den Kopf folgen und strecke die Arme. Lasse die Hüften möglichst auf dem Boden. Wenn du Schmerzen in der Wirbelsäule fühlst, gebe soweit wie nötig in den Ellbogen nach. Ansonsten wende dieselbe Atemweise an wie in der ersten Übung.

Augen: Halte deinen Blick fest auf einen Punkt an der Decke gerichtet und versuche, nicht zu blinzeln.

Dauer: 3 Minuten.

Entspanne dich anschließend 2 Minuten lang auf dem Bauch liegend. Lege deinen Kopf auf eine Wange, die Arme können neben deinem Körper liegen, Hände Richtung Füße, die Handflächen nach oben gerichtet.

Übung ❸

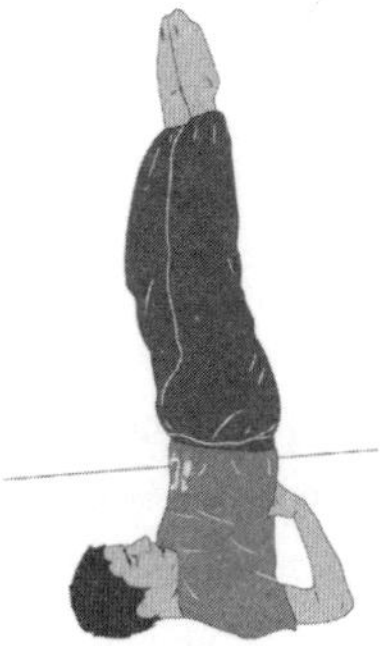

Lege dich jetzt auf den Rücken und hebe dich hoch in den Schulterstand (Kerze). Stütze deinen Körper mit den Händen an den Hüften ab und strecke dich gerade hoch bis in die Zehenspitzen. Atme ein, atme aus und beginne abwechselnd den Po mit den Fersen zu kicken, solange wie du den Atem aushalten kannst. Dann atme sofort ein und strecke gleichzeitig deine Beine wieder in die Ausgangsposition. Atme aus und beginne wieder, den Po zu kicken.

Dauer: 3 Minuten.

Entspanne dich anschließend mindestens 2 Minuten lang.

Liebe heilt Schmerzen – Schmerzen weichen der Liebe

Was uns in diesen Tagen Schmerzen ganz besonderer Art bereitet, ist Stress. Immer mehr »wichtige Aufgaben« werden in unseren Alltag gepackt. Alle sollen unbedingt erledigt werden. Hektik, Druck und Erschöpfung nehmen in großem Maße zu. Von außen an uns gestellte Erwartungen und Leistungen glauben wir erbringen zu müssen. Sie fordern Tag für Tag größere Anteile an unserer Lebenszeit und Lebensenergie. Wenn wir uns so selbst vernachlässigen und von den eigenen seelischen Kraftquellen abschneiden, können letztendlich Depression und Burn-Out die Folge sein. Das können wir als Yogis nicht zulassen.

Wenden wir uns uns selber zu, schließen wir die Augen und gehen nach innen. Gestatten wir uns, ja verpflichten wir uns, gut zu uns selbst zu sein und den Zugang zu unserem Selbst niemals versiegen zu lassen. Erinnern wir uns an den Liebesstrom in unserem Inneren und tauchen wir darin ein, baden in ihm. Der »unsichtbare Geliebte« wartet. Unser verwundeter Körper und unser verdunkelter Geist wird heilen, wenn wir uns unserer Heiligkeit wieder bewusst werden.

»Das Reich erlangen kann man nur, wenn man immer frei bleibt von Geschäftigkeit. Die Vielbeschäftigten sind nicht geschickt, das Reich zu erlangen.«

Laotse

Bandhas – Die Energie-Schleusen unseres Körpers

Durch das Üben von Yoga Asanas erfahren wir Energiezustände, die Tore zu erweitertem Bewusstsein im Körper öffnen.

Der Weg des Yoga vom endlichen zum unendlichen Bewusstsein, vom Unbewussten zum Bewussten vollzieht sich in unserem und durch unseren Körper, aber wo und wie? Im Üben und Meistern der Bhandas, der Energieschleusen, findet sich der Schlüssel zum Verständnis der Transformationsprozesse, die im Yoga stattfinden. Sie bewirken eine Veränderung im Fluss der Lebensenergie in unserem Körper. Mit Hilfe dieser Energieschleusen, der Bhandas, trifft Prana, die in den Körper hineinströmende Lebensenergie, auf Apana, die aus dem Körper herausstrebende Ausscheidungsenergie.

Sie treffen sich im Nabelzentrum. Dabei entsteht Tapa – Energie und Wärme. Tapa erweckt die subtile, schlummernde Kraftquelle unseres Körpers am unteren Ende der Wirbelsäule, die Kundalini. Diese tritt in die Shushumna ein – den Zentralkanal in der Wirbelsäule. Von dort aus bewegt sich dieser subtile Kraftstrom aufwärts durch die feinstofflichen Energiezentren, die Chakren, und veranlasst sie, eines nach dem anderen, sich zu öffnen und über die mit ihnen verbunden Drüsen in uns körperlich und psychisch wirksam zu werden.

Dies ist der königliche Weg des Kundalini Yoga, des Raj Yog. Er weckt diese mächtige, »königliche«, göttliche Energie, die in jedem Menschen schlummert. Im Kundalini Yoga, wie es Yogi Bhajan gelehrt hat, bauen wir ein starkes, körperliches und energetisches Fundament, das die Voraussetzung ist für unsere weitere, ganzheitliche Bewusstseins- und Persönlichkeitsentwicklung. Wir lassen den oben beschriebenen Prozess dadurch in einer harmonischen Weise wie von selbst entstehen. In diesem Sinne hat Yogi Bhajan wiederholt Schülern, die nach der Öffnung und Erleuchtung ihrer höheren Bewusstseinszentren fragten, geantwortet, dass diese bereits sehr offen und erleuchtet seien, aber dass die Energien dorthin nicht fließen können, solange die unteren Zentren weder geerdet noch geordnet sind. Die Kundalini, die uns innewohnende göttliche Energie, bringt uns nicht so sehr spektakuläre, metaphysische Sensationen, sondern vielmehr gesunde und bewusste Persönlichkeiten, die unmerklich und harmonisch beginnen, ihr Potential zu entfalten.

Die Technik der Bhandas und ihre Anwendung ist dabei ein wichtiges Transformations-Werkzeug. In drei zentralen Körperschleusen betreiben sie mit der Verschmelzung von Prana und Apana eine Art körpereigenes Kraftwerk. Indem wir die Bhandas meistern lernen, steht uns diese unendliche, schöpferische Kraftquelle unseres Körpers am unteren Ende der Wirbelsäule, die Kundalini, zur Verfügung. Unser Körper wird immer mehr zum Tempel, in der diese göttliche Kraft lebendig ist.

A Vorübung: ein langer tiefer Atemzug

»Jeder einzelne Herzschlag ist Gottes Name für mich
Jeder einzelne Atemzug trägt in sich schon alles Glück …«[19]

Yogi Bhajan

Damit wir das Glück in einem langen tiefen Atemzug wirklich genießen und auskosten können, ist die folgende yogische Atemtechnik sehr zu empfehlen, eine gute Vorübung für die Arbeit mit den Bhandas. Wir atmen in einer Weise, die Yogi Bhajan folgendermaßen beschrieben hat:

»Inhale. Lock the Prana at the Navel, exhale.« Die Originalbeschreibung der Übung im Englischen ist kurz und knapp. Um sie zu verstehen und auszuführen, müssen wir im Deutschen etwas weiter ausholen: »Atme ein. Halte und konzentriere diese lebendige Energie am Nabelpunkt, zwei Fingerbreit unter deinem natürlichen Nabel. Ziehe den Nabel dabei kurz und kräftig in Richtung Wirbelsäule ein und atme dann aus.«

Es ist eine erstaunliche Atemweise. Ich hatte gedacht, ich wüsste, wie man lang und tief atmet – man müsste eben nur länger und tiefer atmen

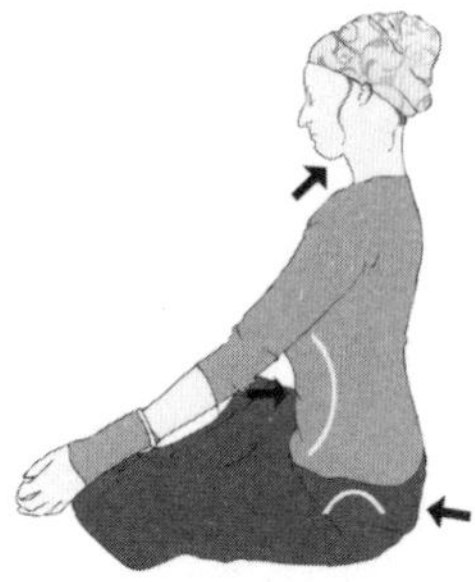

– und war überrascht über diese Anweisung. Aber sie ist nur konsequent, denn sie zieht am Nabel, unserem körperlichen Kraftzentrum, Lebensenergie (Prana) und Ausscheidungsenergie (Apana) zusammen und mischt sie dort. Genau so entsteht der »yogische Lebensfunken«, den wir auch mit den Bhandas anfachen.

Die Wurzelschleuse – Mulabandha

Die Wurzelschleuse verbindet am unteren Ende der Wirbelsäule die Energien von Rektum, Geschlechtsorganen und Nabelpunkt. Mit der Anwendung vom Mulabhanda kann sich Sexualenergie in ihre subtileren Formen von Kreativität und Heilenergie umwandeln, ebenso kann sexuelle Vitalität entstehen. Technisch gesehen ist Mulabandha die gleichzeitige, starke Kontraktion von Anal-, Genital- und der unteren Bauchmuskulatur. Während Anal- und Genitalmuskulatur nach oben gezogen werden, wird der Nabelpunkt stark zur Wirbelsäule hingezogen. Mulabandha kann mit ein- oder ausgehaltenem Atem geübt werden und bisweilen sogar für die gesamte Dauer einer Übung gezogen werden. Meistens wird es am Ende von Übungen eingesetzt, um deren Wirkung in alle Bereiche des Körpers zu verteilen und sie zu kristallisieren.

Die Zwerchfellschleuse – Uddiyana Bandha

Uddiyana bedeutet »hoch fliegen«. Das Zwerchfell ist nicht nur eine physische, muskuläre Barriere zwischen Brust- und Bauchraum, sondern auch eine energetische. Die Zwerchfellschleuse macht es der Lebensenergie (Prana) möglich, diese Barriere zu überwinden. Sie kann durch sie leichter durch Shushumana zum Kronenchakra aufsteigen. Auf der körperlichen Ebene stimuliert sie direkt und indirekt die inneren Organe und massiert besonders Darm und Herzmuskel. Auch die Verdauung wird durch sie reguliert und die Bauchmuskulatur tonisiert. Insgesamt wird die Reinigung des Körpers unterstützt. Auf der emotionalen Ebene wird die Grenze zwischen »bewusstem« oberen Körper und »unbewusstem« Unterleib aufgehoben und die Qualität des Herzens als Vermittler zwischen beiden Ebenen gestärkt.

Wie die Zwerchfellschleuse gezogen wird

Uddiyana Bandha sollte nur mit leerem Magen und nach vollständiger Ausatmung praktiziert werden:

1. Richte deine Wirbelsäule in einer bequemen Sitzhaltung auf und lasse deinen Atem normal fließen. Wenn du soweit bist, atme vollständig aus.
2. Entspanne bewusst deine gesamte Bauchdecke. Ziehe, soweit es dir möglich ist, die Muskulatur oberhalb des Nabels nach oben und innen. Ziehe auch das Zwerchfell, das in diesem Bereich als Muskelgruppe an Bauch- und Rückenwand aufgehängt ist, soweit es dir bewusst möglich ist, hoch in den Brustraum. Hebe den Brustkorb etwas an. Die obere Bauchdecke ist jetzt sichtbar nach innen gezogen. Eine Atembewegung sollte nicht mehr möglich sein.
3. Sitze still, ohne dich zu bewegen. Halte die Schleuse gezogen, während du den Atem aushältst.

Dauer: 10–60 Sekunden – je nach Durchhaltevermögen.

Die Nackenschleuse – Jalandhara Bandha

Sie ist im Yoga die am häufigsten angewandte Schleuse. Sie sollte – wenn nichts anderes gesagt ist – bei jeder Mantra-Meditation und bei jeder Atem-Übung gezogen werden.

Jalandhara Bandha fungiert als druckregulierendes Ventil zwischen Körper und Gehirn: Sie verhindert Schwindel- und Druckgefühle und lässt die Energie zwischen Rumpf und Gehirn frei fließen. Drüsen wie Schilddrüse und Nebenschilddrüsen werden in ihrer Tätigkeit angeregt und in ihrer Funktion harmonisiert. Die innere Wahrnehmungsfähigkeit wird gegenüber der äußeren Sinneswahrnehmung gestärkt. Meditation wird erleichtert.

Wie die Nackenschleuse gezogen wird

1. Sitze bequem und mit aufgerichteter Wirbelsäule und lasse deinen Atem fließen.
2. Ziehe dein Kinn nach hinten zum Nacken, während der Kopf gerade und zentriert bleibt.

   Hals- und Nackenmuskulatur sowie Gesichts- und Stirnmuskulatur bleiben entspannt.

Die große Schleuse – Maha Bandha

Wenn wir die drei Schleusen richtig und angemessen anwenden können, befinden wir uns im Zustand von Maha Bandha.

Als große Schleuse wird ebenfalls die gleichzeitige Anwendung aller drei Schleusen bei ausgehaltenem Atem bezeichnet. Sie wird nach Pranayama und Körperübungen ausgeführt.

Wenn Maha Bandha gezogen ist, befindet sich unser Körper in einem perfekten Heilungszustand, in dem er sich selbst, seine Strukturen und Organe, balancieren und erneuern kann.

Die Arbeit und Vervollkommnung dieser subtilen, feinstofflichsten Bereiche unseres Körpers finden seinen Ausdruck in der Verfeinerung unseres Bewusstseins und der langsamen harmonischen Erweckung des Gottesbewusstseins in uns. Es ist der königliche Weg des Raj Yoga, der Bewusstmachung und Nutzbarmachung göttlicher Kräfte und Eigenschaften in uns, die uns zum Zeugen und zum Handelnden von Gottes Willen und Plan machen und uns ehrfürchtig erkennen lassen, wie er sich rings um uns und in uns entwickelt. Wir sind gleichermaßen zu Heiligtum, »Tempel« und Gottgeweihtem geworden.

Raja Yoga Meditation

Vorbemerkung:
Im Raja Yoga wird mit dem Atem, den Bhandas, und deiner geistigen Konzentration die Energie entlang der Wirbelsäule und der Energiezentren (Chakras) kanalisiert. Du begleitest sie so, bis sie die höchsten Zentren erreicht. Wenn sie einmal die Silberschnur (zwischen Hypophyse und Zirbeldrüse) erreicht, erlaubt sie dem begrenzten Bewusstsein, das Reich der Unbegrenztheit zu betreten und in ihm ihr wahres Bedürfnis zu finden und in ihre wahre Heimat zu fliegen. Deshalb chanten wir zur Unterstützung das Mantra ›ONG‹ (unendliches schöpferisches Sein), nachdem wir zuvor ›HAM‹ (Wir) gechantet haben.

❶ Sitze in einer einfachen Sitzhaltung oder in der Lotusposition. Werde dir deines Atems bewusst als eines Stroms göttlicher, erleuchtender Energie. Fühle deinen Atem als Puls des Lebens. Nimm wahr, ob du hauptsächlich durch das linke oder das rechte Nasenloch atmest. Dann beginne ein langes, tiefes und intensives Atmen. Verbinde dich mit jedem Atemzug vollständig und aufmerksam mit deinem Geist.

Dauer: 3 Minuten.

❷ Fokussiere dein Bewusstsein am ersten Chakra am Rektum. Atme tief ein und fühle, wie der Atem sanft das Rektum massiert und ziehe es leicht hoch. Atme aus und fühle gedanklich den Ausscheidungsprozess durch das Rektum.

Dauer: 1 Minute.

❸ Nimm deine Aufmerksamkeit vom ersten Chakra weg und richte sie vollständig auf das zweite Chakra, das Zentrum deiner sexuellen Energie. Verschließe das Rektum. Atme ein und ziehe die Muskulatur des zweiten Chakras sanft zusammen mit der des ersten Chakra nach oben. Atme lang und tief.

Dauer: 1 Minute.

4. Konzentriere dich jetzt auf das dritte Bewusstseinszentrum, das Nabelzentrum. Ziehe die ersten beiden Zentren mit dem Einatmen ein und hin zum Nabel. Vermische jetzt den Fluss des Atems am Nabel und atme aus.

   Dauer: 1 Minute.

5. Konzentriere dich jetzt auf das 4. Zentrum des Bewusstseins, das Herz-Zentrum, in der Mitte der Brust. Ziehe die Energie aus allen drei unteren Zentren nach oben und ziehe dann die Zwerchfellschleuse. Die Brust wird leicht angehoben und sinkt nicht zurück mit dem Ausatmen. Atme lang und tief. Konzentriere den Atemstrom intensiv von der Basis der Wirbelsäule bis zur Höhe des Herzzentrums. Führe den Atemstrom konzentriert mit jedem Einatmen höher hinauf.

   Dann ziehe die Nackenschleuse, Jalandhara Bhanda. Der Nacken bleibt gerade, und das Kinn ist zurückgezogen. Rolle die Augen hoch und nach hinten und fokussiere die Zirbeldrüse. Dieser Pfad wird jetzt energetisiert wie ein leuchtender Stab.

   Übe für 3 Minuten. Dann atme ein und aus. Dann halte den Atem an. Atme ein und entspanne den Atem.

6. Ziehe jetzt alle Schleusen und atme tief ein. Halte den Atem an und pumpe den Bauch 5 Mal ein- und aus. Atme aus und erneut tief ein und pumpe den Bauch jetzt 8 Mal. Fahre in dieser Weise fort, 10-,12-, 17-, 22-, 24- und 26 Mal zu pumpen. Dann beginne langes, tiefes und langsames Atmen. Konzentriere den Fluss des Prana vollkommen entlang der Wirbelsäule bis hin zur Zirbeldrüse. Fahre fort mit einer konstanten Aufmerksamkeit.

   Dauer: 11 Minuten.

7. Sitze mit gerader Wirbelsäule, aber winkle sie im Becken an, sodass dein Oberkörper nach vorn vom Lot abweicht. Die Hände liegen auf den Knien. Beginne den Feueratem.

   Dauer: 3 Minuten.

❽ Sitze wie in ❼. Meditiere jetzt auf die ununterbrochene Wiederholung des Mantras ›HAM‹. Sprich es etwas schneller als 1 Mal pro Sekunde und kreiere den Klang unterhalb des Nabels.

Dauer: 3 Minuten.

❾ Konzentriere dich jetzt auf den höchsten Punkt deines Kopfes, das Kronen-Chakra. Chante das Mantra ›ONG‹. Forme den Klang an der Nasenwurzel im hinteren Bereich des Mundes, wo die Nase innen quasi die Kehle berührt. Verliere dich im Klangstrom der Unendlichkeit, als würden alle Atome des Universums mit dir darin schwingen.

Guru Ram Das (1534–1581), der spirituelle Lehrer von Yogi Bhajan, war es, von dem wir aus den Hymnen des Siri Guru Granth Sahib wissen, dass er den Raja Yoga meisterte:

›RAJ JOG TAKHAT DIAN GURU RAM DAS‹

(»Guru Ram Das wurde gesegnet mit dem Thron der Meditation des Raja Yoga.«)

Tor 4

Mut

*»Es kommt nicht auf das Leben an,
sondern auf den Mut, mit dem du lebst.«*[28]

In früheren Zeiten begrüßten sich Sikhs und Yogis in Indien mit ›SAT KARTAR‹. Das bedeutet soviel wie: »Ich grüße den ›Wahren Handelnden‹.« So erinnerten sich alle immer wieder daran, dass es neben unserem Tun noch einen größeren Tuenden gibt, der unser Handeln in ein größeres Handeln einfügt. Solche Erinnerungen sind sinnvoll, weil Gottes Hand unsichtbar ist. Da gerät es leicht in Vergessenheit, dass wir trotz freiem Willen auch Teil eines größeren Willens sind. Denn es ist in der Tat ein Aberglauben, eine eingeschränkte Wahrnehmung, wenn wir meinen, wir selbst seien es, die handeln. Wenn wir auch dann noch beginnen, stolz auf unser Handeln zu sein, kommt es leicht zu schmerzhaften Erfahrungen. Stolz ist ein raffinierter Ausdruck von falschem Bewusstsein. Er tritt gerade im Moment des Erfolgs auf, dann, wenn uns etwas gut gelungen ist, wenn es etwas zu feiern gibt. Doch statt uns in Dankbarkeit des gesegneten Moments zu erfreuen, überschreiten wir eine Grenze. Erst beginnt Stolz uns hochmütig und übermütig zu machen, und dann trennt er uns voneinander. Wir beginnen, uns für besser als andere zu halten, und wir trennen uns vom ›wahrhaft Handelnden‹, dem wir den Erfolg in Wahrheit zu verdanken haben. Ehrliches Danken selbst ist das beste Gegenmittel gegen Hochmut.

Das menschliche Bewusstsein bewegt sich zwischen den Polen von Hochmut und Demut. Hochmut ist ein Ausdruck des Ego, Demut öffnet die Tür des Herzens. Zu Unrecht wird Demut bisweilen als Unterwerfung und Demütigung verstanden. Wenn wir damit in Übereinstimmung leben können, die Arme und Beine, die Hände und Füße, die Augen und Ohren des großen Handelnden zu sein, erhebt sich unser Bewusstsein. Dann können wir getrost sagen: »Dein Wille geschehe!« Es bleibt allemal genug für uns zu tun, während wir wie vor einer Kinoleinwand das kosmische Spiel des großen Handelnden beobachten.

A ›*SAT KARTAR*‹
Meditation in Bewegung

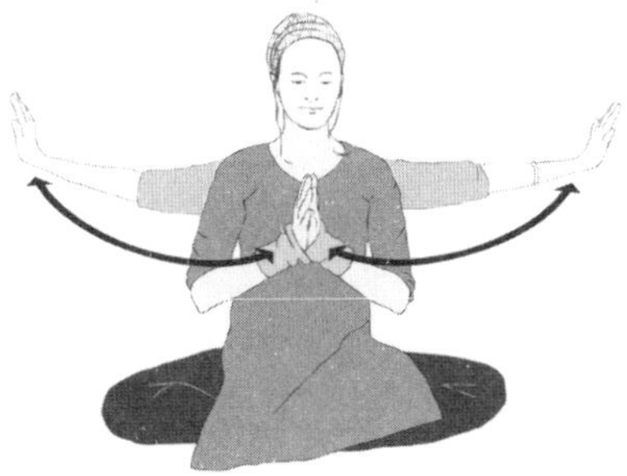

Position: Sitze in einer einfachen Sitzhaltung mit gerader Wirbelsäule und leicht gezogener Nackenschleuse (S. 89 f.). Bringe die Hände auf der Höhe des Herzzentrums in die klassische Gebetsposition.

Bewegungsablauf: Führe die Arme in einer fließenden Bewegung von der Gebetsposition bis zur zweiten Position, in der die Arme jeweils zu den Seiten parallel zum Boden ausgestreckt sind. Die Handflächen weisen jeweils nach außen, d. h. nach rechts oder links, und die Fingerspitzen zeigen nach oben.

Augen: Sie sind geschlossen und von innen auf das 3. Auge gerichtet.

Atem: Der Atem reguliert sich von allein.

Mantra: Das Mantra ist ›SAT KARTAR‹. Bei ›SAT‹ liegen die Hände in der Gebetshaltung aneinander. Bei ›KAR‹ befinden sich die Hände vor und leicht außerhalb der Schultern. Bei ›TAR‹ sind die Arme ganz zu den Seiten ausgestreckt (siehe oben).

Dauer: 11 Minuten.

Diese Welt ist ein Ort des Handelns. Alles wird durch menschliches Handeln bewegt, verändert, organisiert, erschaffen und wieder aufgelöst. Aber es ist ein Segen, eine Gnade, wenn es gelingt, weise zu handeln. Wir können darum beten wie in dem bekannten Gebet: *»Oh Herr, gib mir den Mut, Dinge zu ändern, die ich ändern kann, die Gelassenheit, Dinge hinzunehmen, die ich nicht ändern kann, und die Weisheit, das eine vom anderen zu unterscheiden.«*[50]

Oder wir können uns intuitiv im Inneren auf den richtigen Weg einstimmen. Andernfalls braucht es oft große Anstrengungen, um die zuweilen haarsträubenden Auswirkungen falschen Handelns wieder ungeschehen zu machen. Denn jede Ursache hat eine Wirkung, jede Sequenz hat eine Konsequenz. Das ist das einfache Gesetz des Karma, das so allgegenwärtig ist wie die Schwerkraft, der alle unterliegen.

Wenn wir über eine gewisse Zeit Yoga und Meditation praktizieren, stellen wir fest, dass unser Handeln weniger Leid schafft, zu weniger karmischen Auswirkungen führt. Wenn wir uns leicht, zielsicher und ohne Widerstand in Zeit und Raum bewegen, fühlen wir uns bestätigt und gesegnet. Je bewusster unser Handeln wird, desto mehr bedenken wir die Folgen unseres Tuns. Wird Handeln gar selbstlos und dient dem allgemeinen Wohl und dem höheren Selbst, kann es dem Karma immer einen Schritt voraus sein. Egoistisches Handeln dagegen führt zu heilloser Verstrickung in Sequenzen und Konsequenzen. Das Leben wird zu einem Bündel von Abhängigkeiten. (Überdeutlich genug tritt die karmische Verschuldung der menschlichen Gesellschaften in der Finanzkrise mit Milliarden von Schulden sowie in der ökologischen Krise mit ihren fatalen Folgen bis hin zur globalen Erderwärmung hervor.)

»Travel Light!« ist Yogi Bhajans schlichter Hinweis: »Reise durch dieses Leben mit ›leichtem Gepäck‹!«, denn handeln müssen wir in der einen oder anderen Weise immer.

Schauen wir einmal mit etwas größerem Abstand in das Räderwerk unseres Lebens, können wir mit etwas Glück an einem klaren Tag hinter unserem eigenen Tun ein größeres Tun erkennen. Wir sehen in die Vielzahl der Ebenen und Dimensionen. Wir entdecken den dahinter verborgenen Sinn und nehmen erstaunt wahr, wie weit wir in unserem Tun immer auch geführt werden. Hier wollten wir nach rechts gehen und wurden nach links geführt. Dort war unser eingeschlagener Lebensweg versperrt, und ein anderer Weg öffnete sich unverhofft. Der Moment, in dem wir Führung durch diese unsichtbare Hand in unserem Leben spüren, macht uns demütig und hellwach. Wir verstehen mit einem Mal, dass es eigentlich gar nicht auf unsere Kraft ankommt, dass wir eigentlich gar keine Kraft haben, obwohl wir eben noch mit aller Kraft geplant, gearbeitet und gewirkt haben. In dieser Paradoxie erwachen wir zu einer höheren Einsicht.

›Akhan Jor‹ – Keine Kraft

*»**A**khan J**o**r tchup**ä** na-h j**o**r. Jor na ma**n**gan d**e**n na j**o**r.*
*J**o**r na j**i**van maran na-h j**o**r. J**o**r na r**a**j m**a**l man s**o**r.*
*J**o**r na surt**i** gi**a**n v**i**tch**a**r. J**o**r na jugt**i** tchhut**ä** sa**n**s**a**r.*
*Jis hath j**o**r kar v**e**kh**ä** s**o**-i. N**a**nak utam n**i**tch na k**o**-i.«*[51]

Guru Nanak

»Keine Kraft zu sprechen, keine Kraft zu schweigen.
Keine Kraft zu verlangen, keine Kraft zu verteilen.
Keine Kraft zu leben, keine Kraft zu sterben.
Keine Kraft zu herrschen, keine Kraft zu verderben.
Keine Kraft zu meditieren, keine Kraft zu kontemplieren.
Keine Kraft zu befreien, keine Kraft zu sein.
Du allein handelst, teilst uns ein.
Nanak sagt, niemand hat die Kraft, groß oder klein zu sein.«

Was tun?

Was aber bleibt jetzt für mich zu tun? Sollte ich mich lieber in einen Ashram zurückziehen, das Weltgeschehen aus der Ferne betrachten und an der eigenen Selbstverwirklichung arbeiten?

Nun, die Kenntnis von Gottes Wirken in seiner eigenen Welt macht mein eigenes Wirken nicht überflüssig. Die Welt ist nicht fertig. Ich bin nicht fertig. Ich darf mich in aller Demut an der Weiterführung von Gottes großem Schöpfungswerk beteiligen. Ich darf mitschöpfen. Ich darf die Schöpfung mitgestalten. Ich darf mich darin entwickeln. Ich darf als Yogi und Yogini Gott in allem sehen und fördern. Das, was der große Handelnde für mich bereithält, mir vorlegt, darf ich bearbeiten, entwickeln und mitgestalten. Ich darf teilhaben, Teil sein, mich beteiligen. Ich habe meinen eigenen Platz erhalten in seinem großen, göttlichen Spiel. Ich werde gebraucht. Seine heilsame Energie ist in mir lebendig. Ich habe guten Willen. Ich habe Liebe. Ich habe Kraft. Ich darf in Gottes großem Garten ein kleines Beet bestellen und zum Blühen bringen und mich durch seine Gnade an den Früchten seiner Schöpfung erfreuen. Es gibt viel zu tun.

Wer bis zu diesem Ort gekommen ist, seine Bestimmung aufgenommen hat, sich zur Liebe bekannt hat, auf die Knie gefallen ist und zugestimmt hat, ihr zu dienen und sich mit offenen Herzen zu beteiligen, für den wird keine Minute mehr nutzlos vergehen. Der kommt zum Einsatz. Er hat jetzt seinen Platz bewusst in Gottes großem Plan eingenommen.

Die Gewissheit, angekommen zu sein, die Freude, angenommen zu sein, das Bewusstsein, die richtige Entscheidung getroffen zu haben, muss nicht automatisch von der Umwelt geteilt werden. Zu Partnern, Freunden, Kolleginnen und anderen gesellschaftlichen Bezugspersonen geht möglicherweise der Bezug verloren. Die Beziehung basiert auf einem anderen Konsens, auf einer anderen Übereinkunft, in der mein Herz und nicht mein Verstand die Führung hat. Der Moment aber, in dem ich beschlossen habe, mein Herz als alleinigen Führer anzunehmen, führt mich in eine neue Wahrnehmung der Welt.

»Es kommt nicht auf das Leben an,
sondern auf den Mut, mit dem du lebst.«[28] *Yogi Bhajan*

Das Herz gilt gemeinhin als schwach. Sich von Liebe leiten zu lassen, gilt als naiv, unwissend und unmöglich. Jesus Christus, der Erleuchtete, wird gemeinhin eher als das liebe Jesulein, als Kindlein in der Krippe, verehrt denn als mächtiger spiritueller Lehrer. Seine Fähigkeit, die andere Wange hinzuhalten, ja, sich am Kreuz zu opfern, gilt eher als bedauernswerte Ohnmacht oder als bemitleidenswerte Schwäche denn als spirituelle Kraft oder mächtigste Form der Gottesverwirklichung. Er erklomm die höchsten Höhen des Yoga. Er ging den Weg des Herzens mit vollkommenem Mut. Er ergründete die Tiefen der Meditation, sodass sein Vertrauen grenzenlos wurde. Aus diesem Vertrauen wurde sein gewaltiger Mut gespeist. Sein Leben ist ein großes Beispiel für den spirituellen Mut, den jeder Yogi auf seinem Weg verwirklichen muss.

Freundlich zu bleiben, wenn alle unfreundlich sind, ist nur eine schöne Idee – ohne den Mut, es wirklich auszuhalten. Wir brauchen Mut, um zu einer Entscheidung zu stehen, wenn alle Welt uns überzeugen will, wie ungesund, schädlich, albern eine Sache sei. Wir alle erhalten Prüfungen, wir alle haben sie auf dem Weg zu bestehen. Es braucht auch Mut aufzustehen, eine Diät zu halten, die Wahrheit zu sagen. Mut ist nötig, um eine Praxis durchzuhalten, die Disziplin zu halten, Wort zu halten, Gottes Willen zu befolgen. Es kostet Mut, nicht schlecht über jemanden zu reden und den eigenen Werten treu zu sein. Woher nahm der Soldat den Mut, sich zu weigern, Unschuldige zu erschießen – im Wissen, dafür selbst erschossen zu werden? Wieviel Mut brauchte es in der Löwengrube? Immer ist es der Mut, voller Vertrauen ins Unbekannte zu gehen und zu wissen, ich gehe doch in deine Arme, Vater, Mutter, Geliebter, Freund.

»Hab Mut zu kämpfen! Wer kämpft, kann verlieren.
Wer nicht kämpft, hat schon verloren.«
»There is no substitute for victory!«[28] *Yogi Bhajan*

Dieses ganze spirituelle Leben braucht Mut. Im Moment des Mutes, der Probe meines Mutes, bin ich ganz allein. Allein mein Glauben, meine ganze Erfahrung, getragen und gehalten zu werden von Gottes allgegenwärtiger Liebe, lässt mich selbst Unaushaltbares aushalten, Versprechen halten, Wort halten, die einmal gegebene Hand nicht wieder loslassen. Mut macht furchtlos.

Mut ist der Ausdruck meines Willens, meine innersten Überzeugungen zu leben und zu verwirklichen. Oft schon hat selbst die größten Geister der Mut verlassen, wenn die Stunde der Probe kam. Ich aber will all meinen Mut zusammenkriegen und mein Ziel erreichen.

Ohne Mut kann ich mich nicht verwirklichen. Wenn ich mutlos werde, werde ich wertlos. Mut allein lässt mich zu mir selbst und zu meinen Werten stehen. Mein Mut ist meine persönliche Stärke, mit der ich mich zu meiner Überzeugung, zu meinen inneren Werten bekenne, zu allem, was mir wichtig und wertvoll ist, zu allem, was ich bin.

Mut finde ich und beziehe ich aus meinem Nabelzentrum. Es ist mein Nabelzentrum, das mich mit der Quelle der Kraft verbindet. Ich kann nur mutig sein, wenn ich mir ganz gewiss sein kann, dass ich mit dieser Quelle in der Unendlichkeit verbunden bin. Aus meinem Nabelzentrum entspringen 72 000 Nadis, feinstoffliche Meridiane, die mein ganzes Wesen mit dieser unendlichen Kraft versorgen können. Dadurch, dass ich mich vor dieser Quelle der Kraft in Demut verneige, vermag ich sie zu benutzen und bin gefeit vor jeder Form von Übermut und Aggression. Das ist der Weg des Kundalini Yoga – und es ein weiter Weg. Es kann viele Jahre dauern, ihn zu beschreiten. Er ist nur circa 20 Zentimeter lang und führt vom Nabel zum Herzen.

Das Tor der Kraft

> *»Unsere ganze Kraft liegt in unserem Nabel. Wir leben aus dem Nabel. Das ist das Geheimnis. Wenn dein Bani, dein Gebet, im Nabel anklingt, wird seine Schwingung sofort optimiert, und deine Energie ist vollkommen. Niemand kann es damit aufnehmen. Dazu gibt es keine Alternative. Wir streben im Leben nach Vollkommenheit. Lerne das Geheimnis der Vollkommenheit. Es muss vom Nabel kommen, vom Geburtspunkt, dort, wo du am Anfang warst und am Ende wieder sein wirst. Dein Subtilkörper hat sein Zentrum im Nabel. So konzentriere dich dort. Denk daran, konzentriere dich dort.«*[52]
>
> *Yogi Bhajan*

Kundalini Yoga richtet sich an Menschen, die »in der Welt« leben und ein Leben in Familienzusammenhängen leben. Yoga im täglichen Leben zu leben, bringt einen gewissen Konflikt mit sich: Die im Yoga erlangte Reinheit von Körper, Geist und Seele muss sich in einer Welt von Unreinheit behaupten. Die Kraft dazu finden wir nur im Nabelzentrum.

Wer immer Kraft braucht, wer immer Mut braucht, wer immer Yoga üben will, muss im 3. Chakra sein heiliges Feuer entfachen und sein Nabelzentrum trainieren, kräftigen, öffnen. Der Weg des Yoga führt vom Nabel zum Herzen. Ohne die Kraft und den Mut des Nabel finden wir nicht zum Mitgefühl und zu der »übermenschlichen« Kraft der bedingungslosen Liebe.

Schon in den Upanishaden steht allerdings, dass Nabelübungen mit Schmerz verbunden sind. Aber das Training des Nabels lohnt.

Es gibt unserer Stimme Kraft. Es gibt unseren Muskeln Kraft. Es gibt unserem Geist Halt. Es stärkt unser innerstes Selbst. Der Nabel verleiht uns die Kraft, unseren Weg auch unter den scheinbar widrigsten Umständen zu gehen. In den alten Yogaschriften heißt es: »Hier, am Nabel, beginnt alles Yoga.«

P Bogenschützenposition

In dieser Haltung können wir die Erfahrung von Ritterlichkeit und Angstlosigkeit machen. Die Bogenschützen-Position schenkt uns sowohl auf psychischer als auch auf körperlicher Ebene Ausdauer und Stärke. Besonders die Muskulatur von Nabel, Brust, Oberarmen, Oberschenkeln und Füßen wird gekräftigt. Die feste Verbindung der Füße zum Boden und die Dauerstimulation des Nabelzentrums geben dir eine gute Erdung und bringen eine innere Haltung von Mut und Zuversicht mit sich. Deswegen wird sie auch oft »Heldenposition« genannt.

Ausführung: Komme in den Stand. Sei dir deiner Körpermitte und deines Nabels als deinem Körperzentrum bewusst. Bringe den linken Fuß einen Schritt vor. Die Zehen zeigen dabei gerade nach vorn.

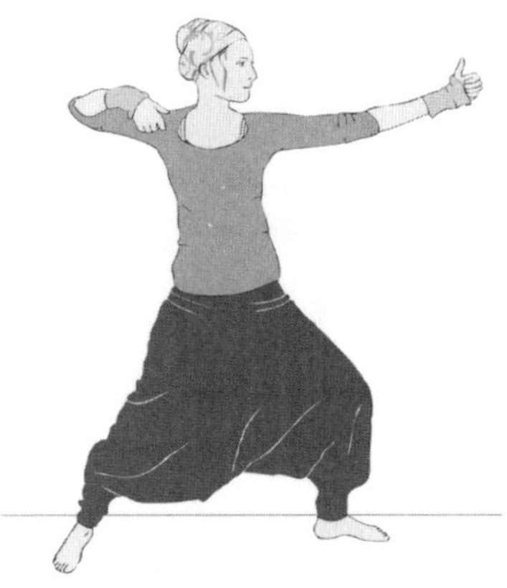

Ziehe den rechten Fuß einen Schritt zurück und, mit beiden Fersen auf einer Linie, winkle den rechten Fuß im Verhältnis zum linken in einem 90°-Winkel nach rechts ab. Beuge jetzt dein linkes Knie und vertraue dein gesamtes Körpergewicht deinem linken Oberschenkel an. Achte darauf, dass du dein linkes Knie nicht weiter beugst als bis über deine Zehen. Öffne dein Becken zur rechten Seite, ziehe den Nabel ganz bewusst zur Wirbelsäule hin und drehe deinen Oberkörper so, dass dein gestreckter linker Arm parallel zum Boden genau über deinem Knie und deinen Zehen gerade nach vorne geht. Strecke den linken Daumen hoch, schließe die übrigen Finger deiner linken Hand zu einer Faust und schaue auf die helle Sichel an der Basis deines Daumennagels. Beuge nun den rechten Ellbogen und ziehe ihn gerade nach hinten, sodass der Arm sich parallel zum Boden befindet. Mache deine rechte Hand zu einer Faust und bringe Spannung auf deine Brustmuskulatur. Strecke deinen Nacken lang und ziehe das Kinn leicht zur Brust. Projiziere aus deinem Nabelzentrum heraus durch den Punkt zwischen deinen Augenbrauen. Atme lang und tief.

Dauer: 3–5 Minuten.

Abschluss: Atme tief ein und strecke dich vollkommen in die Position hinein. Halte und projiziere aus deinem Nabel. Atme aus und entspanne die Haltung.

Mache jetzt die Übung spiegelverkehrt genauso noch einmal.

Am Nabel beginnt aller Yoga

»Der Nabelpunkt ist das Zentrum aller Aktivität, im selben Maße, wie das Ajana-Zentrum der Sitz der Kommando-Zentrale ist.«

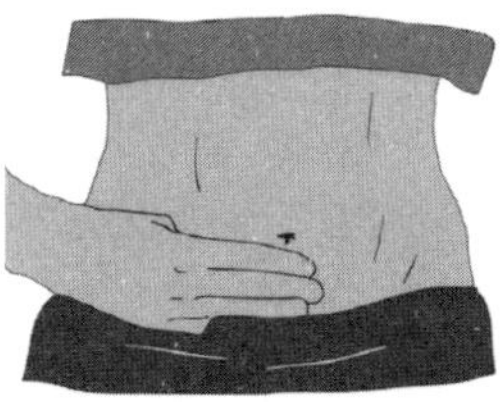

Der yogische Nabel ist nicht gleichbedeutend mit unserem natürlichen Nabel. Der yogische Nabelpunkt liegt äußerlich unsichtbar 2 bis 3 Fingerbreit unterhalb des natürlichen Nabels. Der Nabelpunkt ist nicht einmal ein Punkt. Er ist das Zentrum der Energie, das Kraftwerk unseres Körpers. In den Upanishaden wird er wie folgt beschrieben: »Mitten im Bauch liegt das Nabelzentrum eingebettet, das Manipura genannt wird. Es hat die Größe eines Vogeleis und umschließt den

Ausgangspunkt für 72 000 Nerven, von denen 72 für unsere Vitalität bedeutsam sind. Zehn von diesen wiederum sind zentrale Nerven im Menschen. Um diese Nerven kontrollieren zu können, müssen die Menschen bestimmte Schmerzen auf sich nehmen.«

Die Bewältigung dieser Schmerzen sind eine Herausforderung in den vielen Übungen zur Stärkung des Nabels oder den Übungsreihen zu diesem Zweck, den ›Nabhi Kriyas‹.

»Wann immer ein Mensch geistig nicht im Fluss ist und
von seiner eigenen Kraft getrennt, ist er vom 3. Chakra,
dem Chakra unbegrenzter Energie, abgeschnitten.
Wann immer ein Mensch sich an irgendwelchen äußeren
Kraftquellen anlehnt, ist er von seinem 3. Chakra getrennt.«[53]

Yogi Bhajan

»Don't give up!«

»Wenn du nicht die Kraft hast, andere zu erheben,
hast du überhaupt keine Kraft!«[54] *Yogi Bhajan*

Wie lange können wir durchhalten? Was können wir aushalten? Wen können wir halten? Wie schnell bringen uns unsere Kinder ›auf die Palme‹? Wann werden wir doch noch ärgerlich? Was ist all das Yoga wert, wenn wir nicht in der Lage sind, uns selbst treu zu bleiben: Wenn wir intolerant werden, wenn wir mit Intoleranz in Berührung kommen; wenn wir zurückschlagen, weil wir geschlagen worden sind; wenn wir böse werden, wenn wir uns einer vermeintlichen Bosheit erwehren wollen?

Auch unsere Intelligenz, Weisheit und unser Witz können uns helfen, bei uns zu bleiben. Aber es braucht eben auch unbedingte Stärke. Toleranz braucht Stärke. Mitgefühl braucht Stärke. Liebe braucht Stärke. Freundlichkeit braucht Stärke. Ausdauer und Energie sind gebraucht, um guten Vorsätzen treu zu bleiben. Diese Kraft schenkt uns der Nabel. Also lasst uns üben, uns mit der Kraft des Nabels zu verbinden!

P/F Streckposition – die Nabelposition

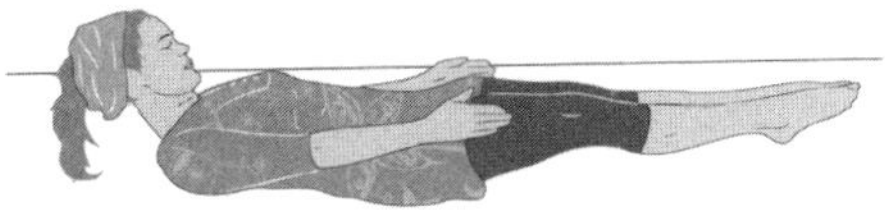

Position: Lege dich auf den Rücken und ziehe und strecke mehrfach die Zehen zu dir hin und von dir weg. Drücke deinen unteren Rücken auf den Boden. Hebe dein Herz vom Boden ab und damit Kopf und Arme. Hebe die Beine circa 15 cm vom Boden ab. Halte die Position sowie die Muskulatur angespannt bis in die Zehen- und Fingerspitzen. Halte Beine und Füße zusammen.

Augen: Die Augen sind auf die Zehenspitzen gerichtet.

Atem: Mache Feueratem (siehe S. 131 f.) in der Position.

Dauer: Beginne mit 1 Minute und dehne die Übungszeit nach und nach weiter aus. 3 Minuten Streckposition sind ein erstrebenswertes Ziel.

Wirkung: Diese Position ist klassisch im Kundalini Yoga. Generationen von Yogastudenten haben sich daran abgearbeitet und an ihr ihr persönliches Fitnesslevel abgelesen. Yogi Bhajan empfiehlt uns, sie auch direkt nach dem Aufwachen noch im Bett zu machen. Sie stärkt den Nabel, die Verdauung, die Nerven und verteilt die Lebensenergie in alle Bereiche unseres Körpers. Sie prüft unser Durchhaltevermögen in wunderbarer Weise und zeigt uns in aller Einfachheit unsere Grenzen.

»Wenn das Mantra ›HAR‹ [🔊] sich in dir öffnet, kann es die Kundalini ganz hinaufbringen und wenn sie ›überkreuzt‹ zurückkommt, sitzt sie nicht nur im Nabel, sondern erleuchtet ihn auch. Das Mantra ›HAR‹ ist genau hier im Nabel. Wie könnte es im Hals sein? Es beginnt im Nabel, und es bleibt im Nabel.«[55]

Yogi Bhajan

P/F Erwecke den Lotus des Nabels

➊ Die ersten beiden Übungen werden das »Charn Kamal Mudra« oder »die Füße des Lotus« genannt. »Lotus« meint hier das Nabelzentrum. Wir legen uns auf den Rücken und strecken zuerst das linke Bein senkrecht nach oben. Wir umfassen die Zehenspitzen des linken Fußes mit beiden Händen (siehe Kommentar zur Übung). Beide Beine und die Knie sind durchgestreckt. Wir chanten in dieser Haltung rhythmisch und kräftig das Mantra ›HAR‹ vom Nabel aus.

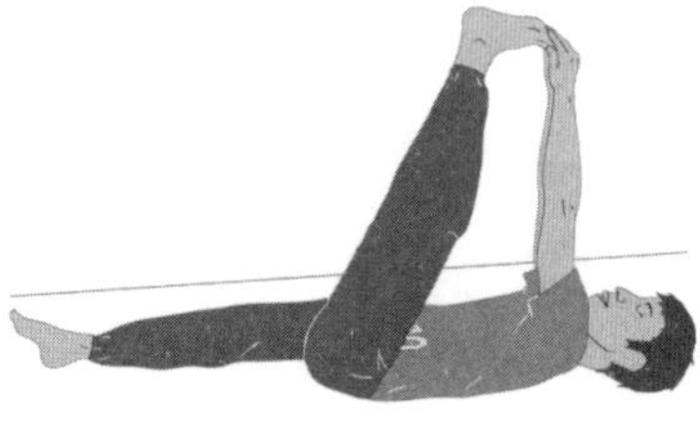

Zeit: 6 Minuten.

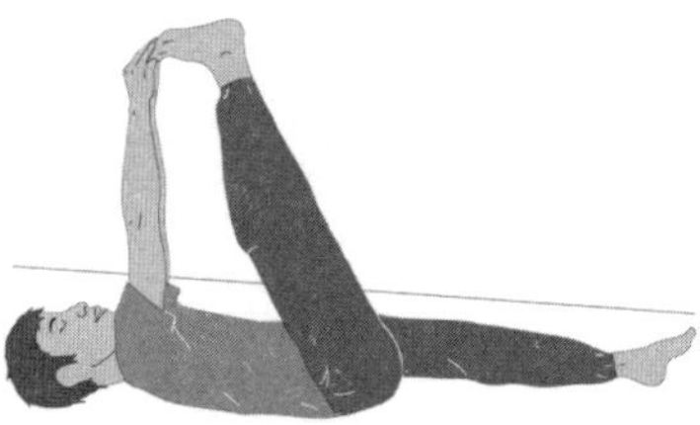

➋ Wir bleiben auf dem Rücken liegen und wechseln die Beine. Wir strecken das rechte Bein gerade nach oben, greifen die Zehen und chanten ›HAR‹ wie in der 1. Übung.

Zeit: 5 Minuten.

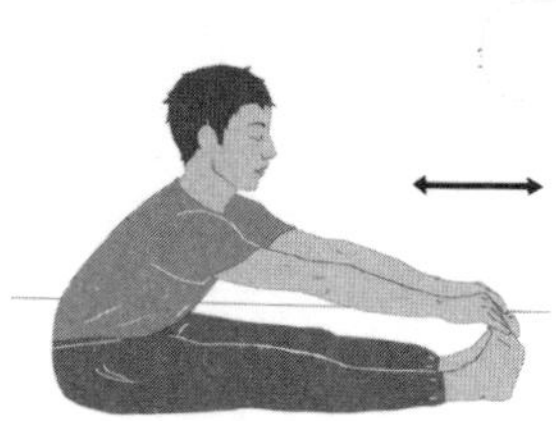

➌ Die dritte Übung wird das »Kamal Prakash Mudra« oder »Leuchtender Lotus« genannt. Wir setzen uns auf, strecken die Beine aus und greifen die Zehen mit beiden Händen.

Wieder chanten wir vom Nabel ›HAR‹ und bewegen unseren Oberkörper im Rhythmus des Mantras aus der Hüfte heraus auf und ab, halten aber dabei Nacken und Wirbelsäule gerade. Wir beginnen mit einem Bewegungsradius von wenigen Zentimetern und dehnen ihn während der Übung immer mehr aus.

Zeit: 2 ½ Minuten.

❹ Wir legen uns auf den Rücken und entspannen.

Zeit: 6 ½ Minuten.

❺ Wir schütteln im Liegen zuerst den Nacken, danach den Oberkörper und dann den ganzen Körper aus.

Kommentar: Es kann durchaus einige Schwierigkeiten bereiten, die Positionen in dieser einmaligen Übungsreihe korrekt einzunehmen. Hier ist es dann erlaubt, Hilfsmittel einzusetzen. Wir können einen Schal, ein Tuch oder auch die Strümpfe über die Füße legen, um so die Entfernung zwischen Händen und Füßen etwas verkürzen.

So ist es möglich, die Beine während der Übung korrekt durchgestreckt zu halten und den gewünschten Effekt der Stärkung und Tonisierung des Nabels zu erreichen.

Hilfreich ist es auch, sich während der Übung an den genauen Sitz des yogischen Nabelpunktes zu erinnern, der 2 bis 3 Fingerbreit unterhalb des natürlichen Nabels liegt, und dann von dort aus zu chanten.

»Im Lotus des Nabel habe ich meinen Brautpavillon aufgeschlagen und chante Worte höchsten Wissens. Mein Glück ist so groß. Der Souverän selbst ist mein Gemahl.«[56]

Kabir

Nabel Vital
Varuyas Kriya

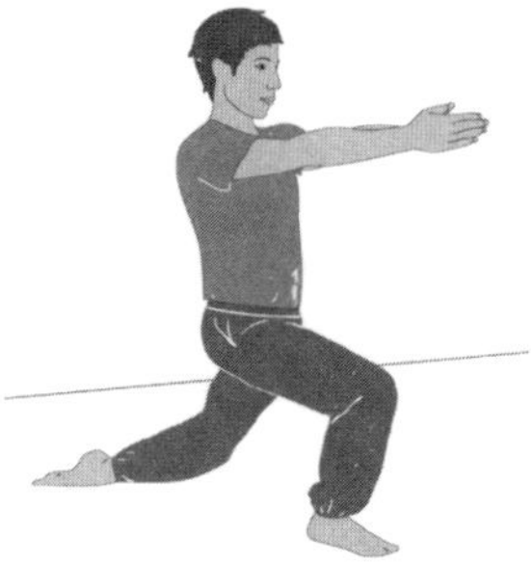

Position: Gehe aus dem Stand mit dem rechten Bein einen Schritt nach vorne und verlagere dein Gewicht auf den rechten Oberschenkel. Dann strecke dein linkes Bein weit zurück und lege den Spann des linken Fußes auf den Boden. Strecke beide Arme parallel zum Boden nach vorne aus und lege die Handflächen fest aneinander. Die Wirbelsäule ist leicht nach vorne geneigt.

Augen: Richte den Blick während der Übung auf deinen imaginären Punkt am Horizont oder auf den Punkt zwischen deinen Augenbrauen.

Atem und Mantra: Atme tief ein und beginne rhythmisch vom Nabelpunkt her ›SAT NAM‹ zu chanten. Ziehe den Nabelpunkt ein, wenn du ›SAT‹ chantest. Entspanne den Nabelpunkt und chante ›NAM‹.

Abschluss: Atme ein und entspanne die Haltung. Wechsle die Seiten und beginne die Übung von Neuem.

Dauer: Beginne auf jeder Seite mit 1 ½ Minuten. Die Übung kann langsam auf 7 ½ Minuten ausgedehnt werden.

Wirkung: Die Übung wird dich zum Schwitzen bringen, wenn du sie korrekt ausführst. Sie hat das Potential, uns umfassend zu revitalisieren. Wenn wir sie praktizieren, solange wir jung sind, wird sie uns Stärke im Alter schenken. Denn energetisch gesehen, transformiert sie die vitalen Flüssigkeiten im Körper, die Ojas, in eine Form, die unserem Körper für die Erhaltung des gesamten Nervensystems zur Verfügung steht.

»Der Nabelpunkt ist der Mutterpunkt. Lasst uns seine ernährenden Kanäle nutzen, als wären wir noch immer im Bauch der Mutter.«[57]

Yogi Bhajan

P Nabel-Power

❶ Lege dich auf den Rücken, strecke die Beine aus, die Füße aneinander, die Arme neben dem Körper.

Beim Einatmen: Hebe die Beine circa 50 cm hoch und denke ›SAT‹.
Beim Ausatmen: Lege die Beine wieder ab und denke ›NAM‹.
Mache weiter in einem zügigen Rhythmus.
Zeit: 3 Minuten.
Schluss: Entspanne 3 Minuten.

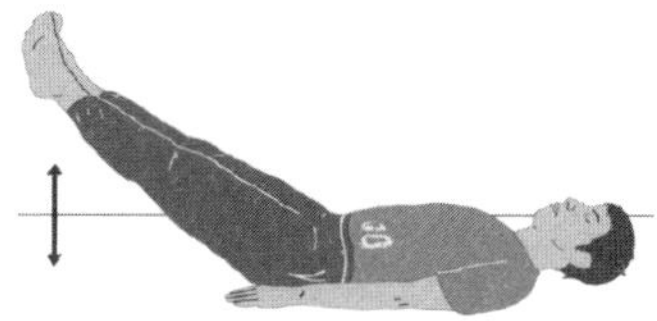

❷ Bleibe in der Rückenlage.

Beim Einatmen: Hebe den Oberkörper circa 50 cm und denke ›SAT‹.
Beim Ausatmen: Senke den Oberkörper und denke dabei ›NAM‹.
Hinweis: Unterstütze dich während der Übung nicht mit den Armen und halte die Wirbelsäule möglichst gerade. Mache weiter in einem zügigen Rhythmus.
Zeit: 3 Minuten.
Schluss: Entspanne 3 Minuten.

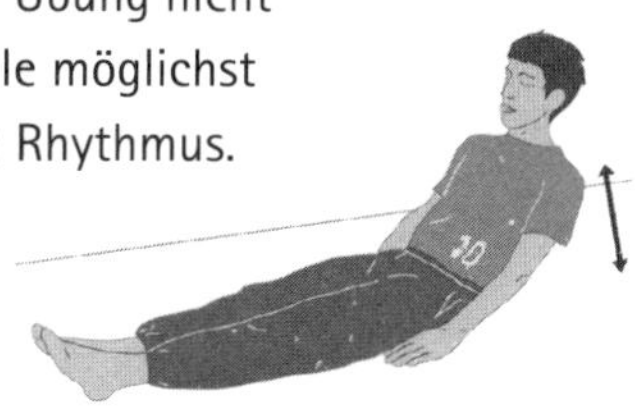

❸ Bleibe in der Rückenlage.

Beim Einatmen: Setze dich mit dem Einatmen auf (90°) und denke ›SAT‹.
Beim Ausatmen: Lege dich zurück auf den Boden, denke dabei ›NAM‹.
Lasse die Beine die ganze Zeit gestreckt auf dem Boden und unterstütze dich nicht mit den Armen.
Übe mit kräftigem Atem.
Zeit: 3 Minuten.
Schluss: Entspanne 3 Minuten.

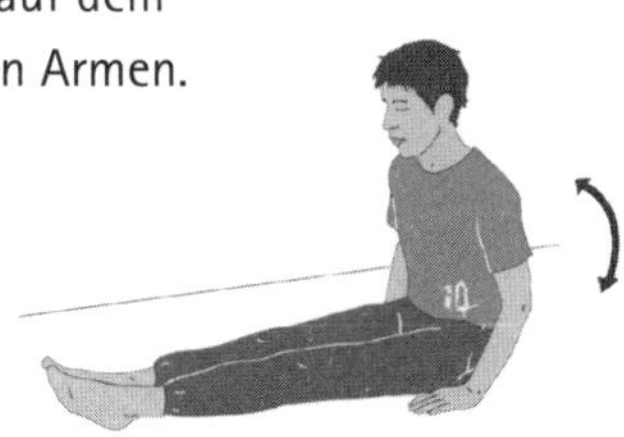

❹ Bleibe in der Rückenlage.

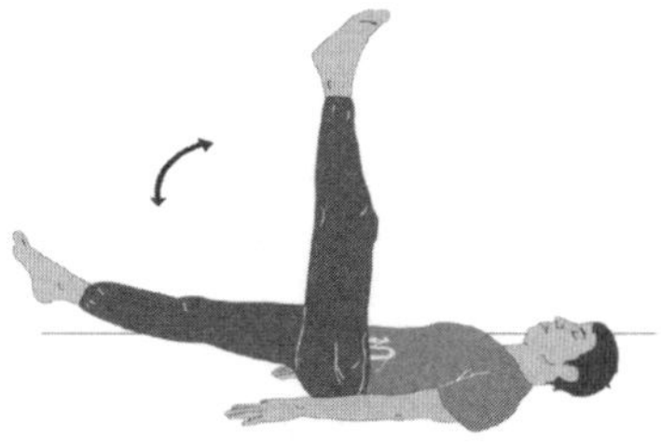

Beim Einatmen: Hebe jetzt mit dem Einatmen das linke Bein 90 Grad.
Beim Ausatmen: Bringe das linke Bein zurück zum Boden und hebe zur selben Zeit das rechte Bein senkrecht hoch.

Mache in dieser Form weiter: Während du das linke Bein erneut 90 Grad hebst, senke gleichzeitig das rechte. Fahre in zügigem Tempo fort. Die Hacken können dabei durchaus kraftvoll auf den Boden fallen. Das ermöglicht es, dass sich Ablagerungen in den Fersen lösen und ausgeleitet werden können.
Zeit: 5–11 Minuten.
Schluss: Entspanne danach 5 Minuten.

❺ Pavan Sodhan Kriya (Teil 1)

Das Pavan Sodhan Kriya besteht aus acht Teilen und schließt die Übungsreihe ab. Es kann auch für sich ohne die Übungen 1–4 geübt werden.

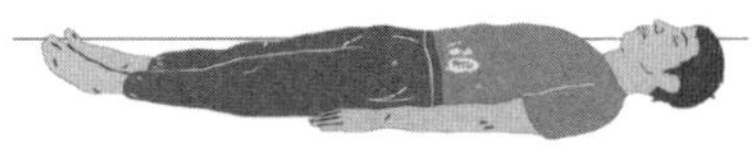

Liege auf dem Rücken und halte die Arme während der ganzen Übung entspannt an der Seite.

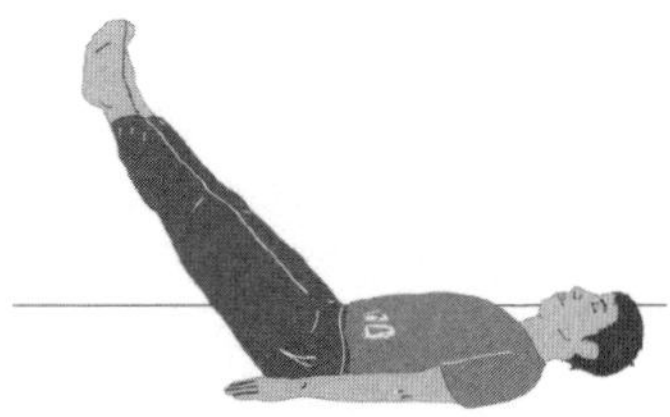

1. Atme ein und hebe beide Beine 60 Grad.

   Halte den Atem und die Position 15 Sekunden.

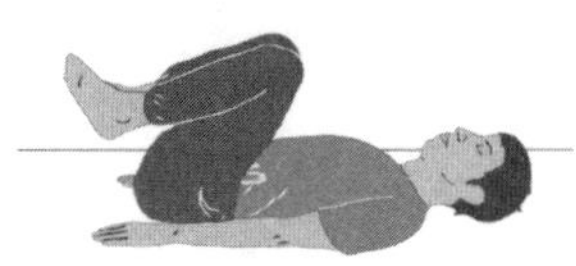

2. Atme aus und ziehe die Knie zur Brust.

   Halte den Atem und die Position für 15 Sekunden.

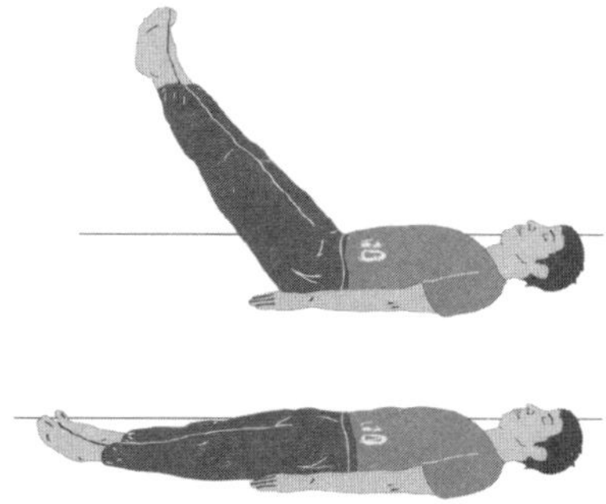

3. Atme ein, hebe die Beine wieder 60 Grad.

   Halte Position und Atem für 15 Sekunden.

4. Atme aus und bringe die Beine zurück zum Boden.

   Halte Position und Atem und bleibe dort 15 Sekunden.

Zeit: Ein Zyklus, bestehend aus zwei Atemzügen, dauert 1 Minute. Übe 5 Minuten lang.

⑥ Pavan Sodhan Kriya (Teil 2)

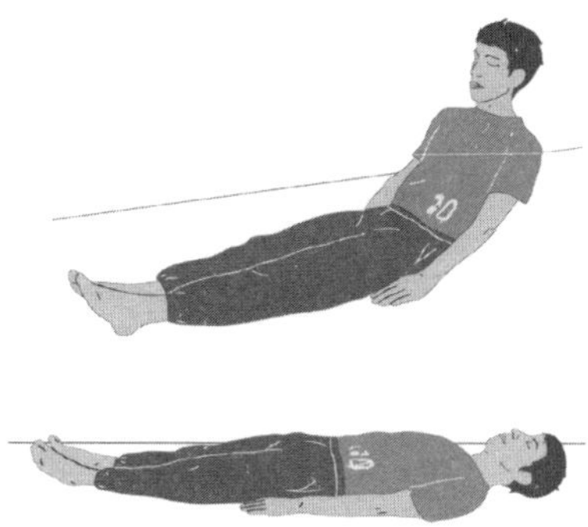

Bleibe auf dem Rücken liegen.

Beim Einatmen: Hebe Oberkörper und Kopf jetzt 60 Grad.

Halte Atem und Position 15 Sekunden lang.

Beim Ausatmen: Lege dich zurück auf den Rücken.

Halte den Atem 15 Sekunden aus.

Augen: Mit dem Einatmen rolle die Augen hoch und schaue zwischen die Augenbrauen. Mit dem Ausatmen entspanne den Augenfokus.

Zeit: Übe 5 Minuten.

Entspanne danach für mindestens 10 Minuten.

Kommentar: Die Übungsreihe öffnet das Nabelzentrum und schenkt dir Energie. Gehe engagiert durch die einzelnen Übungen. Es ist in Ordnung, als Anfänger/Anfängerin die Zeiten etwas zu kürzen.

Spezielle Wirkungen: Wenn man einen Mangel an Mut und Lebensfreude beheben will, oder auch, wenn man Leber und Verdauung stärken möchte, kann man die beiden Übungen des Pavan Sodhan Kriya am Morgen gleich nach dem ersten Stuhlgang auch ohne die vorangegangenen Übungen (❶ bis ❹) durchführen. Teil 1 sollte dann 31 Minuten und Teil 2 sollte dann 10 Minuten geübt werden.

Power to the People!

Wir sind uns nur zu einem ganz geringen Teil der zentralen Stellung unseres Nabelzentrums in unserem Leben bewusst. Es hat eine genauso wichtige Bedeutung wie unsere Seele. Und wir nehmen es genauso wenig wahr. Die folgenden Übungen können uns helfen, eine bewusste Beziehung zu unserem Nabel aufzubauen und zu pflegen und ihn dadurch zu stärken.

Atme lang und tief im Nabelzentrum:
»Atme ein, verschließe das Prana am Nabel, atme aus!«,
so hat Yogi Bhajan den langen tiefen Atem erklärt.

Sprich aus dem Nabelzentrum:
Wenn du als Lehrer nicht aus deinem Nabelzentrum sprichst, bleibt deine Aussage blass und wirkungslos. Es wird niemand wirklich zuhören. Wenn du aus deinem Nabelzentrum sprichst, dringt deine Stimme durch und erreicht die Zuhörer.

Singe und chante mit der Kraft des Nabel:
Erst wenn du deinen Gesang am Nabel formst, bekommt deine Stimme ihre wahre Klangfarbe und Stärke. Heilige Mantren und Schriften sollten ausschließlich vom Nabel gesungen oder rezitiert werden.

Bewusstes Gehen aktiviert das Nabelzentrum:
Im Yoga wird empfohlen, beim Gehen mit den Zehenspitzen zuerst aufzutreten. Dabei wird fühlbar der Nabelpunkt aktiviert.

*»Unterschätze niemals die Macht deines Nabels!
Nimm dir jeden Tag 11 Minuten, um ›**SA TA NA MA**‹
zu rezitieren und mit jeder Silbe deinen Nabel einzuziehen.
Das wird dich vor einer ganzen Menge von Tragödien und
Unausgeglichenheiten bewahren.«*[58]

P Sat Kriya – Regentin des Nabels

Position: Sitze auf den Fersen und strecke die Arme über den Kopf. Die Oberarme berühren möglichst die Ohren.

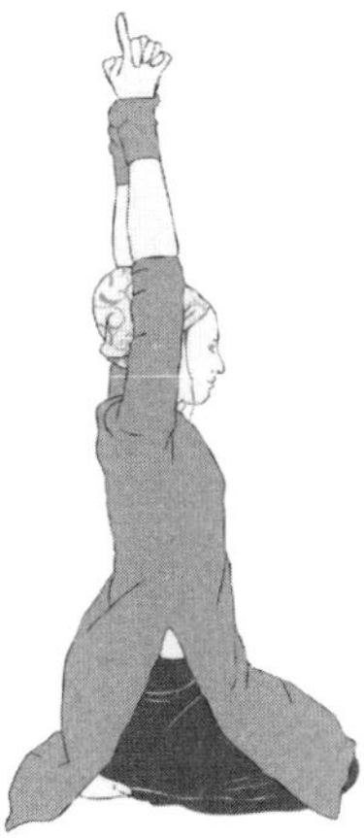

Mudra: Verschränke die Finger deiner beiden Hände ineinander, aber strecke deine Zeigefinger aneinandergelegt nach oben.

Mantra: Chante intensiv das Mantra ›SAT NAM‹ in folgender Weise: Ziehe den Nabelpunkt (er liegt circa 2 Fingerbreit unterhalb des natürlichen Nabels im Unterleib) soweit wie möglich in Richtung Wirbelsäule, während du ›SAT‹ chantest. Entspanne die Bauchmuskulatur, während du ›NAM‹ chantest. Chante in einem konstanten Rhythmus, etwa 8 Mal, alle 10 Sekunden.

Dauer: Übe für mindestens 3 Minuten. Die Zeit kann langsam bis auf 31 Minuten ausgedehnt werden. Achte aber darauf, dass die Entspannung nach der Übung idealerweise doppelt so lang sein sollte, wie die Übung selbst.

Abschluss: Atme ein und ziehe alle Muskeln des Beckenbodens, alle Muskeln um den Nabel herum und alle Muskeln rechts und links der Wirbelsäule zur Wirbelsäule hin.

Kommentar: Sat Kriya ist eine grundlegende Übung im Kundalini Yoga und ein in sich vollkommenes, vollständiges Kriya. Es wird empfohlen, sie täglich für mindestens 3 Minuten zu praktizieren.

Wirkung: Es verbessert grundsätzlich unsere Gesundheit, weil es allen inneren Organen eine sanfte rhythmische Massage gibt. Es balanciert jedes Ungleichgewicht in den unteren Energiezentren unseres Körpers, indem es überschießende Energie den oberen Energiezentren zur Verfügung stellt und indem es ein Zuwenig an Energie in den unteren Zentren dadurch ausgleicht, dass es eine Verbindung schafft zur ursprünglichen Quelle unserer Kraft im Nabelzentrum.

Sat Kriya verlangt Respekt und gute Vorbereitung. Wenn du zu nichts anderem am Tag Zeit hast, mache Sat Kriya zu deinem Begleiter, sodass dein Körper ein reiner Tempel Gottes bleibt.

Tor 5

Der Lebensatem

»Von allen positiven Veränderungen, die ein Mensch machen kann, ist das Erlernen eines tieferen, vollständigeren Atems wahrscheinlich die effektivste Form zur Entwicklung eines höheren Bewusstseins.«[59]

Yogi Bhajan

Mit dem ersten Atemzug beginnt Atman, die individuelle Seele, ihr Leben auf der Erde. Hebamme und Eltern begutachten das Baby, ob es auch richtig atmet. Danach achtet kaum jemand mehr auf den Atem und mit dem letzten Atemzug beendet die Seele ihr Leben auf der Erde. Es besteht eine enge Wechselbeziehung zwischen unserem Atem und dem kosmischen Treibstoff des Lebens, der Prana Shakti.

Atem ist unsere Verbindung mit dem Wunder des Lebendigseins. Unser Atem ist der zuverlässige, pünktliche Zustelldienst für das kostbarste Gut, das auf der Welt befördert wird: Prana, die subtile Lebensenergie des Universums. Obwohl diese Energie in allen Formen der Materie wirkt, ist sie selbst nicht Materie.

Sie befindet sich in der Luft und ist doch nicht Luft oder eines ihrer chemischen Bestandteile. In reiner atmosphärischer Luft ist Prana am konzentriertesten vorhanden.

Die Luft ist das Element, aus dem wir sie leichter als aus jedem anderen der fünf Elemente entnehmen können. Die Art und Weise, wie wir atmen, reguliert nicht nur den Zustrom von Sauerstoff, sondern auch den Zustrom von Prana in unseren Körper. Allein Prana lässt uns leben. Es waren die Meister des Yoga, die herausgefunden haben, dass im ganzen Universum nichts anderes existiert als Prana. Sie waren in der Lage, es zum Zwecke der Heilung in ihrem Körper zu bewegen.

> *»Wenn es einen Ort in dir gibt, von dem du fühlst, dass er nicht richtig funktioniert, hast du die Kapazität, Prana-Energie dorthin zu senden. Fokussiere deinen Geist auf diesen Ort und du wirst erfahren, dass dort eine wunderbare Aktivität entsteht und innerhalb von Sekunden wird sich alles verändern.«*[60]
>
> *Yogi Bhajan*

Bewusste Atemführung – Pranayama

> *»31 Minuten mechanisches, bewusstes Atem kann*
> *deine Gesundheit besser machen, als sie jemals war.*
> *Es kann dir mehr Kraft schenken als du verstehen kannst.*
> *Es kann dir Antworten auf jede Frage geben.«*[61] *Yogi Bhajan*

Eine der ersten Stufen im Yoga besteht darin, mit der Gewohnheit zu brechen, den Atem wie selbstverständlich, nur reflexiv ablaufend, wahrzunehmen und ihn weitestgehend zu ignorieren. Mit der Aufnahme einer bewussten Atemführung werden wir Schritt für Schritt wahrnehmen, wie der Atem mit unseren Gedanken, Worten und Emotionen verbunden ist und wie feine Veränderungen der Atemführung unsere Gedanken, Worte und Gefühle verändern.

Die Versorgung mit Prana in tiefen, vollständigen Atemzügen beeinflusst und beruhigt unsere Gefühle und Emotionen. Mit einer bewussten Atemführung ist es uns möglich, auf unsere Stimmungen Einfluss zu nehmen. Pranayama ist die Wissenschaft von der effektiven Gewinnung der Lebensenergie aus dem Atem.

Pranayama ist die Lehre vom Energiemanagement. Pranayama lehrt die Kontrolle des Prana durch Atemtechniken. Mit einer großen Anzahl von Atemtechniken beeinflussen und organisieren wir unterschiedliche Energiezustände, die unsere Gesundheit, unsere Gefühle und unser Bewusstsein erschaffen.

Wir ersetzen aber die Aufnahme von Prana oft durch die Nahrungsaufnahme. Wir essen ununterbrochen, oft nicht einmal besonders lebendige, pranische Nahrung, und das ist uns genug, ist uns Ersatzbefriedigung. Aber wenn wir konzentriertes, lebendiges Prana zu uns nehmen, das aus dem unendlichen Kosmos durch den Atem zu uns kommt, könnten wir subtil, konzentriert und ernsthaft allen Herausforderungen und Widrigkeiten des Lebens begegnen. Unser »Akku« wäre auf Dauerhochleistungsbetrieb – und nicht auf Energiesparmodus eingestellt.

> *»Wenn du dich aufregst und nicht bei dir selbst bist oder dich nicht wohl fühlst, nimm einen langen, tiefen Atemzug. Dann sieh zu, dass du nicht häufiger als 5 Mal in der Minute atmest. Es wird nicht mehr als 90 Sekunden dauern, und du wirst wieder bei dir selbst sein.«*[62]
>
> *Yogi Bhajan*

Wir können nachhaltig lernen, uns besser zu konzentrieren, wenn wir beginnen, unseren Atem bewusst zu erfahren. Die Heilkraft unseres Atems zu erforschen, ist ein spannendes Kapitel im Selbsterfahrungsprozess des Yoga.

> *»Wenn du in Not bist und nicht weißt, was du tun sollst, atme ein und halte den Atem für 10–15 Sekunden. Die gesamte aktive Zone deines Gehirns wird sich ändern und Hilfe holen.«*[63]
>
> *Yogi Bhajan*

»Aufatmen!«

Würden wir unseren Atem nur beobachten, dann würden viele von uns wohl feststellen, dass er recht flach und oberflächlich ist. Die meisten Menschen benutzen in diesem zivilisierten, unruhigen Leben nur einen Bruchteil des in unseren Lungen dafür vorhandenen Raumangebots. Das ist eine ziemliche Verschwendung. Eine natürliche, tiefe Atemweise, wie sie Babies und Tiere haben, ist den meisten Menschen schon abhanden gekommen. Anstatt uns gegen aufkommenden Stress zu wappnen, indem wir mehr Kraft vom tieferen Atmen tanken, lassen wir es zu, dass der ständig lauernde Stress unseren Atem noch flacher und schneller macht.

Selbst die meisten Langstreckenläufer nutzen beim Atmen nur etwas mehr als 50% ihrer Lungenkapazität, obwohl die Sauerstoffaufnahmekapazität, die entscheidend durch die tiefe Atmung beeinflusst wird, erwiesenermaßen einen entscheidenden Anteil an der Schnelligkeit und Ausdauerleistung eines Sportlers hat.

Langer, tiefer Atem

Frische Luft, Bewegung und eine bewusste, aufrechte Körperhaltung machen Lust auf Atmen. Unsere Körpersprache wird ausdrucksstark, wenn wir unserem Atem mehr Aufmerksamkeit schenken und bewusst atmen. Mit tieferem Atem können wir besser entspannen. Es fühlt sich gut an, länger und tiefer zu atmen. Probier es aus!

Langer tiefer Atem

- entspannt und beruhigt.
- macht intuitiv und schenkt Klarheit, sodass in kritischen Situationen die richtigen Entscheidungen automatisch zufließen.
- stärkt das elektromagnetisches Feld und schützt vor negativen Einflüssen.

- schenkt Energie, Lebenskraft und Lebensfreude.
- balanciert das Säuren-Basen-Gleichgewicht im Körper, entsäuert.
- reinigt das Blut.
- vermindert Unsicherheit, Ängstlichkeit und Blockaden.
- aktiviert die Nerven.
- vermindert Emotionalität.
- macht weniger anfällig für Stress, da er den pH-Wert des Körpers ausgleicht.

P Übung zur Erweiterung der Lungenkapazität

Position: Sitze in einer einfachen Sitzhaltung mit gerader Wirbelsäule. Lege die Hände auf deine Knie. Beginne die Wirbelsäule in schnellem Rhythmus vor- und zurückzubewegen. Drücke deine Zunge während der Übung an den oberen Gaumen hinter die Zähne.

Augen: Die Augen sind geschlossen.

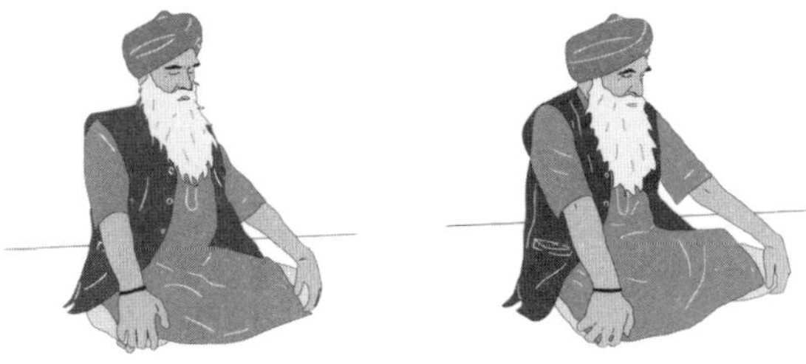

Atem: Atme ein und halte den Atem. Entspanne deine Wirbelsäule und beginne, sie in einem schnellen Rhythmus vor- und zurückzubewegen.

Ziehe keine weitere Atemluft ein. Wenn du den Atem nicht länger halten kannst, atme aus. Atme erneut ein und wiederhole die Übung.

Dehne die Zeit, in der du den Atem anhältst, langsam bis zu einer Minute aus.

Dauer: 11 Minuten. (Die Übung kann bis zu 22 Minuten gemacht werden. Sie wird dann vollständig deinen Blutstrom reinigen. Mache in diesem Falle nach 11 Minuten eine Pause.)

Wirkung: Die Übung veranlasst das Blut, das Maximum an Sauerstoff aus unseren Lungen zu holen. Dieses Mehr an Sauerstoff lässt unser Gehirn, unsere Organe und unsere Drüsen besser funktionieren. Die Übung macht uns in vielerlei Hinsicht ausdauernd.

Das Geschenk des Lebensatems

Langes, tiefes Atmen ist wirkungsvolles Atmen. Es füllt und entleert die Lungen vollständig. Beobachten wir einmal unseren Atem nach einem guten Yoga Set – er wird sich wunderbar vertieft haben. Langes, tiefes Atmen immer wieder zu üben, führt uns langsam zurück zu einer natürlichen Atemweise. Je besser wir uns um uns kümmern, auf unsere Bedürfnisse achten und gut zu uns selbst sind, desto leichter finden wir zurück zu unserem Atem. Gleichzeitig können wir unseren Atem aber auch dazu benutzen, unsere körperlichen und seelischen Bedürfnisse gezielt zu unterstützen.

Nadi Sodhan – durch unterschiedliche Nasenlöcher atmen

Wir atmen in jedem Augenblick schwerpunktmäßig entweder durch das rechte oder durch das linke Nasenloch. Der Schwerpunkt ändert sich alle 90 Minuten bis zu 2 ½ Stunden, wobei die Länge eines Zyklus universelle Rhythmen reflektiert, sowie von unserem individuellen Temperament abhängt. Wenn wir ausschließlich durch das linke oder das rechte Nasenloch atmen, können wir von der Qualität profitieren, die dieses Nasenloch reflektiert.

A Atmen durch das linke Nasenloch

Im linken Nasenloch endet der feinstoffliche Nervenkanal Ida, der reinigende Energie (Apana) transportiert.

Wenn wir nur durch das linke Nasenloch atmen, führen wir uns die beruhigende, kühlende Energie des Mondes zu. Diese Atemweise beruhigt und besänftigt uns, wenn wir erregt und emotional sind. Sie sensibilisiert uns und ist empfehlenswert für Menschen, die über eine Pita-Konstitution verfügen.

»Wenn du ärgerlich oder niedergeschlagen bist,
atme nur durch das linke Nasenloch.«[64] *Yogi Bhajan*

A Atmen durch das rechte Nasenloch

Im rechten Nasenloch endet der feinstoffliche Nervenkanal Pingala, der nährende Energie (Prana) transportiert. Wenn wir nur durch das rechte Nasenloch atmen, führen wir uns anregende, wärmende Sonnenenergie zu. Diese Atmung unterstützt uns, wenn wir uns müde und abgeschlagen fühlen. Sie stärkt unsere Willenskraft, Konzentration, Wachheit und Einsatzbereitschaft. Sie ist empfehlenswert für Menschen, die über eine Kapha-Konstitution verfügen.

A Wechselatmung durch das rechte und linke Nasenloch

Die Wechselatmung bringt Rhythmus und Regelmäßigkeit. Sie hilft Menschen mit einer Vata-Konstitution, mehr Gleichgewicht in ihr Leben zu bringen. Sie schenkt Wohlgefühl sowie körperliche, geistige und emotionale Ausgeglichenheit.

Durchführung:

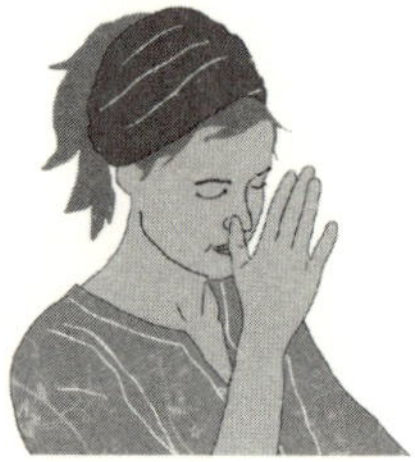

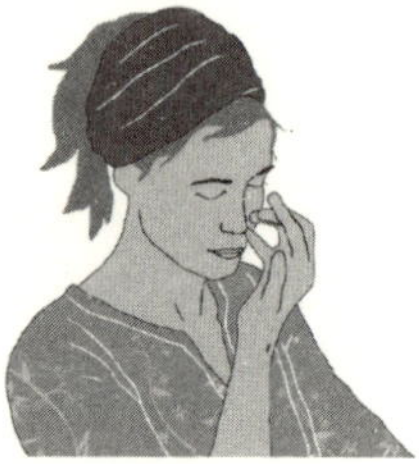

Mit dem Daumen der rechten Hand verschließen wir das rechte Nasenloch. Mit dem Zeigefinger oder dem Ringfinger der rechten Hand schließen wir das linke Nasenloch.

Wir beginnen dieses Pranayama, indem wir das rechte Nasenloch verschließen und durch das linke Nasenloch einatmen.
Dann verschließen wir das linke Nasenloch und atmen durch das rechte Nasenloch aus. Danach atmen wir durch das rechte Nasenloch ein und atmen durch das linke Nasenloch aus. Der Atem fließt dabei entspannt, tief und vollständig.

Die linke Hand liegt entspannt auf dem linken Knie, die Spitzen von Daumen und Zeigefinger sind verbunden.

Zeit: 3-11 Minuten.

Variationen:

Besonders reinigend wirkt die Wechselatmung bei einem Verhältnis 1 : 4 : 2 (Einatmen 1: Halten 4: Ausatmen 2).

Wenn ausschließlich durch das linke Nasenloch eingeatmet wird und durch das rechte Nasenloch ausgeatmet wird, so ist dieser Atem beruhigend und hilft, negative Gefühle und Stress auszugleichen.
Diese Atmung ist gut vor dem Schlafengehen.

Wenn nur durch das rechte Nasenloch eingeatmet wird und nur durch das linke Nasenloch ausgeatmet wird, schenkt uns diese Atemweise Klarheit und eine positive Grundstimmung.
Sie erleichtert es, auf das konzentriert zu sein, was uns wichtig ist.

Tiefer Atem – Tiefe Erfahrungen

Der tiefe Atem bringt uns tiefe Erfahrungen. Wenn wir bewusst 11 Minuten lang atmen, sehr lang und sehr tief und sehr langsam, dann kann es etwas hervorbringen, was kein Wunder vermag. Der Atem führt uns nach innen in die Gegenwart von Atman, der Seele. Der Geist folgt dem Atem nach innen, er entspannt mit jedem ruhigen Atemzug mehr. Das Leben ist jetzt, es ist in diesem Moment. Es zu spüren, ist das spannendste Erlebnis. Leben ist Atmen. Der Atem bringt uns Augenblick für Augenblick Geschenke aus der Tiefe unseres Seins. Lasst uns dankbar sein für dieses Geschenk des Lebens und der Heilung.

Das Atmen ausdehnen

Wenn wir unsere Atemfrequenz pro Minute bewusst reduzieren, können wir positive Veränderungen in unserem Leben einleiten. Normalerweise atmen Männer 16–18 Atemzüge pro Minute und Frauen 18–20 Atemzüge pro Minute.

- Wenn es gelingt, acht Atemzüge pro Minute zu atmen, werden wir uns entspannter fühlen. Stress wird abgebaut, innere Achtsamkeit erhöht und Heilungsprozesse werden unterstützt.

- Wenn es gelingt, vier Atemzüge pro Minute zu atmen, werden unsere gedanklichen Fähigkeiten verbessert. Wir erfahren intensive Zustände der Bewusstheit, verbesserte visuelle Fähigkeiten, gesteigerte körperliche Sensibilität. Hypophyse und Zirbeldrüse beginnen auf einem verfeinerten Level zu harmonieren und einen meditativen Zustand zu erschaffen.

- Wenn wir nur einen Atemzug pro Minute atmen, optimiert sich die Zusammenarbeit beider Gehirnhälften. Ängste, Sorgen und

Befürchtungen werden erheblich reduziert. Wir öffnen uns und werden präsent. Wir fühlen die Gegenwart des Geistes. Unsere Intuition entwickelt sich.

»Einen Menschen, der in einer Minute nur 8 Mal oder weniger atmen muss, kann niemand von den grundlegenden Wahrheiten des Lebens abbringen.«[65]

Yogi Bhajan

A Ein- und Ausatmen in mehreren Teilen

Beim Atmen in mehreren Teilen wird das Einatmen oder Ausatmen in verschiedene gleiche Teile geteilt, mit einer kleinen Pause zwischen den einzelnen Teilen und einem klaren Anfang und Ende. Anstelle eines durchgehenden, sanften Atemzuges, machen wir mehrere kleine ›Sniffs‹. Nase und Oberkörper sind dabei ganz entspannt.

Wie wir bereits gesehen haben, beeinflusst die Art und Weise der Atmung nicht nur körperliche Funktionen wie Herzfrequenz oder die Leistungsfähigkeit der Muskulatur, sondern auch den Geist. So haben zum Beispiel auch bestimmte Variationen des Atmens in mehreren Teilen spezifische Wirkungen auf unsere Stimmungen:

❶ **In 4 Teilen einatmen – in 1 Teil ausatmen.**

Wirkung: Heilsam, energetisierend, erhebend.

❷ **In 4 Teilen einatmen – in 4 Teilen ausatmen.**

Wirkung: Klärend, erhellend, das Drüsensystem stimulierend.

❸ **In 8 Teilen einatmen – in 8 Teilen ausatmen.**

Wirkung: Beruhigend, zentrierend.

❹ **In 8 Teilen einatmen – in 4 Teilen ausatmen.**

Wirkung: Fokussierend, energetisierend.

❺ **In 4 Teilen einatmen – in 8 Teilen ausatmen.**

Wirkung: Beruhigend, entkrampfend, fördert das Loslassen auf allen Ebenen.

Betont Ein- oder Ausatmen

Genauso können wir bewusst oder unbewusst den Schwerpunkt des Atems auf das Einatmen, auf das Ausatmen oder das Anhalten des Atems legen. Normalerweise ist die Länge von Ein- und Ausatmen gleich oder unbewusst unserem emotionalen Zustand angepasst.

- Wenn wir den Schwerpunkt auf das Einatmen legen und es verlängern, hat das eine stimulierende Wirkung und macht uns wach und aufmerksam.

- Wenn wir den Schwerpunkt auf das Ausatmen legen und es verlängern, hat das eine entspannende Wirkung und unterstützt unsere körperlichen und emotionalen Verdauungsprozesse.

»Nimm dir eine Minute an jedem Tag, um du selbst zu sein.
Nimm dir einen Atemzug, eine Minute lang, um dich zu lieben.
Nimm dir einen Atemzug, um zu fühlen, dass du heilig bist.
Fühle den Frieden in dir in dieser Minute.
Fühle Frieden mit jedem, egal wer es ist.«[66]

Yogi Bhajan

Der Atem gehört mir nicht,
er ist die zärtliche Batterie des Göttlichen.

A Pranpathi Kriya

➊ Sitze in einfacher Haltung mit gerader Wirbelsäule. Hebe deine Hände im Gyan Mudra (die Fingerspitzen der Zeigefinger und die Fingerspitzen der Daumen berühren sich, die anderen Finger sind gerade ausgestreckt) auf Schulterhöhe. Die Handflächen zeigen nach vorne. Hebe deine Brust und strecke Wirbelsäule und Brustkorb lang.

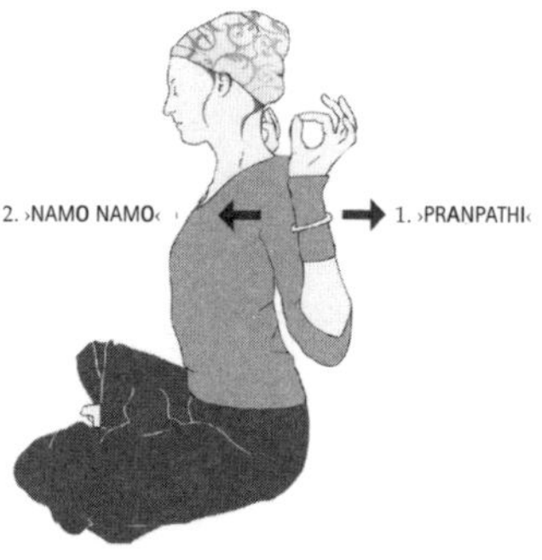

Atme ein und ziehe deine Arme, soweit du kannst, nach hinten. Idealerweise sollten sich die Schulterblätter im Rücken berühren. Die Ellbogen bleiben am Körper. Während wir die Schulterblätter im Rücken zusammenziehen, hebt sich der Brustkorb. Übe Druck auf den Bereich zwischen den Schulterblättern aus, für etwa 7–10 Sekunden.

Währenddessen chante in Gedanken ›PRANPATHI‹.

Mit dem Ausatmen entspanne und erlaube es den Unterarmen, wieder in eine Ebene mit den Schultern zurückzukehren. Chante in Gedanken dabei ›NAMO NAMO‹. Diese Bewegung dauert nur halb so lange, wie die Einatem-Bewegung (ca. 4–5 Sekunden).

Dauer: Fahre fort, in dieser Art und Weise ein- und auszuatmen. Mache die Übung für insgesamt 5 Minuten.

Kommentar: »Dein Hals wird einem großen Druck ausgesetzt und wird verschiedenste Reaktionen zeigen. Deine Ellbogen bleiben die ganze Zeit am Brustkorb. Sie sind ein Teil der Bewegung. Lasse sie den Brustkorb berühren, wenn du die Schultern zurückziehst. Der Lebensnerv, der hier verläuft, muss in einer bestimmten Weise stimuliert werden. Das ist absolut notwendig.

Das Mantra schenkt uns nur einen Eindruck von der Freude des Schöpfers des Prana, von Gott.

›PRANPATHI‹ ist der Meister (›PATHI‹) des Prana, der Meister unseres Atems. Du bist nicht der Herr deines Atems, auch wenn du das denkst. Du steuerst das Prana nicht. ›PRANPATHI‹ ist der Meister, der eine Gott, das Unendliche. ›NAMO NAMO‹ ist meine Verneigung vor ihm. Ich verbeuge mich vor dem Meister des Lebens.

Mache diese Kriya auf eine sehr persönliche Art und Weise. Es ist eine Meditation auf das Prana, die Quelle des Lebens. Fühle, während du einatmest, dass Gott dir den Lebensatem schenkt und lasse den Atem diese Musik erzeugen.

❷ Beginne, deine Schultern in alle Richtungen zu schütteln, zu strecken und zu dehnen: hoch und runter, rundherum und diagonal (rechts vor – links zurück und umgekehrt).

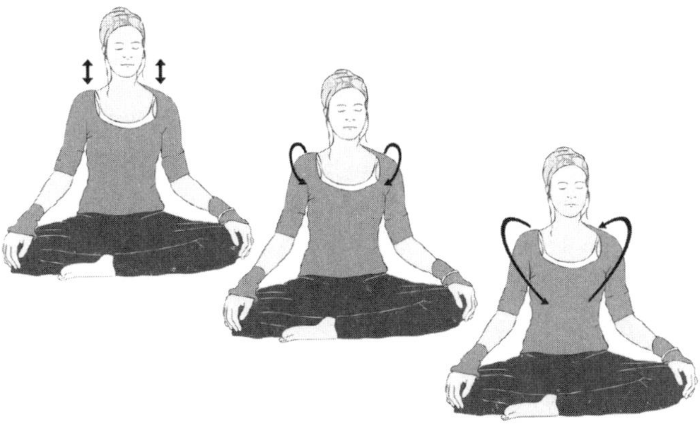

Dauer: 2 Minuten.

Wirkung: »Halte deine Schultern in Bewegung. Bewege sie in alle Richtungen. All der Druck, der dich fast verrückt macht, – ängstlich, unfähig, widerspenstig, schwach und feige –

entsteht, wenn dein Nervensystem den Druck zwischen dem achten und zehnten Brustwirbel nicht aushalten kann. Da liegt das Problem. Deswegen musst du diesen Bereich jetzt schütteln.«

❸ Wiederhole die 1. Übung noch einmal für 1 ½ Minuten.

❹ Entspanne die Haltung und lasse deine Schultern wieder 1½ Minuten tanzen.

Kommentar: »Schüttle deine Schultern, als würdest du sagen: ›Es ist mir egal.‹ Sage es in deiner eigenen Körpersprache, bewege dich nach links und rechts, hoch und runter. Es macht Spaß, diesen Bereich zu bewegen. Es kann sein, dass sich dort viele Ablagerungen befinden, weil du sie niemals wirklich herausgeschüttelt hast und der Kreislauf in den Muskeln unzureichend ist. Die Muskeln brauchen eine gewisse Menge an Bewegung. Sei freundlich zu diesen Schultern.«

❺ Atme tief ein und singe das Mantra ›MA‹. Es ist ein langgezogener Klang, circa 20 Sekunden pro Wiederholung. Singe in dieser Weise ›MA‹ 5 mal.

❻ Entspanne 4 Minuten.

❻ Sitze wie ein Yogi, meditiere in Stille auf jede Zelle deines Körpers.

Dauer: 4 Minuten.

Wirkung: »Hole die wunderbare Energie der Unendlichkeit aus dem Universum zu dir hin. Lasse sie in jeder Zelle schwingen und dehne diese Schwingung aus, als ob ein großer Wirbelwind aus Energie innerhalb jeder Zelle deines Körpers kreist. Fühle einfach jede Zelle deines Körpers vibrieren und strahlen wie die Sonne an einem klaren Tag. Konzentriere dich, fühle jeden Teil deines Körpers, richte dich nach innen. Gehe in deinen Kopf hinein, in dein Gehirn und durch den Hals tief hinunter in den ganzen Körper. Vibriere. Spüre eine gewaltige Schwingung in jeder Zelle des Körpers. Konzentriere dich auf nichts anderes als deinen Körper, als auf dich selbst. Jedes

Körpergewebe hat Millionen und Billionen von Zellen, denke an sie, kontempliere auf sie. Fühle, wie sie schwingen und vibrieren.
Sei wach. Sei diese Vibration. Sei friedlich in dir selbst und sende Frieden zum ganzen Universum.«

Das Mysterium

Die wundervollen Grundkräfte unserer Welt: Erde, Wasser, Feuer, Luft und Äther werden in unserer westlichen Sprache Elemente genannt.
In dieser materiellen Ausdrucksweise liegt unsere Distanz zu ihrem lebendigen Wesen und die Vorstellung ihrer jederzeit möglichen Benutzung und Verwertung.
Auch wenn wir Feuer mit Streichhölzern anzünden können, Wasser in die Badewanne einlaufen lassen und Luft in Sauerstofftanks füllen können, bleibt uns das Mysterium der Elemente unbekannt.
Bei den nordamerikanischen Ureinwohnern gelten die Elemente als unsere Verwandten.
Für die Essener, den Bund, dem Jesus angehörte, sind es Engel, mit denen wir in Kommunion treten. In der Kommunion mit dem »Engel der Luft« enthüllt sich sein Mysterium. In dieser inneren Verbindung kann die Lebenskraft aus der Luft tief aufgenommen werden:

»Und Jesus sprach: Engel der Luft, tritt mit meinem Atem in meine Lungen ein und gib die Luft des Lebens an meinen ganzen Körper. Engel der Luft, der du den Geruch süßduftender Felder ausbreitest, von Frühlingsgras nach Regen, von sich öffnenden Knospen der Rose von Sharon! Wir verehren den heiligen Atem, der höher ist als alle erschaffenen Dinge. Denn siehe, der ewige, höchste Lichtraum,

wo die unzähligen Sterne regieren, ist die Luft, die wir einatmen und die Luft, die wir ausatmen.
Im Augenblick zwischen Einatmen und Ausatmen liegen alle Mysterien des unendlichen Gartens verborgen.
Engel der Luft, heiliger Bote der Erdenmutter, dringe tief in mich, wie die Schwalbe vom Himmel herabstürzt, damit ich das Geheimnis des Windes erfahre und die Musik der Sterne.«[67]

Friedensevangelium der Essener

Pavan Guru ist die Bezeichnung der Luft (Pavan) im Kundalini Yoga. Wir würdigen damit die Weisheit, die im tiefen Atem zu uns kommt, das Geschenk des Gesangs, das uns erst der Atem ermöglicht, und die Erfahrung der Einheit mit Allem, die wir im bewussten Einatmen und Ausatmen erfahren.

›PAVAN PAVAN PAVAN PAVAN – PAR PAR**A** PAVAN GUR**U** – PAVAN GUR**U** W**A**HE GUR**U** – W**A**HE GUR**U** PAVAN GUR**U**‹

Dieses Mantra schenkt uns die Kommunion mit dem Engel der Luft. Wenn wir es 11–31 Minuten chanten, schenkt es uns die Weisheit des Universums, egal ob als Philosoph, als Wissenschaftler oder als Schriftsteller. Du kannst mit diesem Mantra die unendliche Bibliothek anzapfen. Alles Wissen wird zu dir kommen.

Auch wenn du Probleme mit dem Atmen hast oder mit Pranayama und möchtest, dass diese Probleme verschwinden, dann chante dieses Mantra.

Wenn du dich einsam, abgeschnitten und ohne Energie fühlst, erinnert dich das Mantra an deine Verbundenheit mit allen anderen Formen des Lebens und mit der Quelle des Lebens selbst. Es baut deinen Prana-Körper für die Aufnahme von mehr Prana-Energie wieder auf. Dieses Mantra ist für Prana Energie.

A *Meditation, um dich mit dem unendlichen Strom von Atem und Leben zu vereinigen*

Position: Sitze in einer einfachen Sitzhaltung und mit leicht angezogenem Kinn. Schließe die Augen und konzentriere dich auf den Punkt zwischen deinen Augenbrauen. Lasse deine Hände im Schoß ruhen. Beide Handflächen schauen nach oben, und die rechte Hand ruht in der linken. Werde körperlich und geistig ganz ruhig und still.

Mantra:

›PAVAN PAVAN PAVAN PAVAN – PAR PARA PAVAN GURU –
PAVAN GURU WAHE GURU – WAHE GURU PAVAN GURU‹

Lausche dem Mantra eine Minute lang. Fühle den Rhythmus in jeder Zelle. Dann beginne es zu singen. Wähle eine dir bekannte Melodie oder finde eine eigene Melodie.

Dauer: 11–31 Minuten.

Feueratem

Die zweite zentrale Atemform im Kundalini Yoga, wie Yogi Bhajan es gelehrt hat, ist der Feueratem. Egal, wie lange du ihn ausführst, er wirkt für dich wie ein einziger langer, tiefer Atemzug.

Der Feueratem wirkt direkt auf dein Nabelzentrum und setzt dort Energie frei, die in dieser Weise deinem gesamten Energiesystem zur Verfügung steht. Auch blockierte Emotionen im Nabelzentrum werden gelöst. Es stellt sich ein harmonisches Gleichgewicht im Nabelzentrum ein, das sich auf dein ganzes Körper- und Energiesystem auswirkt, denn hier ist der Ausgangspunkt für unglaublich viele Energieleitbahnen.

Feueratem

- stärkt das Immunsystem.
- stärkt das Nervensystem und erhöht die Sauerstoffzufuhr zum Gehirn.
- hilft Gifte und Schlacken auszuscheiden, reinigt das Blut.
- massiert und aktiviert die inneren Organe.
- vergrößert die Lungenkapazität und erhöht dadurch dein Wohlbefinden und deine Vitalität.

Wie du ihn ausführst:

Feueratem ist eine kräftige, rhythmische und schnelle Art des Atems. Die Betonung liegt auf dem Ausatmen, bei dem der Nabel kräftig – fast ruckartig – eingezogen wird. Danach erfolgt die Einatmung automatisch. Während des Atmens bleibt der Brustbereich entspannt und leicht angehoben.

Zur Kontrolle legst du eine Hand auf den Bauch. Fühle den Atem unter deiner Hand. Werde langsam schneller und intensiver. Der gesamte Atemprozess verschmilzt und wird auch faktisch zu einer einzigen intensiven Atembewegung.

Etwas Übung ist erforderlich, zumal, wenn diese Art der Atmung mit einzelnen Yogaübungen verbunden ist.

Feueratem macht sehr viel Spaß und facht das Lebensfeuer an.
Du hast das Gefühl, als würden deine Nasenlöcher anfangen zu brennen, aber du wirst dich wunderbar fühlen, energetisch, voller Lebenskraft. Deswegen praktiziere ihn immer mit einem Lächeln auf den Lippen.

F Auf dem Grund des Lebensatems

Dieses Set arbeitet am System der Beckenknochen und adjustiert dadurch die Schädelknochen. Im Beckenknochen wird der Lebensatem stimuliert, und hier ist auch der Sitz der atmenden Kraft des Pranakörpers. Die Lungen sind reinigende Verarbeiter des Atems, das Zwerchfell ist ein Helfer in diesem Prozess und durch die Wirbelsäule fließt die Energie. Es ist ein Set, das einige Flexibilität und Erfahrung voraussetzt. So gehe es langsam an.

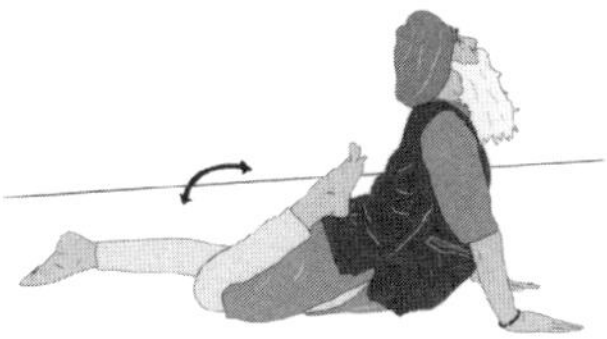

❶ Lege dich auf den Bauch und lege die Hände unter die Schultern. Biege dich nach hinten, bringe den Kopf leicht in den Nacken und schau in der Kobra-Position an die Decke. Achte darauf, dass deine Schulterblätter nach unten gezogen sind, deine Hüften auf dem Boden liegen und deine Ellbogen nur soweit durchgestreckt, dass du keine Schmerzen in der Wirbelsäule verspürst. Beginne so schnell du kannst, mit den Fersen deinen Po zu kicken.

Atem: Der Atem fließt normal.

Zeit: 1 Minute.

Entspanne danach 1 Minute lang.

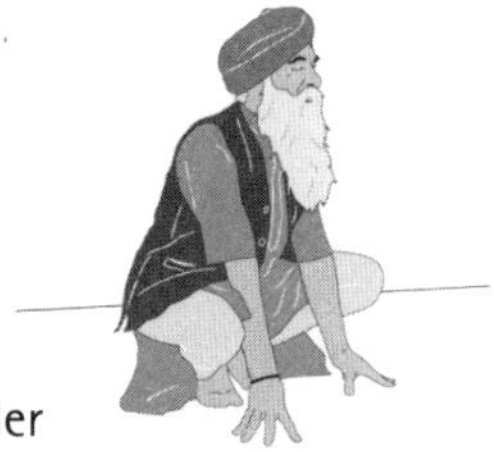

❷ Hocke dich hin, sodass deine Zehen auf dem Boden sind und deine Hacken vom Boden abgehoben sind, sich aber berühren. Die Knie sind weit auseinander gespreizt, sodass du bequem die Arme in einer geraden Linie von den Schultern zu den Fingerspitzen zwischen den Beinen ausstrecken kannst und dich mit den Fingerspitzen auf dem Boden abstützen.

Merke dir exakt diese Ausgangsposition, du sollst sie während der Übung immer wieder einnehmen. Atme ein und stehe aus der Position auf, hebe die Hände vom Boden, aber halte exakt den Winkel der Arme, so wie er war.

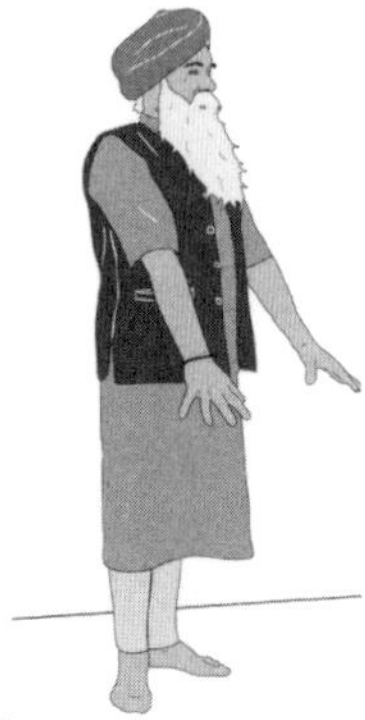

Stell dich gerade auf, dann atme aus und komme in die Ausgangsposition zurück. Der Atem fließt automatisch, da die Bewegung der Gliedmaßen den Atem forciert.

Setze die Übung in einem starken, gleichmäßigen Rhythmus fort.

Zeit: 2–3 Minuten.

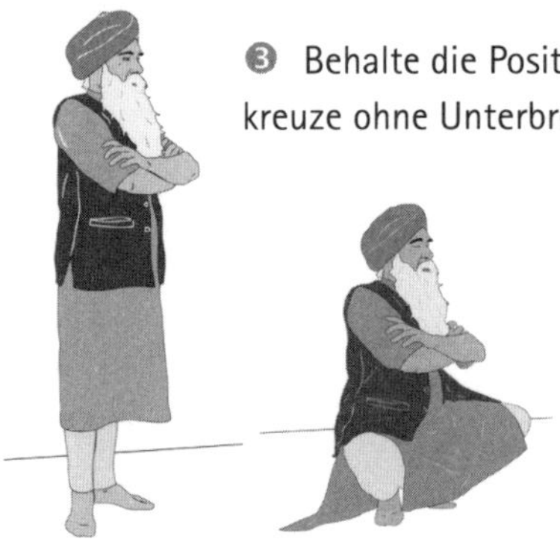

❸ Behalte die Position der Füße bei und kreuze ohne Unterbrechung die Arme vor der Brust, wie ein indianischer Häuptling es getan haben mag. Und setze die Bewegung fort. Atme ein und komme zum Stehen, atme aus und geh zurück in die hockende Haltung.

Zeit: 2–3 Minuten.

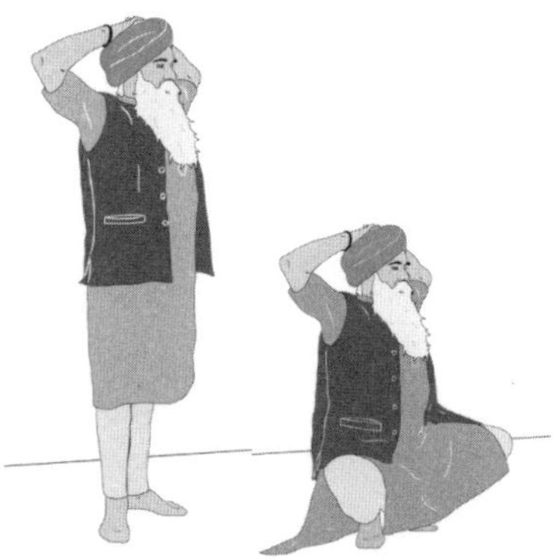

❹ Mache weiter wie in den vorangegangenen Übungen, aber verschränke die Finger beider Hände ineinander und lege sie über den Kopf, auf die höchste Stelle.

Zeit: 2–3 Minuten.

Gehe ohne Pause in die nächste Übung.

❺ Diese Übung ist ähnlich wie Übungen im Tai Chi. Die Füße sind nicht viel mehr als eine Handbreit auseinander. Beide Arme sind leicht angewinkelt nach vorn und zur Seite ausgestreckt. Die Handflächen zeigen nach unten. Die linke Hand wird etwas unterhalb, die rechte

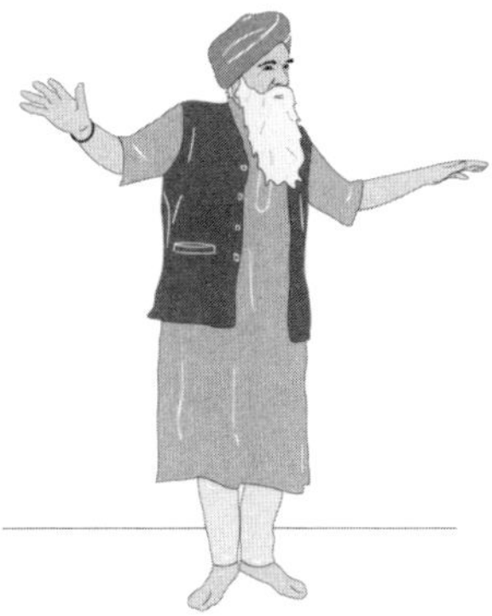

ist etwas oberhalb der Schulter und weiter entfernt von ihr gehalten. Du fühlst, wie sich ein Gleichgewicht einstellt.

Während der gesamten Übung halte die Arme genau in dieser Position. Die Bewegung, die wir jetzt beginnen, entsteht nur durch Heben und seitliches Versetzen der Fersen. Der Rest des Fußes bleibt unbewegt auf dem Boden. Wir heben also die Fersen und drehen uns etwas aus der Hüfte nach rechts. Dann senken wir die Fersen wieder. Es braucht insgesamt 5 solcher Hüftbewegungen, um sich ganz zur rechten Seite zu drehen und ebenfalls 5 Bewegungen, um wieder zurück zur Mitte zu kommen. Auf dieselbe Weise drehst du dich dann auch nach links.

Die Bewegung ist anmutig, rhythmisch und balanciert. Behalte die magnetische Balance der Hände bei, um dich kontrolliert und meditativ langsam zu bewegen. Mache es wie ein festliches Ritual, wie einen heiligen Tanz mit geschlossenen Augen.

Zeit: 4–5 Minuten.

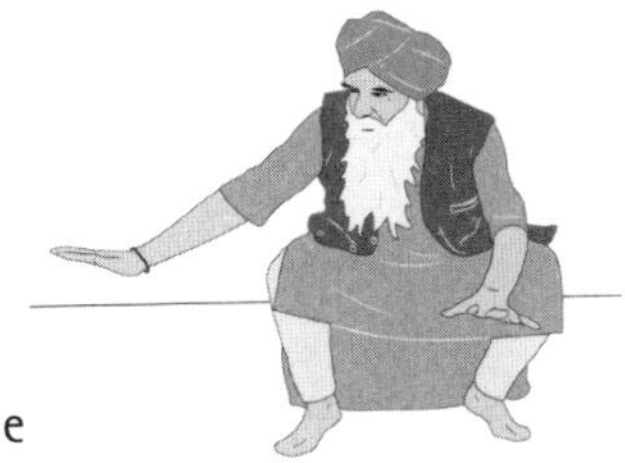

❻ Stelle jetzt die Füße 60 cm auseinander. Beuge dich in den Knien, als würdest du auf einem imaginären Stuhl sitzen. Dann lehne dich aus der Hüfte heraus nach vorne und strecke die Arme genau über den Beinen nach vorne und zur Seite aus – die Unterarme parallel zum Boden. Die Arme sind in den Ellbogen in einem 120° Winkel gebeugt, mit den Handflächen nach unten. Beginne, dich aus der Hüfte heraus auf und ab und von Seite zu Seite zu bewegen. Dabei bewegt sich der ganze Körper mit Ausnahme der Unterschenkel und Füße, die Stellung der Arme verändert sich nicht. Das entspricht einer Grundbewegung im indianischen Tanz und vermittelt dir eine kraftvolle Sensibilität beim Arbeiten. Halte die Aufmerksamkeit am dritten Auge und führe die Übung aus, als wolltest du die Erde segnen.

Zeit: 2–3 Minuten.

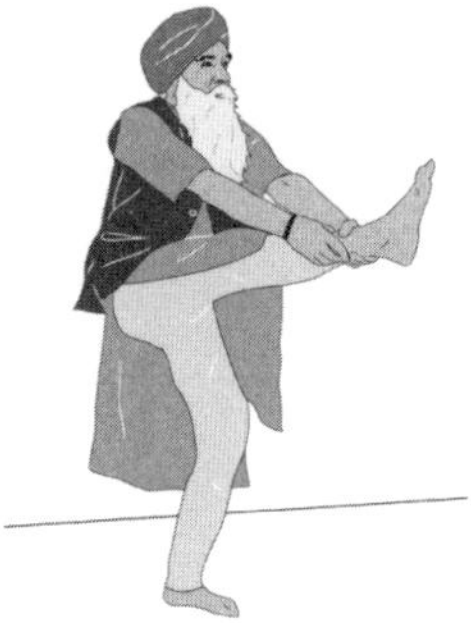

❼ Stehe auf dem linken Fuß und strecke das rechte Bein gerade nach vorne aus. Halte das rechte Fußgelenk mit beiden Händen, ohne das Knie zu beugen, parallel zum Boden. Bemühe dich, gerade zu stehen. Fokussiere dich am 3. Auge. Dieses Kriya nennt man auch »Kundalini Praan Dandh«.

Zeit: 2–3 Minuten.

❽ Bleibe stehen und bringe die Füße circa 60 cm auseinander. Verschränke die Hände im Venusgriff und beuge dich leicht aus der Hüfte nach vorn. Stelle dir vor, du wärest ein Holzhacker mit einer Axt und hole weit über der linken Schulter aus, um dann kräftig nach unten rechts zu schlagen. Setze diese Bewegung rhythmisch und konzentriert fort. Dabei kommen die Hände beim »Schlagen« in die Nähe des Bodens.

Zeit: 2–3 Minuten.

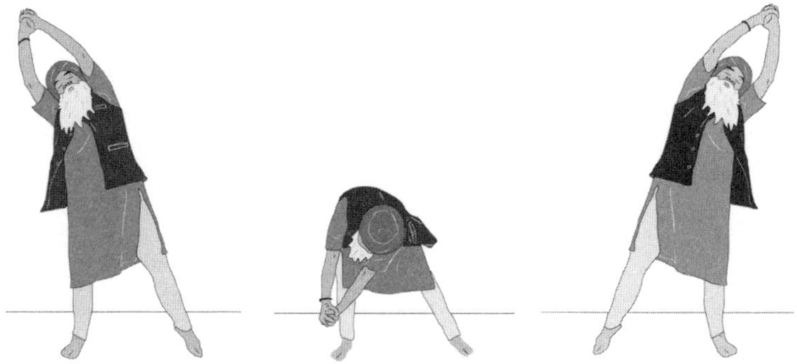

❾ **Abschluss:** Entspanne 10–15 Minuten.

A Finde deinen vitalen Lebensatem

❶ Sitze in einer einfachen Haltung mit gerader Wirbelsäule.
Die Ellbogen an den Seiten, hebe die Hände, bis die
Unterarme parallel zum Boden nach vorne gestreckt sind.
Mache feste Fäuste und strecke die Daumen gerade nach oben.
Versteife jeden Muskel von den Schultern bis zu den Daumenspitzen.
Schüttele jetzt kräftig die Arme in dieser festen Haltung
und lass den ganzen Körper dadurch vibrieren.

Atem: Der Atem, den du aus dieser kraftvollen Bewegung heraus kreierst, nennt sich »Vitaler Atem«. Er wird sich automatisch einstellen.

Augen: Schaue auf die Nasenspitze.

Abschluss: Atme 3 Mal ein und wieder aus.

Dauer: Nicht länger als 3–4 Minuten.

Wirkung: Der vitale Atem, der bei dieser kraftvollen Bewegung kreiert wird, reinigt das Blut, stärkt das Herz und die Kraft des Computers, der Gehirn genannt wird, um den Zustand der Meditation schneller zu erreichen.

❷ Sitze weiterhin in einfacher Haltung mit gerader Wirbelsäule.
Entspanne die Hände. Chante:

›WAHE GURU WAHE GURU WAHE GURU WAHE JIO‹ [🔊]

Wenn du chantest, wirst du vielleicht erst Langeweile verspüren,
und dann wirst du in den Rhythmus hineinkommen.
In dem Moment wirst du beginnen, Ekstase zu empfinden.

»Gott ist der Atem in allem, was atmet.«[68] *Kabir*

Tor 6

Der heilige Geist

Glaube nicht alles, was du denkst

Ein Atari und die Macht des Wortes

Wir Yogis in den späten Achtzigern waren nicht gerade reich. Wir lebten im Ashram, arbeiteten im Golden Temple Restaurant, machten am Abend und am Morgen unsere Übungen und Meditationen und kamen einigermaßen zurecht mit etwas Taschengeld und der jährlichen Fahrt zum europäischen Yoga-Festival. Alle Ermahnungen und Belehrungen unseres Lehrers, dass es auf dem Yogaweg nicht nur erlaubt, sondern sogar geboten ist, ein Leben im Wohlstand als Gebende, Helfer und Heiler zu führen, prallten irgendwie noch an uns ab. Ein Armutsgelübde entsprach wohl eher unseren unbewussten Vorstellungen vom Weg des Yoga. Nicht aber dem meines Sohnes Simran: Er wollte einen Atari-Computer im Werte von DM 1600,– zum Spielen haben, aber sein normales Taschengeld würde wohl auch in einem Jahrzehnt dafür nicht ausgereicht haben. Er sah uns in diesen Tagen oft in Wohlstandsmeditationen versunken und bat energisch um den Zugang zu dieser wundervollen Aussicht auf Reichtum. Wir erklärten ihm etwas zögernd, dass die Rezitation der 25. Strophe des Jap Ji Sahib von Guru Nanak Dev diesen möglich machen kann, und er stürzte sich mit Enthusiasmus und Energie in die Aufgabe. Sei es Anfängerglück oder sein kindlicher, grenzenloser Enthusiasmus: Mit dem konkreten Ziel vor Augen schaffte er es, in sage und schreibe 14 Tagen einen kompletten

Atari-Computer auf seinem Schreibtisch stehen zu haben. Es war der erste Computer im Hamburger Guru Ram Das Ashram.

Was war passiert? Welche Erklärung gibt es für diese und ähnliche wundervolle »Bestellungen beim Universum«? Wir alle haben bestimmte Glaubensmuster in unseren Geist eingegeben. Mit diesen Mustern lassen wir unseren Geist die Wirklichkeit durchforsten: »Ich bin noch zu klein«; »Ich habe es nicht verdient«; »Es ist zu teuer«; »Wir haben nicht so viel Geld«; »Das ist nichts für mich«; »Es ist unmöglich« – und ähnliches. Wenn einerseits diese Muster aufgelöst werden und unseren Geist nicht länger behindern, und andererseits ein universeller Code hineingegeben wird, der in Dankbarkeit und Gnade alles annimmt, was mir vom Himmel gegeben wird, sind die Tore für neue Erfahrungen und Gaben gegeben. Es wirkt. Ich kann es bestätigen und es ist es wert, ausprobiert zu werden.

Zum Nachmachen: Strophe 25 des Jap Ji [69]

Elf Wiederholungen pro Tag bringen dir »deinen« Atari.

›Ba-hut**a** karam likhi**a** n**a** j**a**-i. Vad**a** dat**a** til na tam**a**-i.
K**ete** ma**n**ge-h(i) j**o**dh ap**a**r. K**etia** ganat na-h**i** v**i**tch**a**r.
K**ete** khap(e) tu-te-h(i) v**e**k**a**r. K**ete** l**ä** l**ä** mukar(e) p**a**-h(i).
K**ete** m**u**rakh kh**a-hi** kh**a**-h(i). K**etia** d**u**kh bh**u**kh sad m**a**r.
E-h(i) bh(i) d**at**(e) t**eri** d**a**t**a**r.
Ba**n**d(e) khal**asi** bh**anä** ho-i. Hor **a**kh(e) na sak**ä** ko-i.
J**e** ko kh**a**-ik **a**khan(e) p**a**-i. **O**-h jan**ä** j**eti-a** mu-h(i) kh**a**-i.
Ape jan**ä**, **ape** d**e**-i. **A**khe-h(i) se bh(i) k**e-i** k**e**-i.
Jis no bakhs**e** siphat(e) s**ala**-h. **Na**nak p**a**tis**a**-h**i** p**a**tis**a**-h.‹

Unser Geist ist unsere Verbindung zur Unendlichkeit

Die meisten Menschen glauben, dass der menschliche Geist in uns ganz automatisch funktioniert. Die wenigsten werden wissen, dass wir einen Verstand haben, mit dem wir uns aktiv beschäftigen müssen, den wir programmieren und dirigieren müssen, um ihn für die eigenen Zwecke einsetzen zu können. Für unsere Handys, Laptops und Home Computer programmieren wir selbstverständlich eine spezielle Software, installieren Apps, die wir für unsere persönlichen Bedürfnisse herunterladen. Erst sie machen diese Geräte für uns nützlich. Von unserem zigtausend Mal feineren und komplexeren Geist aber glauben wir, er programmiere sich von alleine. Aber das ist leider nicht so, und dieser Aberglaube hat fatale Konsequenzen.

Unser Geist ist ein Wunderwerk. Ein riesiger, körpereigener, organischer Computer, der nicht nur über eine unvorstellbare Speicherkapazität verfügt, sondern auch an ein ganz besonderes Netzwerk angeschlossen ist: an das kosmische Netzwerk der Unendlichkeit. Geben wir die richtige Webadresse ein, öffnet uns unser Geist unglaubliche Verbindungen. Über ihn können wir uns mit allen Aspekten der Unendlichkeit verbinden.

Die Sprache zur Programmierung unseres Geistes ist die Sprache selbst. Es müssen nur die richtigen Worte ausgewählt werden: die Worte der Weisheit aus göttlicher Inspiration. Solche Worte nennen wir im Yoga »Mantra«: Worte, die den Geist (Man) transformieren (tra). Ich kann meinen Geist auf diese Worte programmieren und die Verbindung wird in ihrer Essenz umgehend hergestellt.

Folgendes längeres Mantra inspiriert uns zu Gesang und Meditation:

›Bhaja Man M**e**r**e**‹

›BHAJA MAN M**E**R**E** HAR**I** KA N**A**M
BHAJA MAN M**E**R**E** HAR**I** KA N**A**M
HAR**I** KA N**A**M SAT N**A**M
HAR**I** KA N**A**M SAT N**A**M‹

Übersetzung:

»Oh, mein Geist, chante Gottes Namen –
Gottes Namen ist Sat Nam.
Oh, mein (mere) Geist (man), meditiere (bhaja)
auf Gottes (Hari) Namen (Nam) –
Gottes (Hari) Name (Nam) ist (ka) Sat Nam.«

Kontrolliere deinen Geist oder er kontrolliert dich

In meinem Geist fließt ein ununterbrochener Strom von Gedanken. Wenn es ihm gestattet wird und wenn wir unseren Geist nicht bewusst programmieren und beschäftigen, wiederholt er automatisch bekannte Gedanken, Sätze, Slogans, Worthülsen und Zitate. Er produziert Assoziationen, Witze und Antworten auf nicht gestellte Fragen, Argumente auf nicht geführte Diskussionen sowie Ausreden, Schmeicheleien und jeden denkbaren Plunder aus den endlosen Archiven unseres Intellekts. Er spricht immerzu. Er bietet sich ununterbrochen an, er ist der witzigste Komödiant in meinem Kopf und sendet ohne Pause. Er drängt sich auf bis an die Schmerzgrenze und drängt alle anderen Lebensäußerungen in den Hintergrund. Und das ist noch nicht alles.

Schon sehr früh haben Menschen herausgefunden, dass aus unkontrollierter Wiederholung von Gedanken Empfindungen entstehen. Tritt man diesen nicht entgegen, prüft sie und sortiert sie im Licht des Bewusstseins aus, produzieren sie im nächsten Schritt Emotionen, auch Sehnsüchte, Verlangen und Fantasien. Es entsteht in meinem Geist eine mentale Parallelwelt, mit eigenen Realitäten und Persönlichkeiten.

Verfügen wir dann nicht über Techniken, über eine Meditationskultur, mit deren Hilfe diese geistigen Scheinwelten wieder eliminiert werden, entsteht irgendwann das Gefühl, dem gedanklichen Druck, seinen Vorurteilen und Wertungen nicht standhalten zu können und von innen aufgefressen zu werden. Dann ist der Speicher voll. Intellekt und Gedanken mit ihren Einflüsterungen, Emotionen und Ängsten bringen uns vollends durcheinander.

»Im Zeitalter der Computer brauchen wir einen meditativen Geist und ein Bewusstsein, das auf jede Situation anwendbar ist. Wir müssen solche geistige Kraft entwickeln, damit wir nicht von äußeren Umständen regiert werden.«[70] *Yogi Bhajan*

›Re Man‹ – Die Belehrung des Geistes

Wie machen wir das nun? Wie trainieren und regieren wir unseren Geist? Gar nicht so einfach, denn der Geist ist trickreich und sehr flexibel. Selbst beim Fasten, auf Pilgerfahrten und sogar, wenn der Mund heilige Choräle singt, kann der Geist an ganz andere Dinge denken. Hier ein Beispiel – Guru Gobind Singh, der zehnte Meister der Sikhs, hat es in einem Shabd in folgende Worte gefasst:

›Re Man Eh Bidh Jog Kamao‹
von Guru Gobind Singh

»Oh, mein Geist, übe Yoga auf diese Weise!«

»Oh mein Geist, übe Yoga auf diese Weise.
Oh mein Geist, geh so den Yoga-Weg!
Bemühe dich ehrlich um die Wahrheit in allem.
Meditiere und find sie in dir.
Lasse alle Ablenkung beiseite.
Gottes Namen öffnet die Tür.
Lasse den heiligen Klangstrom erklingen.
Lausche den süßen Liedern des Herrn.
Lass dich von den Wellen der Freude tragen,
die zum heiligen Wissen gehören.

Du befindest dich in himmlischer Gemeinschaft,
unter Engeln und Göttern im Licht.
Halte Disziplin, unterweise deine Seele,
wenn du Gottes Namen sprichst.
Wenn du dich so mit Gottes Wesen verbindest,
kann der Tod dich nie erreichen.
Wie Gold wird unser Körper für immer bestehen,
wenn wir den Yoga-Weg beschreiten.«[71]

Wenn wir auf diesen Shabd meditieren, »programmieren« wir sozusagen unseren Geist, unseren Yoga-Weg in dieser Weise zu unterstützen. Darin wird selbst deutlich, welche Bedeutung die Meister der Disziplinierung des Geistes beigemessen haben.

Die Pflege des Garten des Geistes

Wir können unseren Geist mit dem Steingarten im Hof eines japanischen Zen-Klosters vergleichen. Früh morgens harken die Mönche die Steine im Garten und bringen sie in eine schöne harmonische Ordnung. Das Harken entspricht der Meditation, die Steine sind die Gedanken, der Garten ist unser Geist. Während des Tages wird die in der Frühe geschaffene Harmonie im Garten durch die vielen Wege, welche die Mönche darin zurücklegen, wieder zerstreut.

Ebenso ist es mit den Bewegungen des Geistes. Wir müssen ihn immer wieder in die von uns gewollte Harmonie zurückführen. Ein Weg ist die Meditation, in der sich der Gebrauch der Mantren als besonders effektiv erwiesen hat. Gerade ihre rhythmischen, ständigen Wiederholungen bringen ihm seine Ausgeglichenheit, Reinheit und Funktionsfähigkeit zurück.

Doch in diesen Techniken darf eines nicht vergessen werden. Guru Nanak hat uns in der 32. Strophe des Jap-ji hingewiesen, worauf bei der Mantra-Rezitation zu achten ist:

»Ik d**u** j**i**bh-o lakh h**o**-h(i) lakh h**o**ve-h(i) lakh v**i**s.
Lakh lakh g**era** **a**kh**i**-a-h(i) **ek** n**a**m jagd**i**s.
Et r**a**-h(i) pat pavar**i-a**, tchar**i-ä** h**o**-i ik**i**s.
Sun(e) gal**a** **a**k**a**s k**i** k**ita** **a-i** r**i**s.
N**a**nak nadr**i** **pa-i-ä** k**uri** k**urä** th**i**s.«[72]

»Wenn sich eine Zunge teilen könnte,
hunderttausend Mal und mehr,
und jede dieser Zungen sagte tausend Mal
Gottes schönen Namen her,
und man gelangte auf diese Weise
auf den Weg zu Dir – unserem ›Herrn‹,
Ja, wenn er so vom Himmel hörte,
ginge selbst ein Wurm diesen Weg noch gern.
Doch nur mit Liebe und Gottes Gnade, Nanak,
können wir nach Hause gehen.«

Techniken sind grundsätzlich wunderbar. Sie sind einfach und effektiv, wenn man ein bestimmtes Ziel erreichen will. Doch es ist nicht ausreichend, diese nur allein zur Meisterung des Geistes zu kennen oder anzuwenden. Die beiden wichtigsten Zutaten für die Bedienung unseres Geistes mithilfe von Mantren haben mit Technik wenig zu tun: Es sind unsere Liebe und Hingabe, in die wir die Techniken tränken sowie die Gnade des Himmels. Dadurch wird es uns ermöglicht, unseren Geist zu meistern.

Wie reagiert der Geist auf Meditation

Phasen der Meditation

»Einige Leute denken, dass der Geist durch Meditieren
ruhig wird, aber das ist nicht wahr. In Wirklichkeit

wird der Geist total aktiv und will allen unbewussten Müll loswerden. Wenn du dann aber weiter das Mantra chantest und diese Gedanken abschneidest und keine Beziehung zu ihnen aufbaust, entlädt sich das Unterbewusstsein und wird rein.«[1]

Yogi Bhajan

Wenn du dich auf Meditation einlässt, kann es passieren, dass du dabei mehrere Stadien durchlebst. Yogi Bhajan beschrieb die verschiedenen Meditationsstadien, nachdem er mit einer Yogaklasse im Ladies' Camp am 23. Juli 1987 lange das Mantra »Wahe Guru« gechantet hatte. Diese Beschreibung kann helfen, zu tiefer Meditation zu gelangen und mögliche Fallen zu umgehen. Wenn du mit Jappa, der gleichförmigen Wiederholung eines Mantras, beginnst, passieren zuerst sechs Dinge:

1. Du regst dich auf und gerätst durcheinander.
2. Du beginnst, dich zu langweilen.
3. Du wirst wütend.
4. Du machst die Erfahrung des Scheiterns und fühlst dich frustriert.
5. Langsam kommst du in die Meditation hinein.
6. Du lässt los und verlierst dich in der Meditation.

Aus all dem erwächst dir:

7. Erfahrung.

Die Erfahrung selbst hat unterschiedliche Phasen:

8. Rasa (Geschmack). Du empfindest das Leben als spannend und bunt. Du bekommst ein sattes, rundes Gefühl und Lust am Leben. Die Atmosphäre ist pikant und interessant. Du bist voller Leben.
9. Entzücken.
10. Du wirst freundlich.

11. Du wirst demütig.
12. Du wirst edel und erhaben.
13. Du wirst anmutig und erleuchtet.

Wenn du einmal bis zur Erleuchtung gekommen bist, gibt es auch hier wieder bestimmte Stufen:

14. Du wirst du selbst.
15. Du wirst erleuchtet wie ein Leuchtturm.

Egal, was Du siehst, was in deiner Nähe ist, wo immer du auch bist: es wirkt.

16. Du strahlst. Du bist überall. Du wirst andächtig.
17. Du wirst ein Prediger. Du sprichst über Gott, zeigst den Menschen Werte und gibst ihnen Wissen.
18. Meister: Menschen kommen zu dir. Du formst sie. Aus dem geteilten Selbst formst du Einheit. Du formst die Göttlichkeit im getrennten Selbst.
19. Heiliger: Du sagst nichts. Du hörst nichts. Du bist ein Heiliger.

Bedenke, dass Frustration und Zorn, auf dich selbst oder auf deine Umgebung bezogen, Teil des ganzen Prozesses sind. Guru gab zu den Mantras und Meditationen Musik, damit Langeweile und Frustration uns nicht von unserem Weg abbringen. Im höchsten Stadium der Erleuchtung transzendieren wir das Ego und die Emotionen und erlangen Disziplin.

Wenn unsere Disziplin, unsere gewonnenen Fertigkeiten, stärker werden als wir, werden wir Gott nicht erfahren, sondern die Erfahrung machen, *göttlich zu sein.*

» … und die Welt hebt an zu singen, triffst du nur das Zauberwort«

»Schläft ein Lied in allen Dingen, die da träumen fort und fort. Und die Welt hebt an zu singen, triffst du nur das Zauberwort.«[73]

Von Eichendorff

Im Jahre 2003 lud Yogi Bhajan das letzte Mal zu einem großen Kongress in den Mutter-Ashram nach Espanola/New Mexiko. Das Thema war das Jap-Ji Sahib, das universelle Morgengebet von Guru Nanak, das wir im Kundalini Yoga an jedem Morgen rezitieren. Er sagte dort jenen bedeutsamen Satz: »Das Rezitieren des Jap-ji ist ein vollständiges Yoga.«

Das Lesen, Singen oder Rezitieren von 38 Strophen eines Gebets soll ein vollständiges Yoga sein? Wir wissen, dass Worte uns berühren und bewegen, uns inspirieren und Botschaften von unendlicher Vielfalt enthalten können, aber wie führt uns bloßes Sprechen in den erhabenen Zustand des Yoga? Wie versetzt uns Sprache in ein höheres Bewusstsein?

Immer wenn wir sprechen, berührt unsere Zunge 84 Meridian-Punkte im oberen Gaumen. Diese Punkte entsprechen den Tasten auf einem Keyboard. Diese Meridian-Punkte sind über Nervenbahnen verbunden mit dem Hypothalamus, der manchmal auch als »Hirn des Gehirns« bezeichnet wird, da er wesentliche Funktionssysteme des Körpers steuert: das autonome Nervensystem, die Körpertemperatur, die Integration von Reflexen und emotionalen Reaktionen, Wach- & Schlafmechanismus oder auch Fettstoffwechsel und Wasserstoffwechsel.

Wie faszinierend ist es demnach, sich vorzustellen, dass die Worte, die wir wählen, und die Lieder, die wir singen, direkt unsere tiefsten, wesentlichsten und nicht willkürlich kontrollierbaren Körperprozesse beeinflussen! Demnach kann durch das Rezitieren kosmischer Klangströme, wie sie von Heiligen in tiefer Meditation empfangen und in Form von Mantren, Kirtan, Shabds weitergegeben wurden, nicht nur über den »Umweg« der Psyche, sondern direkt über physiologische Mechanismen Einfluss genommen werden auf unser körperliches, geistiges und seelisches Befinden! So erklärt sich die ganzheitliche tiefe Wirkung und Kraft der heiligen Sprachen und der Meditationen, die daraus abgeleitet wurden.

Die Kommunikation zwischen den einzelnen Bereichen des Gehirns basiert auf chemischen Reaktionen. Der Hypothalamus hat zahlreiche neuronale Verbindungen zu anderen Hirnzentren. Er steuert bzw. produziert Hormone, die in der Neurohypophyse (Hypophysenhinterlappen) ins Blut abgegeben werden. Interessanterweise war dieses den Yogis schon vor Tausenden von Jahren bekannt. Sie entwickelten eine Wissenschaft, um diese chemischen Reaktionen und Interaktionen in ihrer Ausrichtung und Zirkulation zu beeinflussen. Sie nannten diese Wissenschaft ›Naad Namodam Rasa‹. Und ihr Medium wurden Worte.

»Mit Worten wird dein Wesen gepriesen.
Mit Worten erfahren wir himmlisches Wissen.
Mit Worten sprechen und schreiben wir über dich.
Worte schreiben unser Schicksal in unser Gesicht.
Du, der es schreibt, bist jenseits aller Worte.
Durch Worte erfahren wir deine größere Ordnung.
Soweit wie deine Schöpfung reicht dein Name.
Er ist der allem innewohnende Same.«[74]

Jap-Ji Sahib

Alle Funktionen unseres Gehirns, unseres Geistes, aber brauchen vor allem eines: Begeisterung. Die Seele will miteinbezogen werden in unser Tun, sie ist Spirit und Inspiration. Wenn sie beteiligt ist an unserem Tun, bringt sie unser ganzes Wesen zum Blühen.

A *Meditation auf die unterschiedlichen Namen Gottes*

Wir verstehen jetzt, auch die Religionen basieren auf bestimmten Klangkonstellationen, die wiederum auf verschiedenen einzelnen Silben aufgebaut sind.

Mache es dir zu einer kleinen Meditation, die Religionen als Klangerlebnisse wahrzunehmen. Du brauchst dafür keine bestimmte Haltung. Schließe nur deine Augen und singe oder chante dann die Laute und dazu die Gottesnamen (Jehova, Halleluja, Allah, Rama, Sat Nam), die in den verschiedenen Religionen die sprachliche Wurzel (immer jeweils die 1. Silbe unten) von Gottes Namen bilden.

›**JA** – HO – VA‹ ◆ Jehovah
›**HA** – LLE – LU – JA‹ ◆ Halleluja
›**LA** – IL – ILLA‹ ◆ La-illa *(Allah)*
›**RA** – MA‹ ◆ Rama
›SAAAAAT‹ NAM

»Sie haben nicht mehr als einen Klang, und die Menschen kämpfen deswegen miteinander. (...) Das Kämpfen hat nie aufgehört. Weder die Religionen haben es beendet, noch die Länder haben es beendet. Der Grund ist Gier.

Wir praktizieren Religion seit Tausenden von Jahren, aber wir haben niemals die Wirklichkeit praktiziert. Die Wirklichkeit ist: Wir sind Spirit. Wir sind immer Spirit gewesen. Wenn wir kein Spirit sind, sind wir tot. Wenn wir aber leben, und nicht bemerken, dass wir Spirit sind, sind wir super-tot. Wir sind aber nicht Menschen, die eine spirituelle Erfahrung machen. Wir sind spirituelle Wesen, die eine menschliche Erfahrung machen.«

Yogi Bhajan

Wenn selbst Weltreligionen auf einzelnen Klängen basieren, bekommen wir eine Ahnung davon, wie groß die Kraft der Worte und der sprachlichen Klangstrukturen sein muss. In unserem Verstand sind alle Erfahrungen unseres Lebens in sprachlicher Form gespeichert. Diese sprachliche Form haben wir uns im Laufe der Kindheit so intensiv angeeignet, dass wir, ohne darüber nachzudenken, alle Gedanken in ihrer Form denken. Jede Sprache trägt in sich die große kulturelle Prägung, Geschichte und Gesamtheit der Erfahrungen eines Volkes, die in ihrem ganz eigenen Sprachcode gespeichert ist, und einerseits zur nationalen und kulturellen Identität eines Volkes beiträgt, und andererseits diese Identität in nicht unerheblichen Maße mitproduziert.

Die Kraft eines einzelnen Wortes

Wie groß die Kraft einzelner «heiliger« Worte ist, kannst du in dieser einfachen Meditation gleich einmal praktisch erfahren. Wenn ›AUM‹ oder ›OM‹ – die absolute, unendliche und eigentlich unhörbare, unaussprechliche sprachliche Form des göttlichen Schöpfers – inkarniert und die Form eines Geschöpfes annimmt, wird aus ›AUM‹ – ›ONG‹. Es ist das stärkste Kraft-Wort auf dieser Erde. Höre es selbst:

A *ONG-Meditation*

Position: Sitze in einer einfachen Sitzhaltung mit gerader Wirbelsäule.

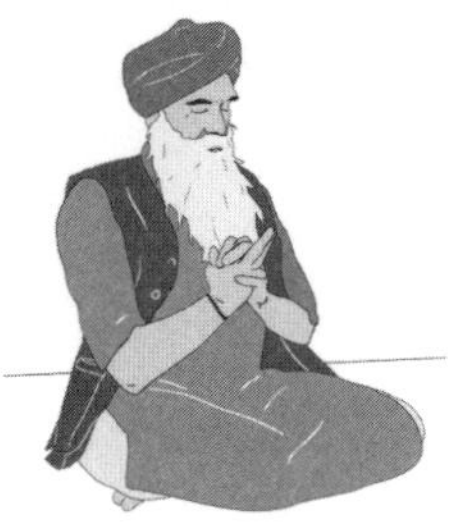

Mudra: Hebe die Unterarme 60 Grad. Verschränke die Finger deiner beiden Hände ineinander und strecke die beiden Sonnenfinger (Ringfinger) aneinandergelegt aus. Der rechte Daumen liegt über dem linken. Halte das Mudra 5–10 Zentimeter vor deinem Zwerchfell.

Augen: Die Augen sind geschlossen.

Atem: Atme tief ein und singe das Mantra ›ONG‹ so lang und so laut, wie du kannst. Der Mund ist geöffnet, aber die Luft fließt nur durch die Nase. In einer Gruppe folgt jeder seinem individuellen Atem und Rhythmus.

Dauer: Nur 5 Wiederholungen sind nötig, um dein Bewusstsein vollständig zu erheben.

Kommentar: Wer immer einen energetischen Eindruck von der unglaublichen Kraft der Schöpfung bekommen möchte, sollte diese kurze Meditation machen. Sie lädt unser Gehirn am Morgen auf und leert es am Abend. Sie ist sehr energetisierend.

»Am Anfang war das Wort,
und das Wort war bei Gott,
und Gott war das Wort.«[75]

Johannes Evangelium 1,1

Jedes Element im Universum befindet sich in einem spezifischen Schwingungszustand. Dieser offenbart sich uns als Licht, als Ton oder als Energie. Wir können mit unseren Sinnesorganen nur einen kleinen Ausschnitt aus der unendlichen Skala der Schwingungen wahrnehmen. Es fällt uns nicht leicht zu begreifen, dass das »Wort«, von dem am Beginn des Johannesevangeliums die Rede ist, die Gesamtheit aller Schwingungen meint, die der Schöpfung zugrunde liegt.

Mit dem Gebrauch von Mantras, diesen komplexen Klangkonstruktionen, kann der Mensch sein eigenes Bewusstsein ausweiten und diese Totalität erweitert wahrnehmen. Im rhythmischen, mit dem Atem verbundenen Anstimmen dieser speziellen Lautfolgen können wir unsere Wahrnehmung erweitern im Hinblick auf das vollständige Spektrum aller Schwingungen.

Worte wirken

Ein menschliches Herz kann nicht mit Gewalt geöffnet werden, nicht mit Panzern und Kanonen; man kann es solange versuchen, wie man will. Aber ein freundliches Wort kann es in Sekunden dazu bringen, sich zu zeigen. Wir sollten also die Wirkungen unserer Worte bedenken und so sprechen, dass wir noch am nächsten Tag mit den Wirkungen unserer Worte leben können. Alles, was wir sagen, lebt weiter. Mögen wir bewusst genug sein, dass wir nicht im Sumpf unserer eigenen Worte versinken. Ist ein falsches Wort erst einmal ausgesprochen, kann es mehr Unheil bringen, als wir uns vorstellen können. Worte sind Chancen zur Verständigung. Lasst uns keine Kriegserklärungen daraus machen. Die erste Eigenschaft, die uns zu Menschen macht, ist Freundlichkeit, und wir sind gesegnet, wenn es uns gelingt, freundliche Worte zu sprechen, selbst noch dort, wo uns ein Meer von Unfreundlichkeit umgibt, und eine Verletzung immer eine noch größere Verletzung nach sich zieht.

Wenn wir aber von Worten verletzt wurden, wenn Worte unseren Abwehrschild durchbrochen haben und ihre Widerhaken tief in unserem Geist sitzen und schmerzen, gibt es eine sehr wirkungsvolle Meditation, um diese belastenden Worte wieder aus unserem Geist zu entfernen. Denn erst, wenn uns das gelungen ist, ist es uns selbst wieder möglich, mit Freundlichkeit zu kommunizieren.

A *Meditation, um verletzende Worte wieder aus unserem Geist zu entfernen*

Position: Sitze in einer einfachen Sitzhaltung.

Augen: Die Augen sind geschlossen.

Mudra: Bringe beide Hände ins Gyan Mudra: Die Spitzen von Daumen und Zeigefinger berühren sich. Bewege die rechte Hand

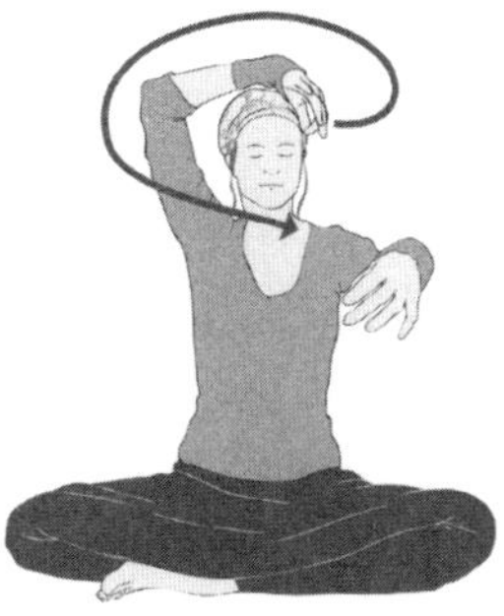

in einem Schwung von rechts unten nach links oben an der Stirnmitte vorbei über den Kopf hinweg und dann die linke Hand von links unten nach rechts oben an der Stirnmitte vorbei über den Kopf hinweg.

Mantra: Singe melodisch in einer bekannten oder selbst erfundenen Melodie das Mantra:

›SAT(E) NAM SAT(E) NAM WAHE GURU WAHE GURU‹

Dauer: 11 Minuten.

Wirkung: Durch die Bewegung wird unsere Bogenlinie – der sogenannte »Heiligenschein«, den wir tatsächlich alle haben – gestärkt.
Es ist ein energetischer Abwehrschirm, der uns gegen ungewollte, unangenehme Informationen abschirmt. Dieses ist eine äußerst wichtige und wertvolle Übung in diesen Tagen, in denen wir von Informationen überschwemmt werden. Sie macht uns widerstandsfähiger gegen verletzende Worte oder Mobbing.

F *Kundalini Yoga mit Mantren*

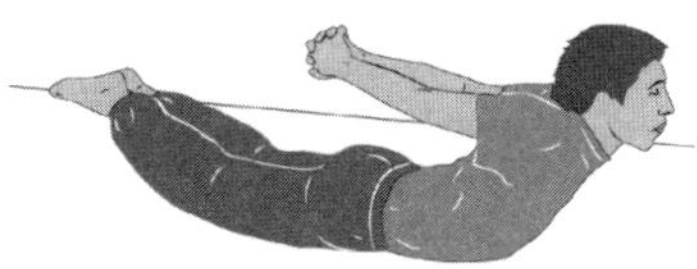

❶ Liege auf dem Bauch. Falte die Hände auf dem Rücken. Hebe jetzt die gestreckten Arme und Beine und den ganzen Oberkörper so hoch wie möglich und beginne mit dem Feueratem.

Dauer: 3 Minuten.

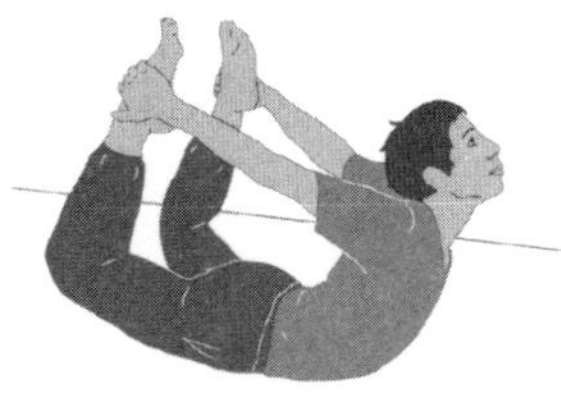

❷ **Bogen-Position:** Bleibe auf dem Bauch und drücke das Becken in den Boden. Greife die Fußgelenke und benutze die Oberschenkelmuskulatur, um deinen Oberkörper hochzuziehen. Drücke die Beine nach hinten und ziehe so die Arme und den ganzen Oberkörper weiter hoch, sodass nur noch Hüften, Nabel und der untere Brustkorb den Boden berühren. Der Kopf folgt der Bewegung.

Chante das **MulMantra:**

›IK ONG KAR – SAT NAM – KARTA PURKH – NIRBHOU – NIRVÄR – AKAL MURAT – AJUNI – SÄBHANG – GURPRASAD – JAP! – AD SATCH – JUGAD SATCH – HÄ BHI SATCH – NANAK HOSI BHI SATCH‹

Zeit: 3 Minuten.

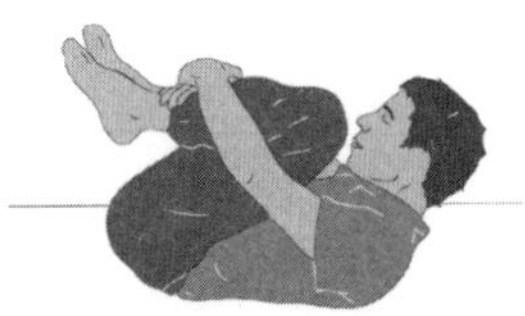

❸ Lege dich auf den Rücken und bringe den Kopf in Richtung Knie, die du mit umschlungenen Armen zur Brust ziehst. Lege deine Arme um deine Knie. Chante in dieser **Position:**

›SAT(E) NAM – SAT(E) NAM – SAT(E) NAM – SAT(E) NAM
SAT(E) NAM – SAT(E) NAM – WAHE GURU‹

Zeit: 3 Minuten.

Die Übung balanciert die Lebensenergie, die durch deinen Körper fließt.

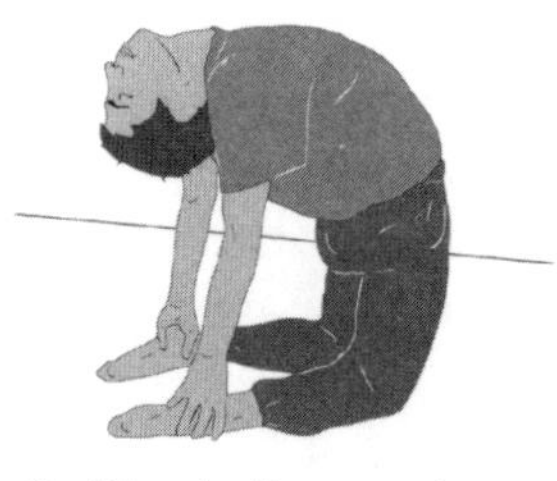

❹ **Kamel-Position:** Komme auf die Fersen. Richte dich auf, hebe den Brustkorb und lehne dich zurück. Greife mit deinen Händen deine Fußgelenke. Lasse den Kopf deiner Wirbelsäule folgen, ohne die Kontrolle über seine Haltemuskulatur zu verlieren und vertraue ganz der Stärke deiner Arme, dass sie dich sicher in dieser Position halten werden. Drücke den Nabel nach vorne und beginne fortlaufend zu chanten:

›WAHE-GURU – WAHE GURU – WAHE GURU – WAHE GURU‹

Zeit: 1-3 Minuten.

Diese Übung schenkt dir Ausdauer.

❺ Richte dich aus dem Fersensitz wieder mit gerader Wirbelsäule in den Kniestand auf und strecke die Arme parallel zum Boden nach vorne aus, wobei die Handflächen aneinander liegen. Meditiere still in dieser Haltung ohne einen spezifischen Rhythmus.

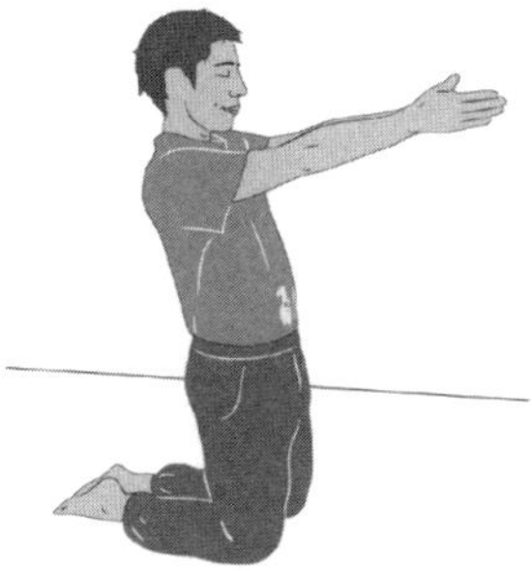

Zeit: 7 Minuten.

Die Übung streckt die ersten fünf Wirbel.

❻ Setze dich jetzt auf die Fersen und komme in die Sphinx-Position. Die Unterarme liegen flach auf dem Boden. Die Hände sind wieder aneinander. Die Knie sind aneinander gelegt, und die Wirbelsäule befindet sich parallel zum Boden. Der Kopf liegt im Nacken. Die Augen konzentrieren sich auf die Nasenspitze.

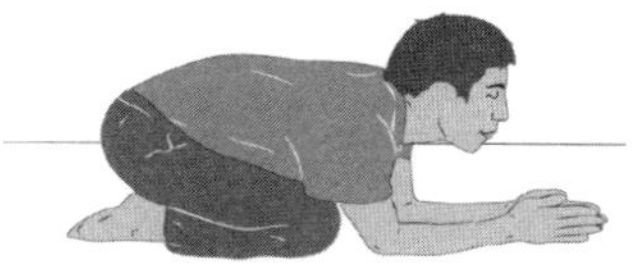

Zeit: 3 Minuten.

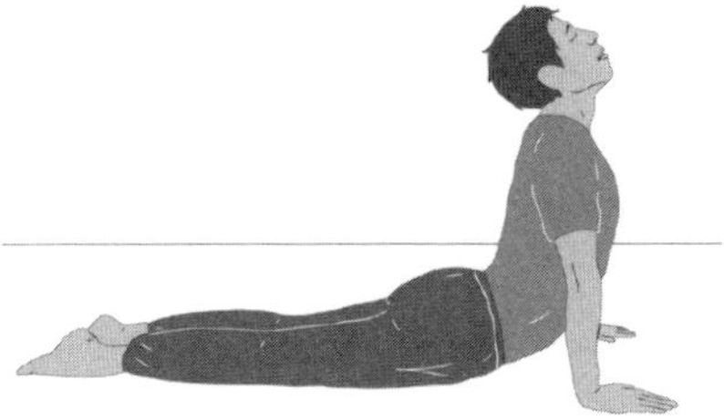

❼ **Kobra-Position:** Lege dich auf den Bauch und platziere die Hände unter die Schultern. Richte dich aus der Kraft deiner Wirbelsäule heraus auf und stütze dich auf die Hände. Bringe deinen Kopf leicht in den Nacken und schaue über dir an die Decke. Achte darauf, dass deine Hüften vollständig auf dem Boden ruhen und du keine Schmerzen in der Wirbelsäule verspürst.

In dieser Haltung atme tief ein und chante langsam und entspannt wieder fortlaufend:

›WAHE GURU – WAHE GURU – WAHE GURU – WAHE GURU …‹

Zeit: 3 Minuten.

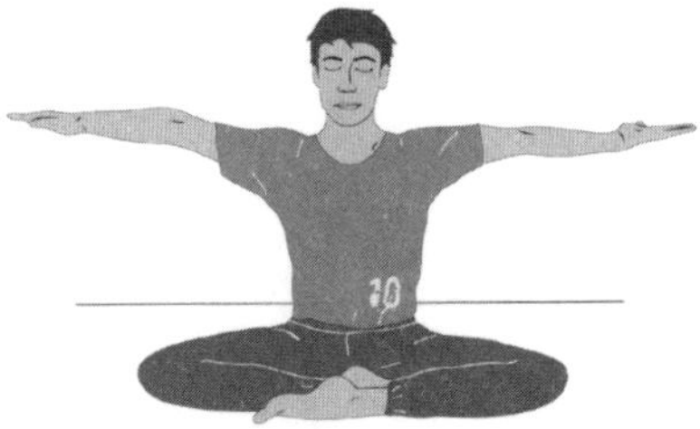

❽ Komm sofort im Anschluss an die vorige Übung in eine einfache Sitzhaltung und strecke beide Arme parallel zum Boden aus. Dabei zeigt die linke Handfläche nach oben und die rechte Handfläche nach unten. Chante in dieser Haltung das **Mangala Charan Mantra aus dem Sukhmani Sahib:** [🔊]

›AD GURE NAME-H – JUGAD GURE NAME-H
SAT(E) GURE NAME-H SIRI GURUDEVE NAME-H‹

Zeit: 5 Minuten.

Die Übung setzt den Halsbereich unter Spannung.

❾ Bleibe weiterhin in der einfachen Sitzhaltung und strecke beide Arme gerade über den Kopf. Die Ellbogen berühren möglichst die Ohren. Verschränke die Finger beider Hände ineinander, aber strecke die Zeigefinger aneinandergelegt nach oben. Sitze ganz gerade.

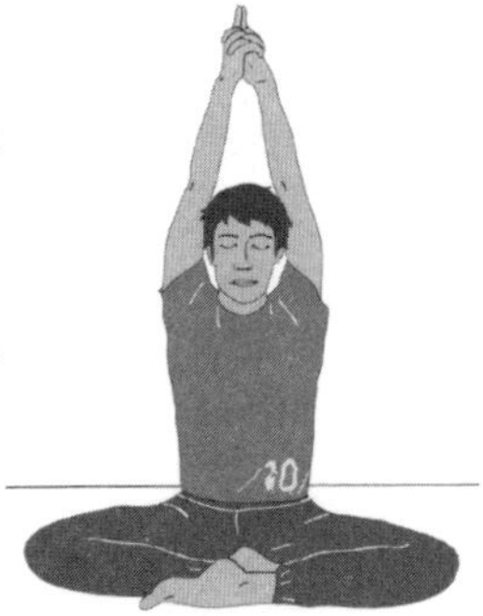

Chante das **Guru Gaitri Mantra:** [🔊]

›GOBINDE – MUKANDE – UDARE – APARE
HARIANG – KARIANG – NIRNAME – AKAME‹

Zeit: 11 Minuten.

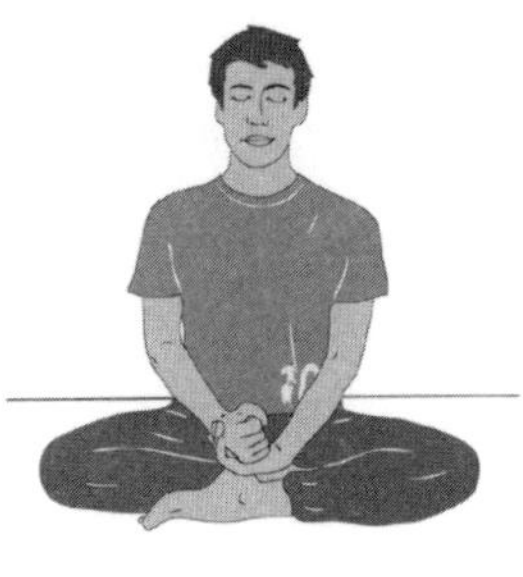

❿ Entspanne in der einfachen Sitzhaltung in folgender Weise: Umgreife den linken Daumen mit der rechten Hand. Lege beide Hände in den Schoß. Sei meditativ.

Der Weg nach innen

»Der Grund für das Unglücklich-Sein ist,
dass das Selbst das Selbst nicht wahrnimmt.
Der Grund für das Glücklich-Sein ist,
dass das Selbst das Selbst wahrnimmt.«[45]

Yogi Bhajan

Der Weg des Yoga führt uns nach innen. Noch ist es kaum vorstellbar, wie unser Leben aussieht, wenn wir 2/3 des Tages in uns leben würden. Das ist das Maß des Yoga: Zwei Drittel des Tages im Innerenn und ein Drittel des Tages im Äußeren zu leben.

Wenden wir uns einmal bewusst unserem Inneren zu. Es erscheint mir unerforscht wie die Tiefen des Ozeans. Was passiert in uns? In uns ist unsere Wahrnehmung. Wir nehmen zuerst eine große Menge an Gedanken wahr. Einige können wir selbst produzieren, abfragen, lenken. Ein ganzer Schwarm von ihnen kommt ungefragt. Am besten, wir lassen sie vorüberziehen. Hier im Inneren, im »stillen Kämmerlein«, nehmen wir unsere Seelenwünsche wahr und entscheiden, nach welchen Werten und mit welchen Absichten wir in Zukunft leben wollen. Und hier kleiden wir sie in Worte. Hier reagieren wir auf die Stürme des Lebens. Wir empfinden Gefühle, deren Ursache wir ergründen. In uns treffen wir Entscheidungen, denen wir mal mehr, mal weniger in aller Konsequenz in der äußeren Welt folgen. In uns finden viele Aspekte unseres Lebens statt. Unser Inneres ist in ständigem Austausch mit den Anforderungen der äußeren Welt an uns.

Die Welt aber wird immer äußerlicher, und wir werden vermehrt in ihren Strudel hineingezogen. Nicht nur die Werbewelten versuchen, unseren Geist in immer mehr Bereichen unseres Lebens zu erreichen. Auch viele Medien und Mails zielen vermehrt auf unsere innere Aufmerksamkeit. Für eine Sekunde unserer Aufmerksamkeit wird ein großer finanzieller und logistischer Aufwand betrieben. Wir entscheiden und wählen aus, wem oder was wir uns innerlich zuwenden. Besser, wir tun es bewusst. Wenn wir unsere innere Aufmerksamkeit an die schnellen, kurzlebigen Impulse der Moden und Marktschreier geben, haben wir unser Kostbarstes an Gedankenhülsen verschenkt. Was haben wir dafür bekommen? Wen haben wir hineingelassen in unser geistiges Reich?

Besser, wir halten unseren inneren Tempel aufgeräumt, frei von Abfall aller Art. Besser, wir erhalten uns den Platz, an dem wir uns in uns zurückziehen können.

»Ich werde mein Bewusstsein nicht verkaufen.
Mein Bewusstsein ist mein Gewissen,
ist alles, was ich weiß von meinem Gott.
Das erste Prinzip meiner Liebe zu mir selbst ist:
›Ich bin nicht käuflich.‹«[76]

Yogi Bhajan

Die traditionellen indischen ›A-i Panthi‹ Yogis machten in Gesprächen lange Pausen, weil sie vor einer Antwort erst sicher sein wollten, dass ihre Worte in ihrem Inneren wahrhaftig entstanden waren und nicht nur als mentaler Reflex herausgeschleudert wurden. Als Yogis wollen wir aus unserem Spirit, aus unserem wahren Selbst, leben und wirken. Deshalb gehen wir den Yoga-Weg. Wir wollen bewusst handeln, entsprechend unserer inneren Wahrnehmung und Wahrheit. Also tasten wir die gedanklichen Scheinwelten im Äußeren und deren mechanische Reaktion im eigenen Intellekt erst einmal ab, bevor wir uns »äußern«. Unsere Worte sollen aus uns selbst herauskommen, nicht aus den aufgeschnappten Worthülsen der Welt, die wir alle in unserem Intellekt abrufbereit gespeichert haben. Unser Leben gehört uns allein, und wir leben es bewusst, entsprechend unserer Werte. Entsprechend unserer Werte treffen wir unsere Entscheidungen. Entsprechend unserer Entscheidungen bildet sich unser Charakter. Wir würdigen uns selbst und beginnen, unsere eigene Heiligkeit zu erfahren und zu verstehen. Jetzt sind wir bereit, der Welt zu dienen und können unser Glück machen. Alles beginnt in uns, denn in uns sind wir selbst. In uns selbst sind wir zu Hause.

Im Gebet

In den Momenten, in denen ich nicht ehrlich, nicht offen, nicht bewusst bin, in den Momenten, in denen meine Gedanken wild umherirren, bin ich in einem sehr bemitleidenswerten Zustand. Wenn mein Geist «schmutzig« ist, ist alles «schmutzig«. Und ich kann ihn nicht waschen wie meine Hände. In Indien gehörte die Arbeit mit dem Geist seit Generationen in allen spirituellen Schulen, inklusive der Kampfkünste, zur Grundausbildung auf dem Weg des Yoga. Im Westen haben wir unzählige Maschinen für die technische Eroberung der Welt entwickelt, aber der Umgang mit dem Geist ist nahezu unbekannt. Dabei ist er gar nicht so schwierig.

Eine tiefe Reinigung der Gedanken können wir im Gebet erfahren. Es ist die konzentrierteste Form, die Gedanken zu klären. Im Gebet vermögen wir, unsere Gedankenkraft zu bündeln.

*Das Mantra-Gebet ›ARD**A**S BHE-**I**‹*

Dieses Mantra ist für die Augenblicke, in denen der Geist nicht in der Lage ist, ein persönliches Gebet zu sprechen, oder auf irgendeine andere Art zu beten. Wenn du deinen Geist nicht beieinander hast, du dich im Chaos befindest, du sozusagen »neben dir stehst«, dann benutze dieses Mantra-Gebet.

›ARD**A**S BHE-**I** AMAR D**A**S GUR**U** –
AMAR D**A**S GUR**U** ARD**A**S BHE-**I**
R**A**M D**A**S GUR**U** R**A**M D**A**S GUR**U** –
R**A**M D**A**S GUR**U** SATCH**I** SAH**I**‹

Dieses Mantra [🔊] ist ein Gebet. Chante es in schwierigen Zeiten.

Wenn du es singst, verbinden sich Körper, Geist und Seele automatisch und ohne dass du sagst, worum es geht, werden die Bedürfnisse deines Lebens neu eingestellt.

Dieses Mantra wirkt wie ein direkter Telefonanruf bei Gott.

Und der Mensch hat keine größere Kraft als die Kraft des Gebets.

Tor 7

Singen

»Mach weiter mein Freund, Musiker der Seele,
tauche alle Herzen in die himmlischen Harmonien ein!«[77]

Inayat Khan

Singen ist einfach schön. Wir singen – und das Herz springt in unserer Brust. Wir singen, wenn wir verliebt sind. Wir singen, wenn wir glücklich sind. Wir singen, wenn wir entspannt sind. Singen ist intim. Es kommt von da, wo wir selbst sind.

Weil das ja auch ein verletzlicher Punkt ist, singen wir lieber allein im Wald. Wir singen, wenn wir selbstvergessen sind. Manchmal trauen wir uns in Chöre. Kinder in den allerersten Schulklassen singen voll Freude mit zauberhaften Stimmen. Und wir singen, wenn wir für unsere Ideale eintreten, vor dem Fußball oder auf dem Weg in Entscheidungsschlachten. Wir singen bei Olympischen Spielen. Wir singen Lieder zum Geburtstag.

Wir wissen, dass sich unsere Stimmung hebt, wenn wir singen. Deswegen singen wir auch in festlichen Momenten. Manchmal kommen uns dabei die Tränen, denn Lieder bewegen uns.

Lieder treffen uns innen. Wenn unser Innerstes getroffen ist, dann singen wir. Viele kommen in unsere Kundalini Yoga-Klassen, weil wir dort viel singen. Singen erschließt uns die Türen zu unserem Innersten.

Das Lied des Lebens

»Es gibt einen Stamm in Ostafrika, da zählt man das Geburtsdatum von dem Tag an, an dem der Gedanke an ein Kind zum ersten Mal in der Mutter erscheint. Wenn sie sich darüber bewusst ist, ein Kind mit einem bestimmten Mann zeugen zu wollen, geht sie allein in den Wald und setzt sich unter einen Baum. Dort sitzt sie nun und hört auf die Stille, bis sie das Lied des Kindes hören kann, das sie hoffentlich bekommen wird. Sobald sie es gehört hat, begibt sie sich zurück in das Dorf und lehrt ihrem Mann dieses Lied, damit sie es zusammen singen können, wenn sie sich lieben. So laden sie das Kind ein, sich mit ihnen zu verbinden. Nachdem das Kind empfangen wurde, singt die Mutter es ihm vor. Danach lehrt sie es den alten Frauen und Hebammen des Dorfes, damit sie es zur Begrüßung für das Kind während der Geburt singen können. Nach der Geburt lernen auch die anderen Dorfbewohner das Lied, um es ihrem neuen Mitglied vorzusingen, wenn es gefallen ist oder sich wehgetan hat. Das Lied wird gesungen in Zeiten des Triumphes, in Ritualen oder in Initiationen. Es wird gesungen bei der Hochzeit, wenn das Kind herangewachsen ist. Und am Ende des Lebens, wenn sich seine geliebten Verwandten und Freunde um das Totenbett versammeln, wird es das letzte Mal gesungen.«

»Singen ist der kürzeste Weg zu Gott«

Es ist interessant, wie, mitten im alltäglichen Leben, die Tore zum höheren Bewusstsein, zu unserem wahren Selbst, frei und für alle zugänglich vor uns liegen. Sie sind nicht geheim und auch nicht außergewöhnlich. Es sind Schätze, die auf der Straße liegen, direkt vor unserer Nase. Singen ist solch ein Tor, wohl bekannt und geliebt, aber nicht geübt, nicht gepflegt und oft als peinlich empfunden. Doch es berührt unsere Seele.

Singen ist eine der intensivsten Techniken im Kundalini Yoga.

Aber wie führt es uns nun in ein höheres Bewusstsein? Unbemerkt berührt die Zunge beim Singen 84 Meridian-Punkte am oberen Gaumen. Dies wirkt auf unseren Körper und unseren Geist wie eine absolut sachkundige Reflexpunktbehandlung. Wir kennen Fußreflexzonenmassage und Ohrakkupunktur, aber diese Form der Eigenreflexpunktbehandlung, die wir ohne intensives Studium ausführen können, ist uns größtenteils unbekannt.

Guru Angad Dev hat vor nahezu 500 Jahren eine Schriftsprache entwickelt, das Gurmukhi (übersetzt: »aus dem Munde des Guru«), die von den Meistern in innerer Versenkung empfangenen Hymnen und Mantren genau festhält. Diese Schriftsprache ermöglicht es uns, diese Lieder und Gesänge auch jetzt noch, so viele Jahre später, im Originalton singen zu können. Sogar Tonfolgen und Rhythmen konnten in dieser Sprache niedergelegt werden. Dadurch können wir die Heilung und Verbundenheit, welche die Meisterschaft dieser Worte mit sich bringt, durch bloßes Nachsingen in uns nachempfinden. Durch die unterschiedlichen Reflexpunkt-Codes in den Mantren und Hymnen erleben wir ganz spezifische Wirkungen. Wenn es uns dann noch gelingt, dass wir beim Chanten gleichzeitig singen und zuhören, wird unsere Erfahrung intensiviert.

»Singen ist nicht zum Zeitvertreib da oder um damit Geschäfte zu machen. Singen macht uns eins mit Gott. Wenn wir zur Ehre Gottes singen, werden wir eins sein mit Gott. Zweifelt nicht daran! Ihr Lieben, lernt singen. (…) Ich weiß genau, ihr könnt alle singen, und ich bin glücklich darüber. Singt! Es wird euch ganz reinmachen und zu eurer Bestimmung führen; es wird euch anmutig machen. (…) Singen ist der kürzeste Weg zu Gott, es ist der kürzeste Weg zur Anmut, dem natürlichen Ausdruck, der in jedem von uns lebenden Heiligkeit.«[78]

Yogi Bhajan

P Gesangsübung

Dies ist eine sehr intensive Übung, um die Atemkapazität zu vertiefen. Sie trainiert und erweitert unser Stimmvolumen und ist eine Schlüsseltechnik des Naad Yoga (Yoga des Klangs).

Mantra:

›SA RE GA MA PA DA NI SA TA NA MA
RA MA DA SA SA SE SO HONG‹

›SA RE GA MA PA DA NI SA‹ sind Mantras der Erde;
›SA TA NA MA‹ Mantras des Äthers;
›RA MA DA SA SA SE SO HONG‹ ist das Siri Gaitra Mantra.

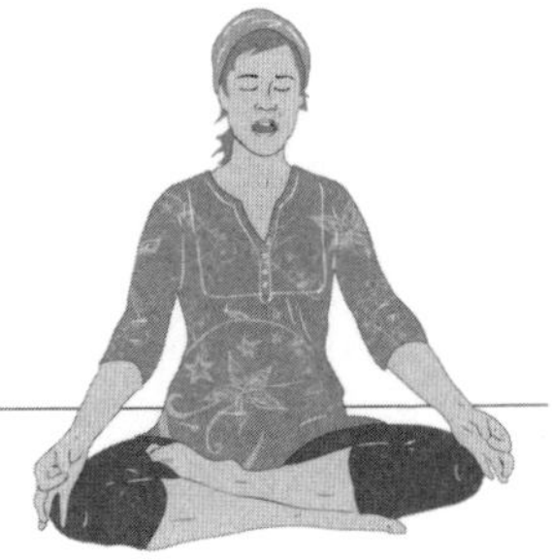

Position: Sitze in einer einfachen Sitzhaltung mit gerader Wirbelsäule und den Händen in Gyan Mudra auf den Knien.

Atem: Bereite dich mit 3 Minuten langem, tiefen Atem auf die Übung vor. Dann singe das gesamte Mantra mit einem Atemzug in Form einer Dur-Tonleiter über 2 1/2 Oktaven.

Dauer: 3–31 Minuten.

Kommentar: Dieses Kriya wird dir Rhythmus und Melodie in all deinen Äußerungen schenken. Jedes Gebet, dem es an diesen beiden Eigenschaften fehlt, wird nicht erhört werden.

Singen als spiritueller Weg

> *»Hört, ihr Lieben, singen von Gottes Lobgesang bringt euch ebenso viel Segen wie das Baden an allen 68 heiligen Plätzen.«*[79]
>
> *Guru Ram Das*

Die schönen Harmonien der Lieder und Mantras bringen uns selbst Harmonie. Das Singen erhabener Wahrheiten erhebt uns.

Wenn wir die Hymnen der Unendlichkeit anstimmen, erlauben wir unseren Seelen, zu Hause zu sein, denn unsere Seelen sind auch unendlich. Wir werden zu einer Gemeinschaft, zur Sangat, durch unseren gemeinsamen Gesang. (Shiv Charan Singh)

Die Seelen gehen auf im Singen der Wahrheit, und es bildet sich die wahre Gemeinschaft, besonders dann, wenn wir beim Chanten unsere eigene Stimme und gleichzeitig die Stimmen der anderen Gruppenmitglieder hören, entsteht eine neue Qualität – die Sat Sangat.

»Wenn wir singen, soll es in uns keinen weiteren Gedanken geben. Unser Körper soll das Instrument sein, mit dem wir den Ton erzeugen. Wenn der Ton nicht vom Körper erzeugt wird, ist er nicht wirkungsvoll. Weil wir uns selbst nicht zuhören und es unserem Geist erlauben, abzuschweifen, versteht uns keiner, und niemand hört uns zu. Unser Geist muss uns zuhören, wenn wir singen. Wenn uns das zur Gewohnheit wird, wird unser Gebet vom Allmächtigen erhört werden. Auf diese Weise wird, was immer wir sagen, dem göttlichen Willen entsprechen und wahr werden. Das ist kein Wunder: Wir müssen den Klang der eigenen Stimme hören, wenn wir singen. Wenn sich Hören und Singen treffen, wird es zum Gebet. Du wirst erhört werden, und aller Reichtum des Universums wird dir zur Verfügung stehen.«[80] *Yogi Bhajan*

»Jeden Ton, den ich höre, mache ich für dich zu Musik.«

»Mache deinen Körper zu einem Instrument und singe mit ihm exakt so, als wärst du lebendige Musik. Ohne ein Instrument wirst du selbst zum Instrument, wirst du selbst zum Lied. Das ist der Weg der Erfahrung.«[81] *Yogi Bhajan*

Lieder sind komplexe Konstruktionen. Jeder Ton, jeder Vokal schwingt und heilt eine bestimmte Regionen in unserem Körper.

Das **A** regiert den gesamten Brustraum. Das **U** vibriert heilend im unteren Bauchraum. Das **I** schwingt im Kopf. Das **E** heilt im Halszentrum. Das **O** aber schwingt in der Mitte unseres Herzens. Das lässt sich leicht selbst erfahren und ausprobieren.

Weil die menschliche Stimme solch heilsame Töne hervorbringen kann, weil sie die Luft mit unseren Sprech- und Gesangsorganen in Töne, Worte und Lieder verwandeln kann, spricht man in den yogischen Schriften vom Pavan Guru. Es bedeutet: Die Luft, der Träger von Lebensenergie, Prana, erhebt uns, bringt uns von der Dunkelheit (›GU‹) zum Licht (›R**U**‹). Sie vermag das mit der nur uns Menschen gegebenen Möglichkeit, Luft in Worte und Lieder zu verwandeln. So können wir die spirituelle Botschaft unserer Seele hörbar machen und uns an deren Lautschwingung erfreuen und uns einstimmen auf unser subtiles Wesen aus Licht und Klang.

»Bewegt eure Körper im Rhythmus, befreit euren Geist,
singt ohne Worte, singt in eurer Seele, singt im Herzen.
Singt vom Nabel!«[82]

Yogi Bhajan

Alle Welten singen

Wo ist das Tor, wo ist der Ort, wo mein Meister zu Hause ist,
wo du weilst, du wachst – dort wo du mit uns allen bist?
Es klingen viele Musikinstrumente, in so vielen Harmonien.
Ragis spielen, Engel singen ihre kosmischen Sinfonien.
Alle Elemente singen allein für Ihn. Es singt der Tod,
der himmlische Richter und seine Engel, Gupat und Chitra,
die ihm Berichte vom Karma bringen.
Es singen Brahma, Shiva, Devi, die heilige Mutter der Erde.
Es singen Götter, Indras und Devas, singen Dir zu Ehren.
Es singen Yogis in tiefster Versenkung, Heiler in Meditation.

Asketen singen und furchtlose Kämpfer, Geist, der in der Stille wohnt.
Es singen alle 7 Rishis und der Pandit, der Wissen aus den Veden bezieht.
Es singen Elfen, Zwerge und Nymphen, verzaubern unsere Welt.
Es singen Diamanten und Juwelen, alle heiligen Stätten der Welt.
Es singen friedliche Krieger, Tiere, Steine und die Pflanzen im Feld.
Devoties singen in Seligkeit von der Liebe, die sie beseelt.
Es singen viele, so viele singen, singen deinen Lobgesang.
Nanak könnte nie alle nennen, die zu dir gehen im Klang.[83]

So Dar Rag

So dar ke-ha so ghar ke-ha, jit ba-h(i) sarab samale.
Vaje nad anek asankha, kete vavan-hare.
Kete rag pari si-o ka-hi-an(e), kete gavan-hare.
Gav-h(i) tu-hno poun pani bäsantar, gavä raja dharam duare.
Gav-h(i) tchit gupat likh(e) jan-h(i), likh(e) likh(e) dharam vitchare.
Gav-h(i) isar barma devi sohan(e) sada savare.
Gav-h(i) ind indasan(e) bäthe devtia dar(e) nale.
Gav-h(i) sidh samadhi andar(e), gavan(e) sadh vitchare.
Gavan(e) jati sati santokhi, gav-h(i) vir karare.
Gavan(e) pandit paran(e) rakhisar, jug jug veda nale.
Gav-h(i) mohani-a man mohan(e), surga matchh peyale.
Gavan(e) ratan upa-e tere, ath-sath(e) tirath nale.
Gav-h(i) jodh maha-bal sura, gav-h(i) khani tchare.
Gav-h(i) khand mandal varbhanda, kar(e) kar(e) rakhe dhare.
Se-i tudh-no gav-h(i), jo tudh bhavan(e), rate tere bhagat rasale.
Hor(e) kete gavan(e) se mä tchit(e) na avan(e), Nanak kia vitchare.

Wenn sich Singen und Bewegung treffen, entsteht »Celestial Communication«

Himmlische Kommunikation

Wir haben unsere Lieder in Bewegungen verwandelt, in eine wunderbare Form der Kommunikation mit uns selbst. Wenn du dich auf keine andere Weise tief mit dir selbst beschäftigen kannst, übe diese für einige Minuten, und dein ganzes Wesen wird sich rein und entspannt anfühlen. Es gibt keine stärkere Kraft als das Wort. Wenn das Wort durch den Körper eine Form erhält, wenn die Finger sich rhythmisch zum Wort bewegen, entspannt es unser Gehirn durch die Bewegungen der Fingerspitzen. Die Finger bewegen das Prana durch die Nerven in den Meridianen und senden ihre entspannenden Impulse zum Gehirn.

Zwei Dinge sind wundervoll im Leben: Lieder und Lächeln. Aus ihnen kannst du vieles über die Stärke der Menschen erfahren. Wir wollen aus Liedern himmlische Kommunikation machen als eine spirituelle Disziplin, um mit dem unendlichen Gott durch unseren Körper, unseren Geist und unsere Seele zu kommunizieren. Dabei kannst du dich sehr gut von Stress befreien.

> *»Wenn Choreographie, Meditation und Gebet zusammenkommen, arbeiten sie schneller als irgendetwas sonst. Der »Shabd« ist da, das Wort und der Klangstrom, so können die Gedanken nicht irgendwohin ausschweifen. Lass mich die Wissenschaft dahinter erklären. Neuronen übertragen Impulse im Gehirn. Im Gehirn gibt es kein Nervensystem. Es sind Flüssigkeiten, die ihre Farbe, ihre Dichte und ihre Zusammensetzung ändern, um zwischen den verschiedenen Teilen des Gehirns zu kommunizieren. Mit den kreativen körperlichen Bewegungen zur Musik wird die klarste und reinste Kombination der Neuronen*

hervorgerufen. Das bedeutet, es klärt jeden Teil der Gehirnaktivität. Und das wiederum wirkt zurück auf den Körper, denn dieser verbessert seine Harmonie mit der musikalischen Information. So wird unsere Intuition erhöht.

Versteht die Bedeutung von Kirtan. ›Kir‹ bedeutet ›Hand‹ und ›tan‹ bedeutet Körper. Wenn die Hände sich mit dem Körper bewegen, wird die innere Musik geschaffen. Wenn du kein Instrument zum Spielen hast, lass deinen Körper das Instrument werden.«[84]

A ›ADI SHAKTI‹ – Celestial Communication[26] [◂))]

›ADI SHAKTI – ADI SHAKTI – ADI SHAKTI – NAMO NAMO
SARAB SHAKTI – SARAB SHAKTI – SARAB SHAKTI – NAMO NAMO
PRITAM BHAGWATI – PRITAM BHAGWATI – PRITAM BHAGWATI – NAMO NAMO
KUNDALINI MATA SHAKTI – MATA SHAKTI – NAMO NAMO‹

Adi Shakti ist das Lied der Schöpfung. Es besingt ihre ursprüngliche (Adi) Kraft (Shakti). Es besingt sie als vollkommen, alles umfassend (Sarab), alles Geliebte (Pritam) Gottes (Bhagwati) und als in uns allen anwesende, schlummernde, göttliche Kraft (Kundalini). Sie ist die mütterliche (Mata) Kraft. Adi Shakti repräsentiert die erste Ursache des Universums, sie ist die Schöpferin, alles lebt in ihr und sie lebt in allem.

Das Mantra: Es wird stehend in einer fließenden Bewegung des gesamten Körpers gesungen. Die Füße bleiben dabei fest auf dem Boden stehen.

Position: Die Meditation wird im Stehen ausgeführt.

Mudra: Wir interpretieren und begleiten jeden Teil der Meditation mit einer entsprechenden symbolischen Tanzbewegung. Die Füße stehen schulterbreit auf dem Boden und bewegen sich nicht.

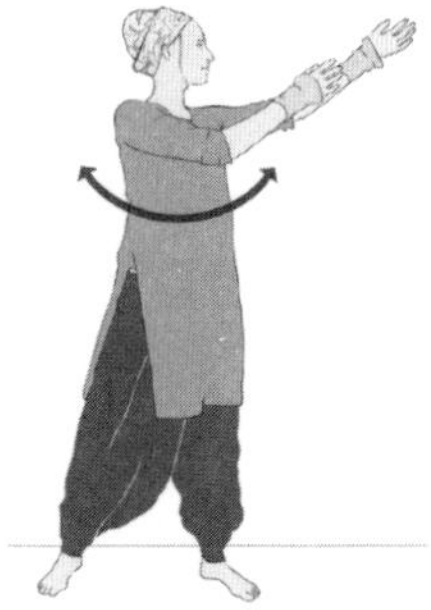

›ADI SHAKTI NAMO NAMO‹: Der zyklischen, rhythmischen Natur der Schöpfung entspricht unsere Bewegung: Wir schwingen mit offenen Armen und mit dem Oberkörper ausladend von links nach rechts – und zurück.

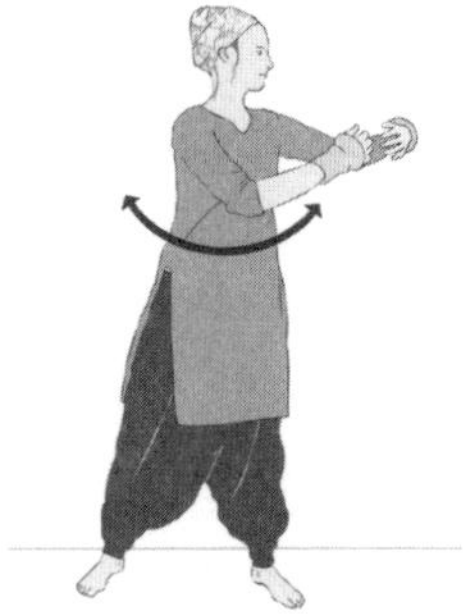

›SARAB SHAKTI NAMO NAMO‹: Wir schwingen weiter von rechts nach links und zurück, aber wir formen jetzt mit den Armen einen Kreis, um den umfassenden (Sarab) Charakter der Natur zum Ausdruck zu bringen.

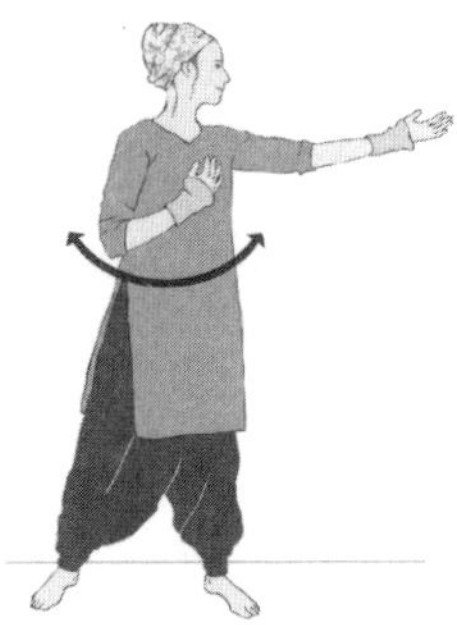

›PRITAM BHAGWATI NAMO NAMO‹: Wir schwingen im Rhythmus des Mantras weiter von einer Seite zur anderen. Um die Liebesbeziehung der Schöpfung zu ihrem Schöpfer zu verdeutlichen, legen wir dabei abwechselnd eine Hand aufs Herz und strecken den anderen Arm weit aus, als würden wir auf jemanden zugehen, um ihn zu umarmen.

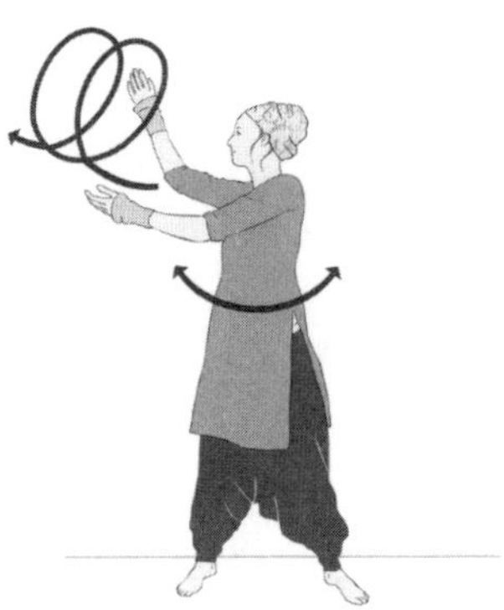

›KUNDALINI MATA SHAKTI NAMO NAMO‹: Weiter von links nach rechts schwingend bauen wir noch eine Extra-Schleife in die Bewegung ein, um die spiralförmige Entwicklung der Schöpfung und der Kundalini zu unterstreichen.
Dauer: 11–31 Minuten.

F Kriya zur Öffnung des Brustkorbes

❶ **Haltung und Mudra:** Sitze in der einfachen Sitzhaltung, die Arme gerade nach vorn ausgestreckt, parallel zum Boden und ca. 30–40 cm auseinander. Die Spitzen von Daumen und kleinem Finger berühren sich jeweils und die Handflächen sind nach unten gerichtet.

Augen: Nicht definiert.

Atem: Schwinge deine Arme beim Einatmen gerade hoch über deinen Kopf und beim Ausatmen hinunter Richtung Boden. Schwinge in einem kräftigen Rhythmus. Achte darauf, dass deine Arme und deine Hände weder deinen Körper noch den Boden berühren.

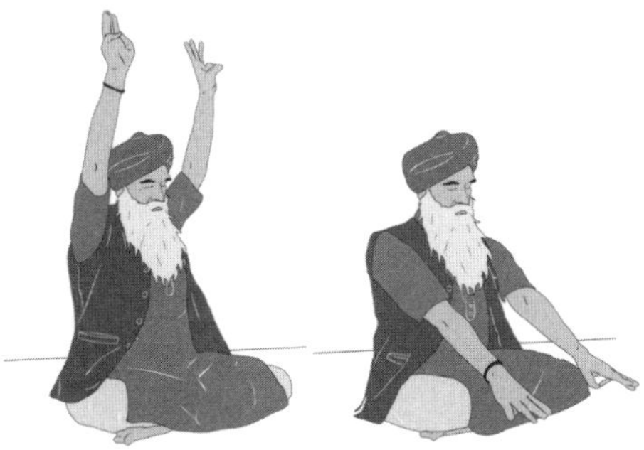

Zeit: 8 Minuten.

Wirkung: Diese Übung öffnet und entspannt den Brustkorb. Sie fordert dir etwas Durchhaltevermögen ab.

❷ **Position:** Bleibe in einfacher Haltung und kreuze deine Arme vor der Brust, als würdest du dich selbst umarmen. Die Hände umgreifen fest die unteren Rippen.

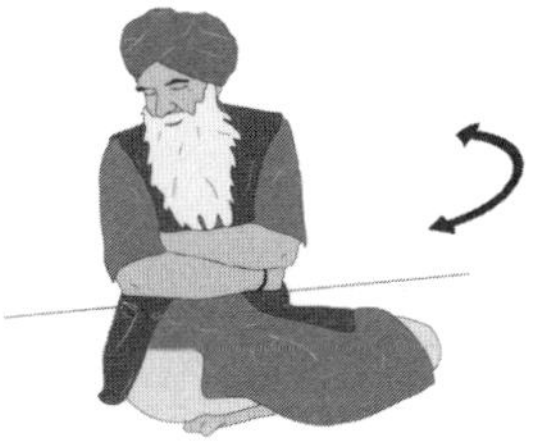

Augen: Nicht definiert.

Atem: Drehe beim Einatmen deinen Oberkörper und deinen Kopf nach links und beim Ausatmen nach rechts. Dreh dich in einem schnellen und kräftigen Rhythmus von einer Seite zur anderen.

Zeit: 3 Minuten.

Wirkung: Diese Übung arbeitet an Zwerchfell und Magen.

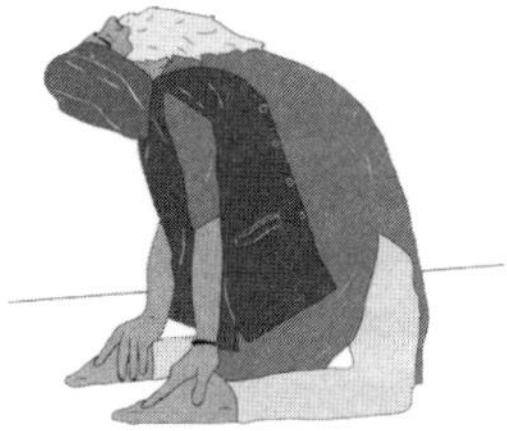

❸ **Position:** Aus dem Fersensitz heraus greife mit den Händen deine Fersen und komme hoch in die Kamelposition. Dein Gewicht ruht sicher auf deinen ausgestreckten Armen und deinen Oberschenkeln. Deine obere Wirbelsäule ist gut durchgebogen. Drücke den Nabelpunkt und die Hüfte hoch und gib auch mit dem Kopf nach, ohne ganz die muskuläre Kontrolle über ihn zu verlieren.

Atem: In dieser Position beginne einen intensiven, kraftvollen Feueratem. Pumpe deinen Nabel kräftig mit jedem Ausatmen.

Zeit: 4 Minuten.

Abschluss: Entspanne 2 Minuten lang auf dem Rücken liegend.

Wirkung: Diese Übung justiert den Nabelpunkt und befreit den Körper von den Auswirkungen vom Überessen.
Der heftige Feueratem reinigt den Körper von vielen Krankheiten, wenn du ihn regelmäßig übst.

Celestial Communication

❹ **Position:** Komme in die Einfache Sitzhaltung.

Teil 1 – Atem: Bringe deine Arme mit dem Einatmen in einen Bogen über deinen Kopf, die Hände sind leicht gerundet, mit den Handflächen nach unten. Mit dem Ausatmen bringe deine Arme kreisförmig hinunter und deute damit eine Umarmung an.

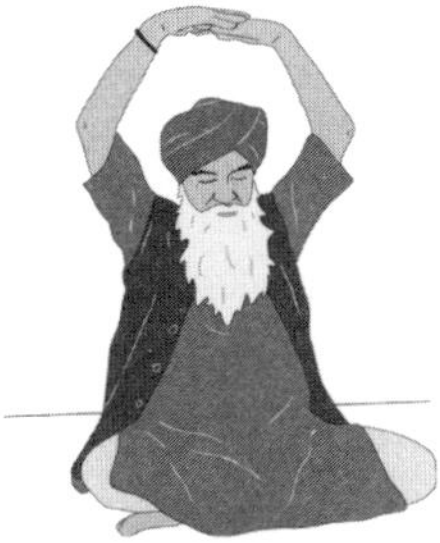 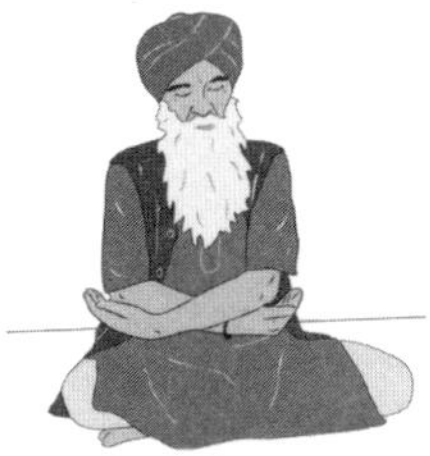

Zeit hierfür: 2–3 Minuten.

Teil 2: Behalte Sitzhaltung und Bewegung bei und singe jetzt im Rhythmus der Bewegung:

»Alles kommt von Gott, alles geht zurück zu Gott.«

Bewege dich im perfekten Rhythmus zu deinem Gesang oder fahre fort mit dem bekannten Atemmuster aus dem 1. Teil.
Singe vom Herzen und lasse deine Hände tanzen.

Zeit hierfür: 20 Minuten.

Wirkung: Diese Übung entwickelt einen Fluss der Psyche.

Gott liebt uns, wenn wir singen

»Ich habe ich euch 10 Minuten singen lassen, und ihr habt überall herumgeschaut. Ihr habt dem Klang eures eigenen Gesangs nicht zugehört. Das ist ein Handicap. Gebt Gott doch eine Chance, für euch zu arbeiten … Er hat euch geschaffen. Er kann für euch sorgen, wenn ihr ihn lasst. Macht, dass Gott euch liebt. Verschwendet nicht eure Zeit damit, Gott zu lieben. Gott liebt uns, wenn wir singen!«[85]

Yogi Bhajan

Singen heilt

Die Stimme gilt als ein Spiegelbild unserer Seele. Mit ihr reden, schreien, flüstern und krächzen wir. Unendlich viele Töne lassen sich ihr entlocken. Und manchmal kann unsere Stimme andere Wesen verzaubern. Im griechischen Mythos konnte der Sänger Orpheus mit seiner Stimme und seiner Lyra Steine erweichen, Tiere zähmen und sogar die Grenzen des Todes überwinden.

Victor Jaras Gesang war den putschenden chilenischen Soldaten so gefährlich, dass sie ihn nach dem Putsch an Salvatore Allende 1973 ermordeten, weil er noch einmal gewagt hatte zu singen.

Wissenschaftler der Berliner Charité und der Johann-Wolfgang-Goethe-Universität in Frankfurt am Main haben es genauer erforscht:

»Wer singt, stärkt sein Immunsystem und beugt damit Krankheiten vor.«[86]

Angelika Friedl

In Speichelproben von Mitgliedern eines Kirchenchores wurde nach Chorproben, in der das Requiem von Mozart eingeübt wurde, jeweils eine stark erhöhte Konzentration des Antikörpers Immunglobulin A nachgewiesen. Bei Chormitgliedern, die Mozarts Musik nur vom Band hörten, konnte dagegen kein Konzentrationsanstieg der Immunglobuline nachgewiesen werden.

Schon 10 bis 15 Minuten Singen sollen das Herz-Kreislaufsystem in Schwung bringen, denn der ganze Körper, die beiden Resonanzräume Bauch und Brust wie auch die Atmung selber sind beim Singen beteiligt. So wird der Körper besser mit Sauerstoff versorgt, und alle inneren Organe werden durch den Klang und die Muskel- und Atembewegungen massiert und stimuliert.

Auch die gemütsaufhellende Wirkung des Singens wurde von der modernen Forschung bereits nachgewiesen: Schon nach 30 Minuten Singen produziert der Körper signifikant mehr Beta-Endorphine, Serotonin und Noradrenalin und baut gleichzeitig das Stresshormon Cortisol schneller ab. Musiktherapeuten und begleitende Ärzte haben es immer wieder erlebt, wie das Singen Menschen mit psychischen Problemen, wie z. B. Depressionen, helfen kann, im Besonderen noch, wenn sie in einer Gruppe singen. Durch die erhöhte Konzentration der Transmitterstoffe im Gehirn bei regelmäßigem Singen gestalten sich die Synapsen neu und stimulieren Kreativität und Intelligenz einer Person. So ist es schließlich auch nicht überraschend, dass nach Ergebnissen schwedischer Forscher Menschen, die in Chören und Gesangsgruppen singen, auch eine signifikant höhere Lebenserwartung haben als Nicht-Sänger.

Tor 8

Sadhana

Ist meine Disziplin mein bester Freund?

Ich habe einen wundervollen Beruf. Ich arbeite für Yogi Tee. Yogi Bhajan hat bereits 1969 begonnen, nach seinen ersten Yogaklassen in Los Angeles diesen würzigen wohlschmeckenden Tee an seine Schüler auszuschenken. Er war lecker. Ein Liter Wasser mit Ingwer, Zimt, Kardamon, Nelken und schwarzem Pfeffer köchelte schon während des gesamten Unterrichts auf dem Herd und verbreitete seinen köstlichen Duft in der Klasse. Zum Ende gab Yogi Bhajan eine kleine Prise schwarzen Tee dazu und etwas Süße. Dann kochte er ¼ Liter Milch kurz auf und gab sie zum Tee dazu. Die Urform des Chai war im Westen wiedergeboren.

Natürlich verfolgte er damit eine Absicht: All diese Gewürze regten aufs Vorzüglichste die Ausscheidungsorgane seiner Studenten an und unterstützten so die reinigende Wirkung des Yoga. Und es gab einiges zu reinigen in jenen Tagen. Als wir 1986 auch in Europa beschlossen, diesen Tee der Yogis ›der ganzen Welt‹ zugänglich zu machen, wollten wir deutlich machen, dass er Teil des Yoga war. So druckten wir eine kleine Yogaübung auf jede Schachtel und hingen eine kleine yogische Weisheit an jeden Teebeutel.

Meine Arbeit ist es, alle 4 Jahre jeweils 400 neue yogische Weisheiten zu sammeln, die dann an einige hunderttausend Teebeutel angeheftet werden. Das ist gar nicht so einfach, wie es klingt. Jetzt, wo mittlerweile eine Menge Yogi Tee getrunken wird, sorgen einige dieser Weisheiten bei unseren Kunden auch für Widerspruch und Konfusion. So schrieb neulich eine Kundin:

»Ich trinke sehr gerne Ihren Tee und erfreue mich auch immer wieder an den kleinen Weisheiten, zumindest bis heute, denn ich fand an meinem Tee folgenden Spruch: **›Dein bester Freund ist deine Disziplin.‹** *Unterstellen Sie etwa den Menschen, die Ihren Tee trinken, keine Freunde zu haben und ihr Leben nur über Selbstdisziplin zu definieren? Es gibt leider genug Menschen, die allein sind und keine Freunde haben, … ich finde solch ein Spruch hat nichts zu suchen bei einem Tee, der eigentlich Genuss und Gemütlichkeit verheißen soll.«*

Genuss und Gemütlichkeit, das wird heute erwartet von Yoga und Yogi Tee, aber doch keine Disziplin. Ich frage mich, wo ist dieser Selbstbedienungsladen der Glückseligkeit und wie gelange ich dort hinein? In meiner Antwort habe ich geschrieben, dass es wundervoll ist, Freunde zu haben. Freunde bestärken mich, beraten mich, informieren mich über das, was ich tun kann, um zum Beispiel abzunehmen. Aber wirklich tun muss ich es doch allein. Wer hilft mir denn dabei?

Meine Freunde können mir gegen meine Rückenschmerzen gute Übungen empfehlen, aber ausführen muss ich sie dann doch allein. Mein Priester oder mein Yogalehrer kann mir raten zu beten oder zu meditieren, aber ich bin es, der es tun muss. Ich bin es, der es nicht vergessen darf. Ich bin es, der es durchhalten muss. Und die Disziplin, die ich mir dabei auswähle, ist dann wirklich mein bester Freund: der Wecker, den ich mir stelle, die Regel, an die ich mich halte, der Rhythmus, den ich mir auswähle, die Fortschritte, die ich mir jeden Tag als Ziel setze und meine Gebete, mit denen ich um Unterstützung bitte.

Als ich angefangen habe, dieses Buch zu schreiben, sah ich mich ständig gestört durch Anrufe, Aufgaben, Verpflichtungen und Termine. Sie alle forderten ihr Recht. Allein die Zeit am frühen Morgen, die eigentlich meinem Yoga vorbehalten war, schien frei für die Arbeit an diesem Buch über Yoga. So dachte ich, könnte ich ja für eine gewisse Zeit meine Yogamatte durch den Schreibtisch ersetzen. Ich redete mir ein, es wäre für das Yoga. Das Ergebnis war niederschmetternd. Nicht nur, dass meine Yogagruppe, die morgens mit mir zusammen übte, auseinanderlief. Ich wurde steif, die Anzahl der Zimperlein häufte sich, und ich musste mühsam während des Tages dagegen ankämpfen. Ich versuchte, am Schreibtisch zu meditieren, aber dass dies effektiv war, ist äußerst zweifelhaft. Das Schlimmste aber war, dass ich nach einiger Zeit zu müde war, um überhaupt aufzustehen. Das Yoga fiel aus, und zum Schreiben kam ich auch nicht mehr. Ab jetzt rannte ich nur noch allem hinterher, wenigstens ein paar Übungen wollte ich während des Tages noch machen, wenigstens ein paar Zeilen wollte ich noch schreiben, aber es wurde kontinuierlich weniger. Mein Freund, meine Disziplin, hatte mich verlassen.

Ich hatte gedacht, ich könne ohne ihn auskommen, würde ihn für einige Zeit nicht vermissen. Aber während ich vorher der Welt um einen Moment voraus war, begann ich nun zusehends, allem hinterherzurennen. Ich bekam große Sehnsucht nach meinem Freund, der mir solange treu zur Seite gestanden hatte. Ich beschloss, um seine Freundschaft zu kämpfen – ich begann wieder ganz von vorn.

Sadhana – das Erfolgsrezept der Yogis

»Zumindest mach Sadhana!«

In dieser Welt fällt jeden Tag Staub – nicht nur auf Möbel und Bücher, auch auf unseren Geist und unsere Seele. Wenn wir ihn nicht wieder und wieder entfernen, legt er sich in immer dickeren Schichten auf alles. Unser Licht hört auf zu leuchten. Unsere Kreativität lässt nach. Unsere Erinnerung erlischt. Vergessen sind die schönsten Momente unseres Lebens. Vergessen sind die Segnungen, die uns zuteil wurden. Vergessen ist, wer wir sind. Das Vergessen ist das große Mysterium des Lebens. »Vergiss das Beste nicht!« rief uns Dorothea Sölle zu. »Vergiss dein Sadhana nicht!« rufen die Yogis.

Sadhana ist meine eigene Anstrengung, meine eigene spirituelle Disziplin, meine tägliche Rückbesinnung auf mich selbst, die mir den Schatz meiner eigenen Erfahrungen, Erkenntnisse, Absichten und Segnungen zurück ins Bewusstsein bringt.

Sadhana frischt meine Erinnerung auf. Sadhana ist wie regelmäßiges Staubwischen in meinem eigenen Haus. Was ich im Sadhana tue, ist im Endeffekt meine eigene Entscheidung. Aber die Wichtigkeit, ein Sadhana überhaupt ausüben, ist gemeinsamer Konsens vieler spiritueller Schulen. Bevor wir unseren Tag beginnen, sollten wir uns gefestigt und zentriert haben in uns, um in der Außenwelt zu bestehen.

»Jede Seele muss Selbstdisziplin erlernen, und je früher im Leben sie dies tut, desto einfacher ist es. Am Anfang kann Selbstdisziplin eine richtige Anstrengung sein, weil du dich dazu bringen musst, Dinge zu tun, gegen die dein niederes Selbst sich sträubt. Du musst lernen, »nein« zu dir zu sagen; je strenger du jedoch zu dir bist, umso schneller wird Friede in dir herrschen. Es ist gut, dich ab und zu zu prüfen und zu sehen, wo du schwach bist und dich gehenlässt. Das heißt, dass du sehr ehrlich sein musst und keine Ausflüchte machen darfst. Es kann auch hilfreich sein, die Punkte niederzuschreiben, bei denen du fühlst, dass du dich ändern musst, damit du sie vor Augen hast. Und dann ändere etwas daran. Wenn du glaubst, dass du gewisse Schwächen nicht überwinden kannst, verlange ich nicht von dir, dass du das alleine tust. ICH BIN allezeit da, um dir zu helfen. Warum dich nicht an Mich wenden?«[87]

Eileen Caddy

Sadhana ist Kommunizieren mit der Seele

»In jedem Menschen ist Gottes Licht. Es muss entzündet werden durch die eigenständige Disziplin eines jeden Einzelnen. Das Glas, das über ein Wind-Licht gestellt wird, damit es nicht ausgeht und hell leuchtet, wird gebildet von unserem Mut, unserer Stärke und unserer Ausdauer. Das ist meine Überzeugung. Ich glaube, das ist Liebe. Ich glaube, dass jeder Mensch die Chance hat, seine eigene Seele zu lieben.

Ich glaube, dass jede Seele das Recht hat zu strahlen und dass jeder Strahl Glanz, Schönheit, Licht und Fülle schenkt, und das über Generationen und Generationen.

Wir lieben unsere Kinder, nicht wahr? Sie sind so schön und lieb. Ist nicht die unschuldige Seele in uns das eigentliche Kind unseres Lebens? Haben wir unsere Seele heute schon geküsst? Haben wir sie in den Arm genommen? Haben wir uns mit ihr unterhalten in den ambrosischen Stunden des frühen Morgens, wenn es keine Störungen gibt?

Sadhana ist nichts anderes als der Ort, an dem wir Menschen mit unserer eigenen Seele sprechen. Sadhana ist nichts anderes als der Moment, in dem wir unseren eigenen Geist reinigen. Sadhana ist nichts anderes als die Zeit, in der wir uns auf den Tag vorbereiten, um freundlich und mitfühlend allen anderen Wesen gegenüber zu werden, auch gegenüber denjenigen, die uns nicht wohlgesonnen sind.

Wenn wir denken, dass wir arm wären, sind wir arm, weil wir nicht mit unserer eigenen Seele kommunizieren, der Quelle von Wohlstand, der Quelle der Wirklichkeit. Wenn wir uns verzweifelt fühlen, fühlen wir uns verzweifelt, weil wir kein Sadhana haben. Verzweiflung, Depression und ein Gefühl von Hilflosigkeit erleben wir nur, wenn wir keine Disziplin ausüben. Nur ein Haus, in dem nicht sauber gemacht wird, sieht schmutzig aus. Nur ein Geist, der nicht gereinigt wird, fängt an zu stinken.

Sadhana ist eine außerordentlich selbstsüchtige Angelegenheit, denn es reinigt uns zuallerst einmal selbst. Reinlichkeit ist Göttlichkeit.

Es ist schön, gute Kleidung zu tragen, gut auszusehen, strahlend und schön zu sein. Aber wenn wir beseelt und erfüllt leben wollen, brauchen wir einen kristallklaren Geist, durch den unsere Seele, unser Spirit, scheinen kann.«[88]

Yogi Bhajan

Sadhana ist mein Anker

Jeder Tag ist neu. An jedem Tag bin ich ein anderer Mensch. Innerhalb von 72 Stunden erneuern sich die meisten Zellen meines Körpers. Verschiedene Stimmungen kommen und gehen. Zyklische Wechsel vollziehen sich in den verschiedenen Systemen meines Körpers. Die Bereitschaft, ein regelmäßiges Sadhana auszuüben, meine Entscheidung für ein beständiges Ausüben einer spirituellen Disziplin, bringt eine feste Größe in die Unbeständigkeit meines Lebens. Ich sorge selbst für einen Anker, für eine dauerhafte Grundlage im wechselhaften Auf und Ab der Tage. Auf sie kann ich mich verlassen. Hier finde ich Halt in Momenten der Verunsicherung, im Wind der Veränderungen und Versuchungen. Hier kann ich mein Höheres Selbst aufsuchen, mit ihm Zwiesprache halten und dann erfrischt, erneuert und gestärkt in einen neuen Tag gehen. Halte ich mich an die eingegangene Verpflichtung, erschaffe ich eine Priorität in meinem Leben, die Vorrang gewinnt vor fast allem anderen.

Allein um erfolgreich Sadhana auszuüben, ist anzuraten, sich tief im Innersten aufzusuchen, dort vor den eigenen heiligen Altar zu treten und sich selbst zu verpflichten, diese heilige Disziplin gewissenhaft auszuüben. Dann wird man von dort alle Unterstützung erhalten, die man braucht, um im Sadhana erfolgreich zu sein. Ohne eine fundierte innere Entscheidung zu einer spirituellen Disziplin wird es viel schwieriger werden, diese auch durchzuhalten.

Bevor ich mit dem Sadhana überhaupt beginne, muss ich also meinen Entschluss, meine tiefe innere Entscheidung vollziehen, in der Gewissheit, dass auf meinem Lebensweg, meinem spirituellen Weg, jetzt der Moment gekommen ist, einen Grundstein zu legen, einen Schritt voran zu tun, ein neues Kapitel aufzuschlagen und Sadhana auszuüben. Dieser Entschluss ändert alles. Er ist der erste Schritt zu einem bewussten, erfüllten und damit glücklicheren Leben.

7 Schritte zum Glück[89]

1. SCHRITT: Ich habe nach reiflicher Überlegung eine verbindliche Entscheidung getroffen. Eine neue Seite im Buch meines Lebens ist aufgeschlagen. Das bleibt nicht ohne Konsequenzen. Es werden neue Zeiten, neue Schwerpunkte, neue Freunde kommen.

2. SCHRITT: Die Veränderungen in meinem Leben wirken auf mich zurück. Die neuen Eindrücke und Erfahrungen hinterlassen Spuren in meiner Persönlichkeit, meinen Vorlieben und meinen Gewohnheiten. Mein Charakter erneuert sich, erweitert sich, verfeinert sich.

3. SCHRITT: In dem Maße, in dem ich auf dem Weg zu mir selbst vorankomme, wächst meine Wertschätzung mir selbst gegenüber. In meinem Auftreten zeigt sich mehr Würde.

4. SCHRITT: Mein Hineinwachsen und Vertrauen in den spirituellen Weg und in die spirituelle Führung meines Sadhana lässt die schon immer latent vorhandene Heiligkeit in meiner Persönlichkeit weiter hervortreten.

5. Schritt: Meine spirituelle Entwicklung macht mich sensibler und empfindsamer. In meinen Handlungen kommt eine natürliche Anmut zum Ausdruck.

6. Schritt: Ich erkenne auf meinem Weg, dass mein eigenes Leben untrennbar mit dem anderer und mit dem des ganzen Planeten verbunden ist. Ich lerne meine persönlichen Gaben und Aufgaben kennen. Ich weiß jetzt, was nur ich tun kann, um an Gottes Plan mitzuwirken. Ich bin bereit, meinen Beitrag zu leisten, ja, mein Opfer zu bringen.

7. Schritt: Ich bin jetzt voller Dankbarkeit an meinem Platz, in meiner wahren Identität, in Übereinstimmung mit meiner Bestimmung. Diesen Zustand könnte man Glück nennen.

Das tägliche Sadhana im Kundalini Yoga

Es gibt viele Formen von Sadhana. Welche für uns die beste ist, werden wir selbst entscheiden. Im Kundalini Yoga gibt es einige Richtlinien, die aus den alten yogischen Traditionen stammen. Als Dauer des Sadhana werden 2 ½ Stunden empfohlen. Das entspricht dem zehnten Teil (›Daswandh‹) des Tages. Es heißt auch in vielen anderen Traditionen, der Mensch solle den Zehnten an Gott, an die Unendlichkeit zurückgeben. Im Sadhana wenden wir uns einen zehnten Teil des Tages lang der Entwicklung unseres eigenen Selbst zu – eigentlich keine schlechte Investition.

> *»Am Morgen zum Sadhana aufzustehen, ist eigentlich ein ganz und gar eigennütziger Akt. Es ist gut für unsere persönliche Stärke, für unsere persönliche Intuition, unsere persönliche Flexibilität, unsere Selbstdisziplin und nicht zuletzt für unser eigenes Wohlbefinden.«* [90]
>
> *Yogi Bhajan*

Das tägliche Sadhana im Kundalini Yoga besteht aus 3 Teilen:

Im ersten Teil rezitieren wir das Jap Ji Sahib, das schöne Morgengebet von Guru Nanak, einen Weckruf für die Seele, entweder in der Originalsprache oder in der Übersetzung.

Im zweiten Teil machen wir eine vollständige Kundalini Yoga Kriya. Dabei können bei den intensiven Übungen die Zeiten etwas gekürzt werden.

Im dritten Teil singen und meditieren wir auf die sieben Kundalini Yoga Mantras für das Wassermann-Zeitalter (siehe unten). Wir praktizieren das Sadhana idealerweise gemeinsam in einer Gruppe. An seinem Ende noch Kirtan zu singen und eine spirituelle Losung (Hukum) für den Tag zu erhalten, ist der beste Abschluss.

F Ausführliche Kriya für das Morgen-Sadhana

Alle Übungen werden mit intensiver Atmung ausgeführt.

❶ Komme auf Hände und Knie in die »Kuhposition«: Bringe die Hände unter die Schultern und die Knie unter die Hüfte und lege den Kopf in den Nacken.
Dann atme aus, zieh das Kinn auf die Brust und mache einen Katzenbuckel in der Katzenposition. Übe diese wechselnde Katze-/Kuh-Position.

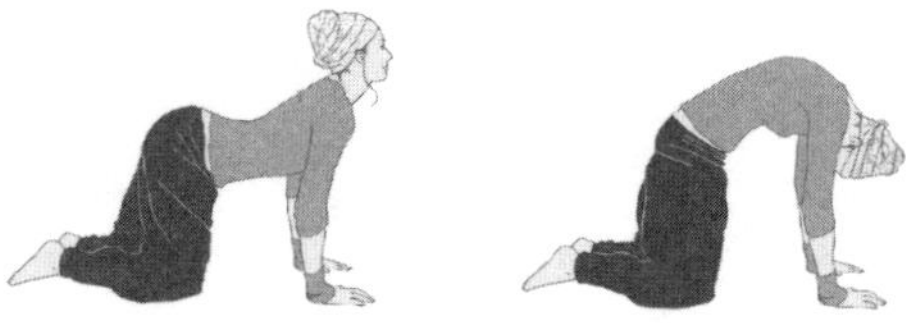

Dauer: 3 Minuten lang.

Abschluss: Atme ein in der Kuh-Position, halte sie für 10 Sekunden mit eingehaltenem Atem und atme dann aus.

❷ Atme ein in der Kuh-Position und hebe das rechte Bein so hoch wie möglich. Atme aus, ziehe das Kinn auf die Brust und das rechte Knie bis zum Kinn. Atme ein und strecke das rechte Bein wieder hoch und den Kopf zurück in den Nacken.

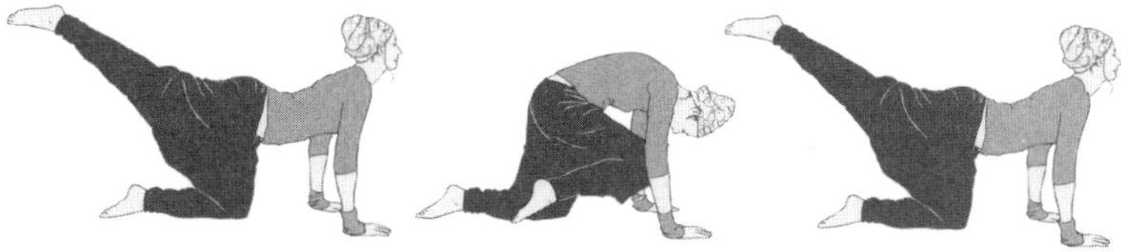

Abschluss: Nach 30 Wiederholungen atme ein, hebe ein Bein, atme aus und halte den Atem einige Sekunden lang aus. Dann atme aus und wiederhole die Übung auch 30 Mal mit dem linken Bein.

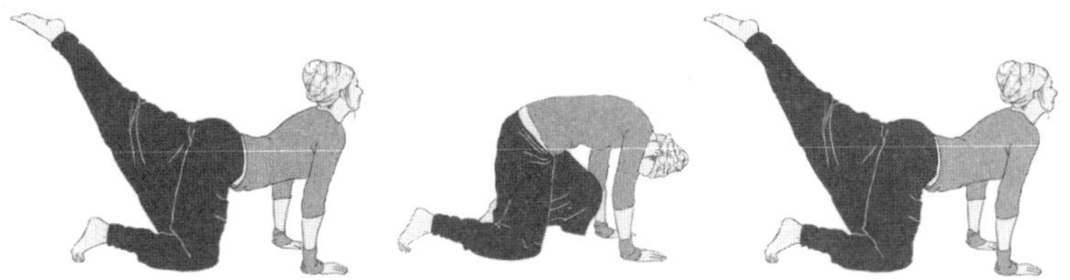

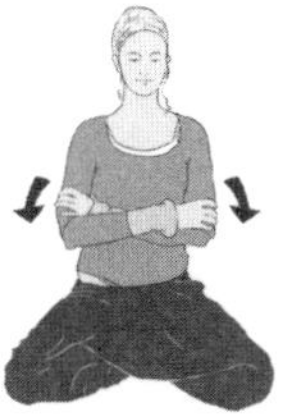

❸ Sitze auf den Fersen und spreize die Knie weit auseinander. Greife die Arme genau oberhalb der Ellbogen über Kreuz und lass die Arme entspannt an der Brust liegen. In einer ruhigen, ausgeglichenen Weise beuge den Körper nach rechts und links. Atme dabei jeweils in der Mitte ein und zu den Seiten aus. Fahre für 1 Minute fort.

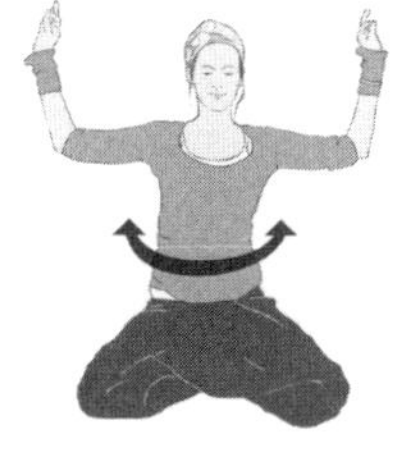

❹ Sitze wie in der letzten Übung auf den Fersen. Hebe die Arme, sodass die Oberarme parallel zum Boden kommen und die Unterarme dazu im 90 Grad-Winkel hochgestreckt werden. An beiden Händen berühren sich Daumen und Zeigefinger (im Gyan Mudra). Halte während der Übung deine innere Aufmerksamkeit zwischen den Augenbrauen und drehe deinen Oberkörper mit intensivem Atem mit dem Einatmen nach links und mit dem Ausatmen nach rechts. Mach 60 Drehungen.

Abschluss: Atme in der Mitte ein, halte kurz den Atem an. Konzentriere und sammle dich. Entspanne.

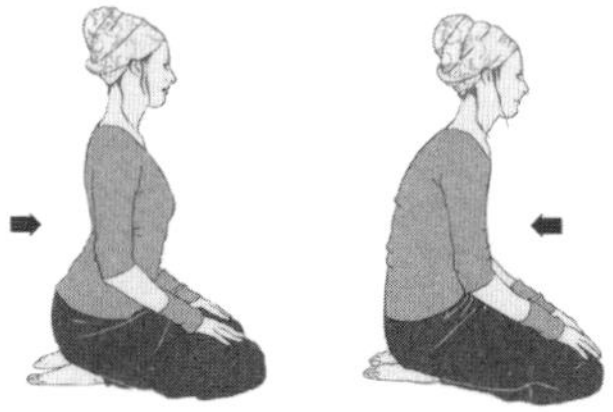

❺ Bleib auf den Fersen sitzen, aber bringe deine Knie zusammen und lege deine Hände auf die Oberschenkel. Halte deine innere Aufmerksamkeit zwischen den Augenbrauen und bewege deine Wirbelsäule rhythmisch und kraftvoll vor und zurück. Mit dem Einatmen biege die Wirbelsäule nach vorne und entspanne sie mit dem Ausatmen.

Abschluss: Nach 108 Wiederholungen halte den Atem 10 Sekunden ein, konzentriere dich und ziehe die Körperenergieschleusen (siehe S. 88–90). Dann atme aus, entspanne und sitze still. Meditiere für einige Momente auf deinen Atem und höre ›SAT‹ mit dem Einatmen und ›NAM‹ mit dem Ausatmen.

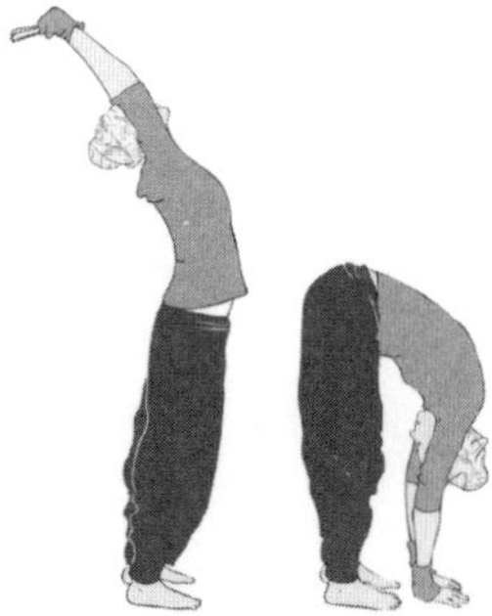

❻ Stehe vorsichtig auf und schüttele deine Beine aus. Dann stelle die Füße schulterbreit auseinander. Atme ein, verhake beide Daumen ineinander und strecke die Arme über den Kopf. Wenn möglich, lasse die Arme die Ohren berühren. Lehne dich zurück, strecke intensiv den Brustkorb nach vorne und nutze dabei deine gesamte Lungenkapazität. Entspanne deinen Kopf nach hinten. Dann atme aus, beuge dich nach vorne, bringe die Hände zum Boden. Halte die Knie durchgedrückt.

Dauer: Wiederhole die Übung 30 Mal.

Abschluss: Atme ein und strecke dich noch einmal hoch und zurück, atme aus und beuge dich aus der Hüfte heraus nach vorne. Lass die Arme baumeln und entspanne in dieser Haltung vollkommen für 30 Sekunden.

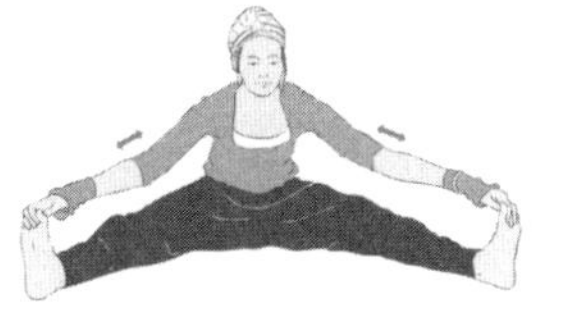

7 Setze dich, spreize die Beine weit auseinander und greife die Zehen, alternativ die Fußgelenke. Strecke dich mit dem Einatmen in der Mitte hoch und atme, jeweils abwechselnd zum linken und rechten Knie geneigt, aus.

Dauer: Übe für 2 Minuten mit durchgesteckten Knien. Dann spreize die Beine noch etwas weiter auseinander und übe noch 1 Minute weiter.

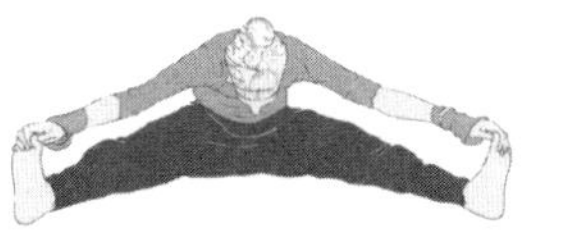

8 Bleibe in der Position. Atme wieder mit gestreckter Wirbelsäule in der Mitte ein, halte den Atem 3 Sekunden lang und atme nach unten aus. Beuge dich, so tief wie möglich, nach vorn und halte die Position mit langem, tiefem Atem und kontinuierlichem Druck für 1 Minute nach unten.

Abschluss: Atme ein, strecke dich noch etwas tiefer zum Boden, atme aus und komme wieder hoch.

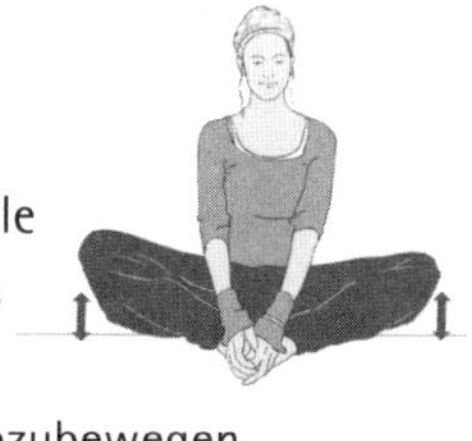

9 Lege die Fußsohlen aneinander und umgreife die Zehen mit den Händen. Bitte strecke deine Wirbelsäule lang – der Scheitelpunkt ist der höchste Punkt deines Körpers – und beginne in der Schmetterlingsposition die Knie über eine Distanz von 25–30 cm auf- und abzubewegen.

Dauer: Bewege dich intensiv für 1 Minute.

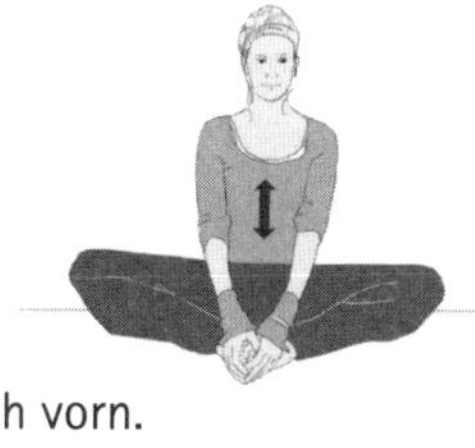

10 Bleibe in der Position, aber presse die Knie mit der Kraft deiner Oberschenkelmuskulatur zum Boden und halte sie dort. Atme ein und beuge deinen Oberkörper mit dem Ausatmen, soweit du kannst, nach vorn.

Dauer: Setz die Bewegung mit kräftigem Atem für 1 Minute fort.

Abschluss: Atme ein mit aufrechter Wirbelsäule und halte die Position 5 Sekunden, dann atme aus und streck dich 5 Sekunden lang tief nach vorn. Entspanne auf dem Rücken.

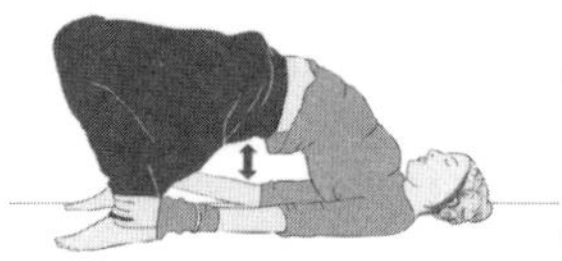

⓫ Lege dich auf den Rücken und stelle die Füße vor dem Po flach auf den Boden und umgreife die Fußgelenke mit den Händen. Atme ein und hebe den Nabel, so hoch du kannst, atme aus und senke den Oberkörper wieder zum Boden, sodass dein Rücken flach auf dem Boden liegt.

Dauer: Wiederhole die Übung 24 Mal.

Abschluss: Atme ein, drücke dich noch einmal hoch, halte die Position für 10 Sekunden, atme aus, komme zurück und strecke die Beine aus.

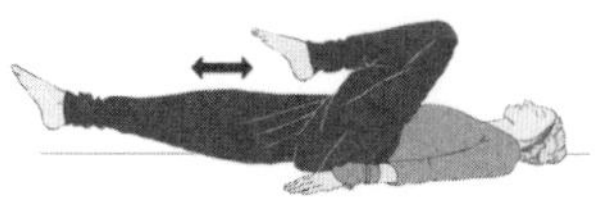

⓬ **»Yogisches Fahrradfahren«:** Liege weiter entspannt auf dem Rücken mit ausgestreckten Beinen. Hebe beide Beine circa 45 Zentimeter vom Boden mit nach vorne und unten gestreckten Zehenspitzen und ziehe jetzt ein Knie ganz zur Brust, während du das andere Bein ausgestreckt hältst. Wechsle mit dieser gleichzeitigen Zieh- und Streckbewegung der Beine in einer gleichmäßigen Bewegung ab. Bewege dich im synchronisierten Atemrhythmus mit den Beinen parallel zum Boden.

Dauer: 2 Minuten.

Abschluss: Dann atme ein und halte beide Beine gestreckt für etwa 10 Sekunden Atme aus und entspanne die Haltung.

⓭ Entspanne vollkommen auf dem Rücken. Lasse die Energie bewusst vom Nabel aus durch den ganzen Körper zirkulieren.

Dauer: 1 Minute.

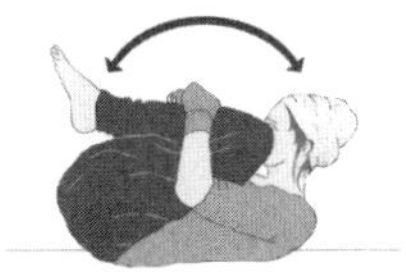

14 Ziehe die Knie zur Brust, umarme sie, rolle auf der Wirbelsäule vor und zurück und massiere dabei deine ganze Wirbelsäule. (Achte darauf, dass du eine gute Unterlage hast.)

Dauer: 1–2 Minuten.

Abschluss: Rolle dich hoch zum sitzen, dreh dich um und lege dich auf den Bauch.

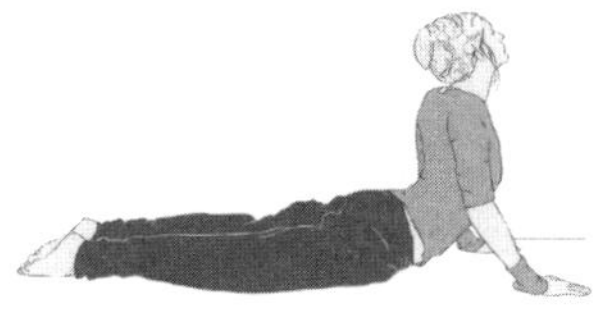

15 Platziere die Hände unter den Schultern, halte die Hüften auf dem Boden und richte dich auf in die Kobra-Position. Der Kopf entspannt im Nacken. Achte darauf, dass du keine Schmerzen in der Wirbelsäule spürst und stabilisiere deinen unteren Rücken, indem du den Nabel leicht zur Wirbelsäule ziehst. Konzentriere dich auf die Stelle zwischen den Augenbrauen.

Atem: Mache den Feueratem.

Dauer: 3 Minuten.

Abschluss: Atme in der Position ein, öffne deine Augen drehe den Kopf nach links und schaue auf deine Fersen. Halte die Position für ca. 15 Sek. Atme aus. Atme ein und drehe jetzt deinen Kopf über die rechte Schulter und schaue auf die Fersen und halte die Position ebenfalls für ca. 15 Sek. Wiederhole dies noch einmal, zunächst nach links, dann nach rechts. Atme in der Mitte ein, streck dich noch einmal perfekt in die Kobra-Position, halte so den Atem für 15 Sekunden, atme aus und entspanne.

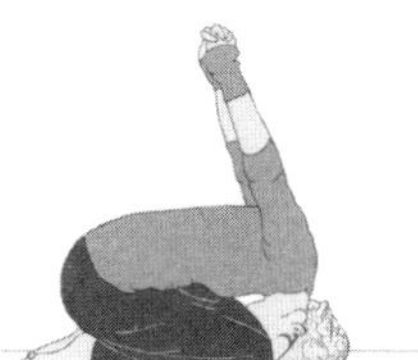

16 Komme jetzt vorsichtig in ›**Yoga Mudra**‹: Bringe dazu aus dem Fersensitz heraus die Stirn zum Boden, verschränke deine Hände im Venusschloss hinter deinem Rücken und hebe die gestreckten Arme so hoch wie möglich. Atme lang und tief in dieser Position. Ziehe die Energie in den oberen Rücken und halte die Position für 1 Minute.

Abschluss: Atme ein, halte den Atem kurz an, atme aus und entspanne.

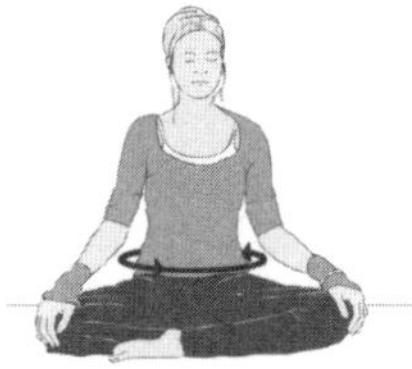

17 Sitze in einer einfachen Sitzhaltung und lege die Hände über die Knie. Mache Kreise um die Körpermitte herum. Halte den Kopf dabei so gut wie unbewegt. Erschaffe einen Druck am unteren Ende der Wirbelsäule. Die Arme halten die Balance.

Dauer: Bewege dich in beide Richtungen für jeweils 1 Minute.

18 Sitze in einfacher Sitzhaltung und ziehe mit dem Einatmen die Ellbogen am Körper zurück (1). Atme aus und schwinge die Arme nach vorne um den Körper herum (2). Ziehe mit dem Einatmen die Ellenbogen erneut am Körper zurück (3) und schwinge die Arme jetzt mit dem Ausatmen über den Kopf (4).

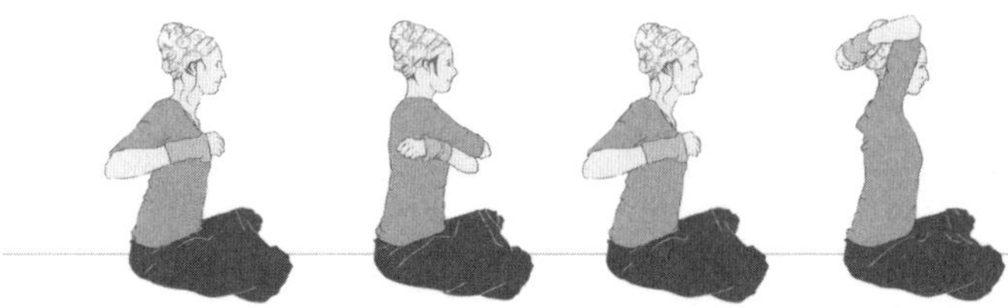

Dauer: Wiederhole diese Übungsfolge mit einem kräftigen Atem und einer intensiven Bewegung 1–2 Minuten lang.

Abschluss: Atme ein, ziehe die Ellenbogen zurück – strecke den Oberkörper nach vorn, halte die Position 10 Sekunden lang und entspanne.

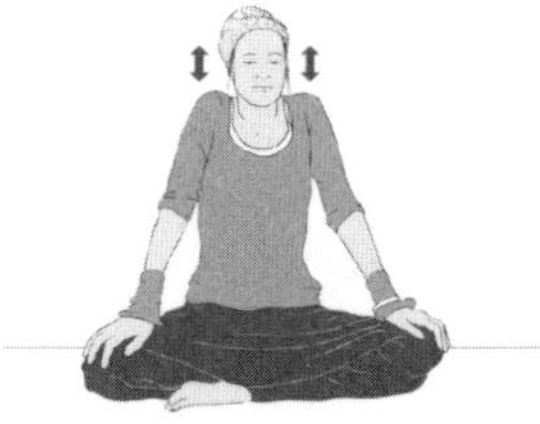

19 Sitze mit gerader Wirbelsäule, lege die Hände auf die Knie und entspanne die Ellenbogen. Atme ein und ziehe beide Schultern gleichzeitig hoch zu den Ohren, atme aus und lasse sie zurückfallen.

Dauer: Wiederhole das Ganze mit kräftigem Atem 108 Mal.

20 Kreise deinen Kopf sanft und vorsichtig über deinen Schultern.

Atem: Dein Atem wird lang und tief. Deine Schultern bleiben entspannt.
Dauer: Drehe in großen Kreisen. 1 Minute nach links und 1 Minute nach rechts.

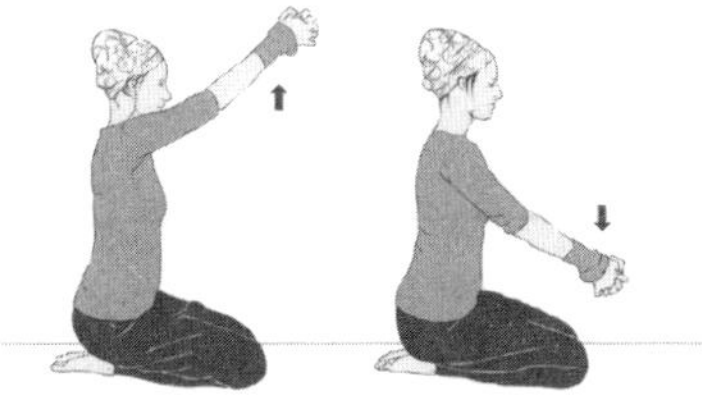

21 Setze dich auf deine Fersen und konzentriere auf den Punkt zwischen den Augenbrauen. Halte deine Ellbogen durchgestreckt und die Hände gefaltet im Venusschloss. Dann atme ein, und hebe die Arme in dieser Haltung 60 Grad über die Horizontale. Atme aus und senke sie 60 Grad unter die Horizontale.

Dauer: Mache 70 intensive Wiederholungen.

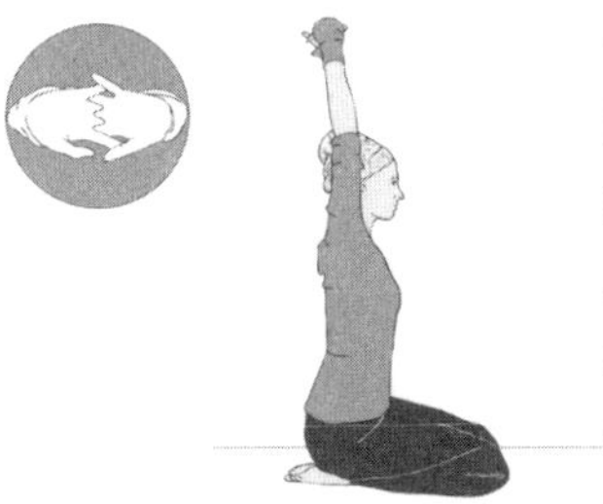

22 Sitze weiter auf den Fersen und hebe das umgedrehte Venusschloss mit gestreckten Ellbogen über den Kopf.

Augen: Schaue von innen nach oben durch den höchsten Punkt in deinen Kopf. Konzentriere deine Aufmerksamkeit über deinem Kopf.

Atem: Beginne mit intensivem Feueratem.

Dauer: 1 Minute.

Abschluss: Atme ein und halte die Position. Halte die Konzentration am höchsten Punkt deines Kopfes. Halte 15 Sekunden. Dann entspanne und bringe die Arme vorsichtig zurück.

23 Sitze mit gerader Wirbelsäule. Die Hände liegen in deinem Schoß, eine Hand in der anderen. Die Handflächen zeigen nach oben. Meditiere in Stille und denke mit dem Einatmen ›SAT‹ und mit dem Ausatmen ›NAM‹. Sitze absolut still und weite bewusst dein dich umgebendes elektromagnetisches Feld (Aura) aus.

Dauer: Meditiere tief und intensiv 1 Minute lang.

Abschluss: Danach atme ein und entspanne.

Die 7 Sadhana Meditationen

im Kundalini Yoga (seit 1992)

❶ *»Morning Call‹ oder ›Long Ik Ong Kar«*

Mantra:

›IK ONG KAR – SAT NAM – SIRI – WAHE GURU‹

Übersetzung:

»Eins sind Schöpfer und Geschöpfe – Wahres Selbst –
Wunderbar bist du, führst uns vom Dunkel zum Licht.«

Ausführung: Die Meditation wird beim Chanten von unten nach oben durch alle Chakren geführt.

Die zweite Silbe ›ONG‹ wird allerdings als Ausnahme sowohl am 2. als auch 6. Chakra zwischen den Augenbrauen angestimmt.

Empfohlenes Mudra: Sitz in einfacher Sitzhaltung mit gerader Wirbelsäule und durchgestreckten Armen. Daumen und Zeigefinger berühren sich im Gyan Mudra.

Dauer: 7 Minuten.

Kommentar: Die Meditation ist die erste Mantra-Meditation, die Yogi Bhajan im Westen gelehrt hat. Sie wurde für lange Zeit jeden Tag 2 ½ lang Stunden ausgeübt. Bis heute meditieren seine Schüler an seinem Geburtstag auf diese Weise. Es ist eine wunderbare Kundalini Yoga Meditation, die dein Bewusstsein erhebt und dein ganzes Wesen revitalisiert.

Sie wird Morning Call genannt, weil sie am Morgen recht intensiv, quasi laut rufend, ausgeführt wird.

Für eine Wiederholung des Mantras braucht man 2 ½ Atemzüge:

Mit dem *ersten tiefen Atemzug* chantest du laut ›IK‹ und spannst die Muskulatur um den Anus herum an. Auf derselben Tonhöhe chantest du jetzt ›ONG‹, spannst die Muskulatur um die äußeren

Geschlechtsorgane an und lässt den ›NG‹ Klang an der Nasenwurzel, am 3. Auge, vibrieren. Mit ›KAR‹ holst du den Klang in dein Nabelzentrum, indem du es kräftig zur Wirbelsäule hinziehst. (Es liegt zwei Fingerbreit unter dem natürlichen Nabelpunkt.)

Mit dem *zweiten tiefen Atemzug* nimmst du die Energie des ersten Atemzugs auf und bringst sie in einem recht scharfen, lauten, auch aus dem Nabelzentrum kommenden ›SAT‹ auf die Höhe des Herz-Zentrums. Dann leitest du diese Energie mit ›NAM‹ durch dein Hals-Chakra und lässt den Ton dort lange, fast summend, verweilen. Im letzten Moment erreicht die Energie mit diesem Klang dein 3. Auge. Dort chantest du kurz und quasi punktgenau ›SIRI‹.

Mit dem *dritten, dem halben Atemzug*, führst du die Energie an den höchsten Punkt deines Kopfes im Kronen-Chakra, öffnest es mit einem weiten ›WAH‹, leitest alle Energie hindurch mit ›HE‹ und entlässt sie mit ›GURU‹ in deine Aura.

Ausführung für alle folgenden Mantras:

Chante oder rezitiere die folgenden Mantras. Es ist möglich, sie mit einer eigenen Melodie und Live-Musik zu singen. Das ist oft die schönste Weise der Meditation.

❷ *»Wa-h Yanti«*

Mantra:

›WA-H YANTI – KAR YANTI – JAG DUT PATI – ADAK IT WAHA – BRA-HMADE-H – TRESHA GURU – IT(E) WAHE GURU‹

Übersetzung:

»Wundervolles Höheres Selbst – kreatives Höheres Selbst!
Alles, was ist, ist aus dir entstanden, ist wundervoll,
Oh, dreieiniger, erschaffender, erhaltender, transformierender
Geist Gottes – du führst uns wundervoll weiter zum Licht.«

Empfohlenes Mudra: Sitze mit gerader Wirbelsäule in einer beliebigen Sitzhaltung. Halte die Augen nur einen Spalt weit geöffnet und richte den Blick auf die Nasenspitze.

Dauer: 7 Minuten.

Kommentar: Das Mantra stammt von Patanjali, dem Verfasser der Yoga Sutras.

❸ »*Mul Mantra*«

Mantra:

›EK ONG KAR – SAT NAM – KARTA PURKH – NIRBHOU – NIRVÄR – AKAL MURAT – AJUNI – SÄBHANG – GURPRASAD – JAP! – AD SATCH – JUGAD SATCH – HÄ BHI SATCH – NANAK HOSI BHI SATCH‹

Übersetzung:

»Gott und wir sind eins. Er ist unser wahres Selbst.
Gestalter der Welt mit Liebe und Mut. Unsterbliches Wesen,
niemals geboren.
Aus sich selbst leuchtend lehrt und schenkt uns
dein Geist Vollkommenheit.
Meditiere und wiederhole immer wieder
diese Wahrheit jenseits von Zeit und Raum.
Diese Wahrheit in Zeit und Raum.
Diese Wahrheit jetzt. Nanak versichert,
diese Wahrheit wird immer sein.«

Empfohlenes Mudra: Sitze mit gerader Wirbelsäule in einer beliebigen Sitzhaltung. Habe die Augen nur einen Spalt weit geöffnet und richte den Blick auf die Nasenspitze.

Dauer: 7 Minuten.

Kommentar: ›MUL‹ bedeutet Wurzel oder Grundlage. Dieses Mantra schenkt uns die Erfahrung der spirituellen Grundlagen der Welt.

❹ »*Sat Siri Siri Akal*«

Mantra: [◂))]

›SAT SIRI – SIRI AKAL – SIRI AKAL – MAHA AKAL – MAHA AKAL
SAT NAM – AKAL MURAT(E) – WAHE GURU‹

Übersetzung:

»Die erhabene Wahrheit ist: Wir sind unendlich. Wir sind unendlich. Unvorstellbar, unglaublich groß und unendlich. Das ist unser wahres Wesen. Wir sind unendliche Wesen, wachsen wunderbar geführt weiter und weiter vom Dunkel zum Licht.«

Empfohlenes Mudra: Sitze mit gerader Wirbelsäule in einer beliebigen Sitzhaltung. Habe die Augen nur einen Spalt weit geöffnet und richte den Blick auf die Nasenspitze.

Dauer: 7 Minuten.

Kommentar: Yogi Bhajan nannte dieses Mantra »Aquarian March«. Die klare Erkenntnis unser aller Todlosigkeit ist für ihn die Essenz des Wassermann-Zeitalters. Es entspricht seiner Vision, dass wir in diese Zeit quasi siegreich gemeinsam hineinmarschieren.

❺ »*Rakhe Rakhanhar*«

Mantra:

›RAKHE RAKHANHAR – AP UBAREAN(E) –
GUR KI PÄRI PA-I – KAJ SAVAREAN(E) –
HO-A AP(E) DE-AL(E) – MANA-H(U) NA VISAREAN(E) –
SADH JANA KÄ SANG(E) – BHAVAJAL(E) TAREAN(E) –
SAKAT NINDAK DUSHT KHIN – MA-H(I) BIDAREAN(E)
TIS(E) SAHIB KI TEK – NANAK MANÄ MA-H(I)
JIS(E) SIMRAT SUKH(E) HO-I SAGALE DUKH JA-H(I)‹

Übersetzung:

»Gott, du selbst bist es, der uns überall beschützt,
du lässt uns vor dem Guru knien und tun, was richtig ist.
Durch deine Gnade wissen wir, dass du uns nie vergisst.
Du zeigst uns in der Sangat, wo das andere Ufer ist.
Du zerstörst die Macht von jedem Feind, jedem Tyrann.
Nanak sagt, dass man dich im eigenen Geiste finden kann.
Wenn wir uns an dich erinnern, fängt das Herz zu schlagen an.«

Empfohlenes Mudra: Sitze mit gerader Wirbelsäule in einer beliebigen Sitzhaltung. Habe die Augen nur einen Spalt weit geöffnet und richte den Blick auf die Nasenspitze.

Dauer: 7 Minuten.

Kommentar: Dieses Mantra schenkt uns Schutz und Geborgenheit. Die Unendlichkeit, die uns zuvor versprochen wurde, mag uns Angst machen. Deswegen folgt dieses Mantra, das uns erklärt, dass wir nie aus Gottes Huld und Umarmung herausfallen werden und dass Gott selbst (Aap) so nah ist und so schön.

❻ *»Wahe Guru Wahe Jio«*

Mantra: [🔊]

›WAHE GURU WAHE GURU WAHE GURU WAHE JIO‹

Übersetzung:

»Ich verehre dich, mein wundervoller Guru, göttlicher spiritueller Lehrer in mir, der du mich und das ganze Universum weiter und weiter zum Lichte führst.
Ich liebe dich und meine unendliche, wunderschöne Seele.«

Empfohlenes Mudra: Diese Meditation wird in ›Vir Asan‹ durchgeführt. Sitze dafür auf der linken Ferse und lege sie möglichst direkt unter den Damm. Sitze mit gerader Wirbelsäule und bringe die Handflächen in Gebetshaltung vor dem Herzzentrum zusammen.

Habe die Augen nur einen Spalt weit geöffnet und richte den Blick auf die Nasenspitze. (Es braucht etwas Übung, um diese Haltung wirklich korrekt einzunehmen. Lass dir daher Zeit, aber gib nicht auf.)

Dauer: 22 Minuten.

Kommentar: In dieser Meditation fließen alle bisherigen Meditationen zusammen. In einem Gefühl der Dankbarkeit, der Verehrung, der Gnade und der Freude singen und preisen wir das unglaubliche Wesen Gottes.

❼ *»Guru Ram Das Chant«*

Mantra: [🔊]

›GURU GURU WAHE GURU – GURU RAM DAS GURU‹

Übersetzung:

»Das Mantra ist ein Lob (›WAHE‹‹) auf die Energie von Guru Ram Das, dem spirituellen Lehrer (›GURU‹), der die Essenz der Gottesliebe, der Heilung und des Dienens (›DAS‹) verkörpert.«

Empfohlenes Mudra: Lege beide Hände über dein Herzzentrum.

Dauer: 5 Minuten.

Kommentar: Das Ende der Sadhana Meditationen führt uns zurück in die »Goldene Kette« des Kundalini Yoga, in die eigene Tradition, unseren Zugang zur spirituellen Welt, den Guru Ram Das, der Lehrer von Yogi Bhajan, verkörpert. Das Mantra ist Yogi Bhajan direkt von Guru Ram Das gegeben worden. Es führt uns in unser Herz und in das Herz des Kundalini Yoga. Es gelangt dorthin, indem wir dem Göttlichen (›RAM‹) in allem dienen (›DAS‹).

Wie kann ich meine spirituelle Praxis aufrechterhalten? *Sadhana, Aradhana, Prabhupathi*

Sadhana ist unsere tägliche Einweihung: Tag für Tag weiht unser höheres Selbst unser niederes Selbst ein. Das ist das Geheimnis der inneren Einweihung. Äußere Einweihungen gibt es im Kundalini Yoga nicht. Das Kundalini Yoga selbst ist die Einweihung.

Der Anfang ist glückverheißend. Die Veränderungen, die meine spirituelle Disziplin in mein Leben bringt, sind unglaublich. Doch auch die schönste anfängliche Euphorie lässt einmal nach. Jetzt beginnt die Arbeit.

Eine Zeit der mühevollen Kämpfe, eine Zeit des Ringens liegt vor mir. Ich muss mein Sadhana gegen alle Widerstände der Welt durchsetzen, ja durchkämpfen. Freunde protestieren und laden mich nicht mehr ein, weil ich abends schon früher schlafen gehen will. Mein Lebensrhythmus muss nachhaltig umgebaut werden. Ich muss neue Prioritäten setzen und vor allen Dingen den immer größer werdenden Schweinehund vor meiner Tür besiegen. Denn mein Sadhana ist noch nicht zu einer Routine geworden. Die Anstrengung ist noch nicht einer liebevollen, mühelosen Routine gewichen.

Doch eines Tages, nach vielleicht langen Wochen und Monaten des Kampfes und Durchhaltens bemerke ich, wie mein Sadhana mir nichts Fremdes mehr ist. Es gehört jetzt zu mir wie die Luft zum Atmen. Dann habe ich die 2. Stufe von Sadhana erreicht: Aradhana. Sadhana ist selbstverständlich geworden, das innere Reinigungssystem funktioniert jetzt reibungslos und rhythmisch. Meine Blockaden und inneren Widerstände sind überwunden. Eine gewisse Leichtigkeit hat sich eingestellt. Sadhana ist mein guter Freund geworden und bringt meinem Leben Fortschritte und Anerkennung.

Die 3. und letzte Stufe des Sadhana, Prabhupati, erfahre ich, wenn ich das Sadhana verinnerlicht habe, wenn es zu einem Teil von mir geworden ist. Es läuft jetzt in mir ab. Die Meditationen bringen bestimmte Teile meines Selbst zum Schwingen. Das Yoga bringt mich aufs Erstaunlichste in immer höhere Bereiche meiner Persönlichkeit. Strophen des Jap-Ji Sahib rezitieren sich in mir zu den verschiedensten Stunden des Tages und bereichern und beschützen mich. In jedem Moment fließt universelles Bewusstsein.

Viele von uns arbeiten an ihrem Sadhana auf unterschiedlichen Ebenen. Lasst uns erinnern: Gemeinsam sind wir stark. Wie schön wird eine spirituelle Disziplin, wenn wir sie zusammen ausüben und uns darin unterstützen. Auch liegt unser Ringen nicht allein in unserer eigenen Hand. Es ist eine Gnade, ein Geschenk. Wir können darum in unserem Gebet bitten. Die Sehnsucht nach der Nähe unseres göttlichen Geliebten, der Wunsch nach Seiner Nähe, kann alle Hindernisse aus dem Weg räumen.

Unser menschliches Potential ist noch so unerforscht. Unsere schöpferischen Fähigkeiten warten darauf, entdeckt zu werden. Es ist unsere Disziplin, die in unserem muschelgleichen Wesen die Perle kosmischen Bewusstseins wachsen lässt. Lasst uns mit den Techniken des Yoga die Tiefendimensionen unseres Wesens erforschen.

10 Tipps für ein gutes Morgen-Sadhana

(Jot Singh)

> *»Das Unmögliche möglich zu machen,*
> *ist der erste Schritt auf dem spirituellen Weg.«*[28]
>
> *Yogi Bhajan*

1. Mache ein paar gute dynamische Aufwärmübungen.
   Das hilft dir, deinen Körper einzustimmen und deinen
   Geist wachzuhalten.

2. Trinke viel Wasser. Das reduziert den Stress im Körper und hilft dem Geist ebenfalls, wach zu bleiben.
3. Mache dein Morgen-Sadhana möglichst in einem Zeitfenster von 4:00–7:00 Uhr. Das ist die wirkungsvollste und intensivste Zeit.
4. Gehe entsprechend rechtzeitig ins Bett, so hast du eine größere Chance, in der Meditation aufrecht sitzen zu können und wach und bewusst zu sein.
5. Bitte und bete beim Zu-Bett-Gehen um Unterstützung beim Aufstehen zu so früher Stunde.
6. Esse leicht am Abend und so früh wie möglich. Mit einem schweren Körper wird es schwieriger aufzustehen. Und es ist komplizierter zu meditieren, wenn der Körper noch verdaut.
7. Versuche, den Darm vor dem Sadhana schon entleert zu haben. Der Geist kann sich besser fokussieren.
8. Um besser bei der Sache zu sein, ist es gut, während des Yoga in Gedanken ›Sat‹ und ›Nam‹ mit dem Ein- bzw. Ausatmen fließen zu lassen.
9. Der Sadhana-Prozess ist eine Form der Meisterschaft deines Selbst. Mach dir bewusst, dass dieser Prozess jede Menge Herausforderungen für dich bereithält, z. B. Hindernisse aller Art, die sich einer regelmäßigen Ausübung des Sadhanas plötzlich in den Weg stellen. Meistere sie alle. Dazu sind sie da.
10. Bemühe dich, so gut du kannst, während des Tages freundlich und hilfsbereit zu sein. Gott dient denen, die anderen dienen.

»Es ist die schwierigste Sache auf diesem Planeten, früh morgens um 3:30 aufzustehen, und zwar täglich. Und das Schlimmste daran ist, dann auch noch bis 6:00 wach

zu bleiben. Wenn du diese zweieinhalb bis drei Stunden durchstehen kannst, kann dir auch der Tod nichts mehr anhaben. Du kannst durch Schwierigkeiten hindurchgehen. Unglück und Ungeschick kannst du überwinden. Was immer du meistern willst, wirst du meistern. Das ist die Zeit der Meister (…) Das ist die Zeit, die Welt zu meistern. Öffnest du dir diesen Raum am Morgen, öffnest du dir die Zukunft und du wirst keine Probleme haben. (…) Du wirst geschützt sein.«[1]

Das Ausüben unser spirituellen Disziplin verringert die Gefahr, dass wir während des Tages unbewusst und ohne Selbstkontrolle handeln, und dann für Konsequenzen von Taten einstehen zu müssen, die wir im Lichte unseres Bewusstseins niemals getan hätten. Sadhana trainiert uns, geduldig zu sein. Wir wissen, schon manchmal hätten wir mit etwas mehr Geduld in einer Situation gerettet werden können. Wenn wir diese feine innere Stimme nur hören würden, die uns den Weg weist. Ein folgenschweres Wort wäre vielleicht nicht ausgesprochen worden, und das ganze Gewebe des Schicksals wäre nicht durcheinandergewirbelt worden. Sadhana ist unser inneres Training. Sadhana ist die Mindestvoraussetzung, um an einem Tag bewusst zu leben. Sadhana ermöglicht es uns, selbstständig zu handeln, nicht nur zu reagieren.

Sadhana hilft uns bei der Navigation unseres Lebensschiffleins durch den Ozean der Welt, damit wir die Sterne sehen können und die Leuchttürme. Damit wir nicht stranden müssen. Später dann mögen wir selbst zum Leuchtturm werden. Das ist die Erfüllung des Sadhana.

»Weißt du, wer in der Nähe ist, wenn Menschen am frühen Morgen aufstehen und Sadhana ausüben – Engel und Heilige vieler Zeiten und Traditionen sind gekommen, um zuzuhören. Ihre Seelen fliegen zu jenen Plätzen, um zuzuhören, wie zu Gott gechantet wird.«[91]

Yogi Bhajan

Drei Meditationen für ein Minimal Sadhana

Diese drei Meditationen wurden von Yogi Bhajan für jeweils 11 Minuten empfohlen, wenn du wirklich einmal keine Zeit haben solltest. Mache sie als ein Minimal-Sadhana.

Es sind drei der wichtigsten und wirkungvollsten Kriyas im Kundalini Yoga.

P ❶ *Sodarshan Chakra Kriya*

»Von allen 20 Arten des Yoga, einschließlich Kundalini Yoga, ist dieses die höchste Kriya. Diese Meditation durchschneidet alle Dunkelheit. Sie schenkt dir einen Neuanfang. Es ist die einfachste Kriya, aber gleichzeitig auch die härteste. Sie durchschneidet alle Schutzwälle unseres neurotischen und psychotischen Innenlebens. Wenn ein Mensch sich in einem sehr schlechten Zustand befindet, helfen Techniken von außen nicht mehr. Dann muss ein Druck von innen erzeugt werden ...

Dieses Kriya erweckt die Kraft deines Bewusstseins, die dir die notwendige Vitalität und Intuition im Kampf gegen die negativen Auswirkungen des Unterbewusstseins schenken kann.«

Position: Sitze in einer einfachen Sitzhaltung mit gerader Wirbelsäule.

Augen: Schaue auf die Nasenspitze. Die Augen sind zu einem Zehntel geöffnet.

Atme ein: Verschließe das rechte Nasenloch mit dem rechten Daumen. Atme langsam und tief durch das linke Nasenloch ein und halte dann den Atem ein.

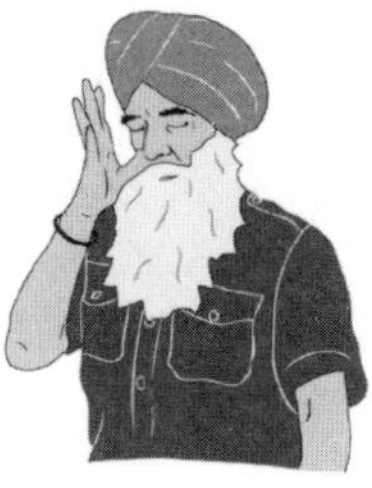

Mantra: Chante, während du den Atem anhälst, das Mantra ›WAHE GURU‹ in Gedanken 16 Mal in folgender Weise:

Nabel: Bei jeder Wiederholung des Mantras pumpe bzw. ziehe den Nabel ein: je einmal bei ›WA‹, bei ›HE‹ und bei ›GURU‹.

Es ergibt sich rechnerisch eine Summe von 48 Nabelpumpen pro Atemzug.

Atme aus: Öffne jetzt das rechte Nasenloch. Verschließe mit dem rechten Zeigefinger oder dem rechten kleinen Finger das linke Nasenloch und atme dann durch das rechte Nasenloch langsam und vollständig aus.

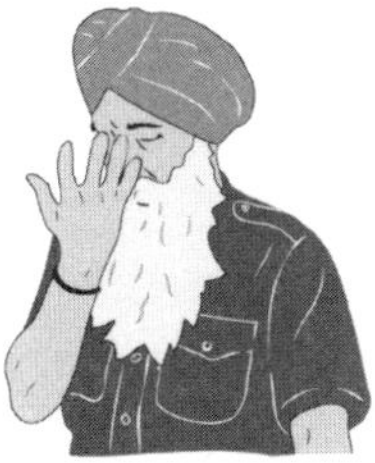

Dauer: Übe für 11 bis 31 Minuten. Es ist möglich, die Praxis zuerst auf 62 Minuten und dann auf 2 ½ Stunden auszuweiten.

Abschluß: Atme ein. Halte den Atem für 5-10 Sekunden. Dann atme aus. Strecke deine Arme über den Kopf und schüttele jeden Teil deines Körpers für circa 1 Minute, damit sich die Energie verteilen kann.

❷ *Sat Kriya*

Ausführliche Beschreibung in Kapitel 4 (siehe S. 113f.).

❸ *Kirtan Kriya*

Ausführliche Beschreibung in Kapitel 2 (siehe S. 65f.).

Tor 9

Amrit Vela

Die Zeit der Yogis

Der Nektar der frühen Morgenstunden

»In den ambrosischen Stunden des frühen Morgens
suche dein wahres Wesen.
Ringe in tiefer Meditation, um dein Eins-Sein mit Gott zu ermessen.
All unser Karma wird verschwinden.
Wir können die Tür zur Befreiung finden.«[92]

Guru Nanak

Oft habe ich mich gefragt, wie ich es jemandem erklären kann, dass eine so simple Sache wie frühes Aufstehen solch eine grundlegende transformierende Wirkung in sich birgt. Zu unspektakulär und alltäglich schien es mir, als dass es eine Tür öffnen könnte zum spirituellen Bewusstsein. Interessanterweise behalten wir die Tage, an denen wir einmal einen Sonnenaufgang erlebten, lange im Gedächtnis. Das Teilhaben daran, wie die ganze Natur ihr Festkleid anzieht, wie der Himmel im Morgenrot in den zartesten Pastelltönen leuchtet und sein Gemälde in jedem Moment neu erschafft, berührt jedes Herz im Innersten. Dieser Moment ist wirklich heilig.

Die Veden bezeugen, dass die Zeit zwischen 2 Uhr und 6 Uhr eine innere Verbindung zum feinsten Element, dem Äther, besitzt. Reinheit, Leichtigkeit, Weite, Klangströme sowie feinste Schwingungen sind diesem Element zu eigen.

In dieser Zeit passiert Meditation nahezu von allein. Es genügt, da zu sein, zu partizipieren am täglichen, unschuldigen, gereinigten Wiedererwachen der Welt. Segen ist allerorten spürbar. Wir tauchen bewusst ein und lassen uns in die umhüllende Stille der Nacht sinken, in die vertraute Dunkelheit, die nur von den Sternen des Universums erhellt wird. Hunderttausend Radios sind noch ausgeschaltet, Telefone schweigen, Computer sind heruntergefahren und die Autos stehen noch in der Garage. Alle Welt erholt sich, regeneriert sich, reinigt sich. Aber in uns erwacht das eigentliche Leben, das sonst hinter dem Lärm der Tage verborgen ist.

Wie schaffe ich es, morgens aufzustehen?

»Der wichtigste Schlaf, der Tiefschlaf, findet ausschließlich in den ersten vier bis fünf Stunden statt. Nur in dieser Zeit regenerieren sich Körperzellen und Immunsystem.«[93]

Prof. Dr. Jürgen Zulley

Am frühen Morgen das Bett zu verlassen, wenn es dort am gemütlichsten, kuscheligsten, wärmsten ist, erfordert eine geradezu unmenschliche Anstrengung. Dort ist mein Lieblingsplätzchen, die Außenwelt aber ist kalt, feindlich und absolut unattraktiv. Warum soll ich jetzt aufstehen? Ich möchte endlos weiterträumen und eingehüllt in meinem warmen, weichen Bett schlummern.

Der Weg aus dem Bett erinnert mich an den Weg, von dem es heißt, dass es der letzte Weg ist, den ich im Leben zu gehen habe. Im Nahtod-Zustand soll jeder an eine Weggabelung geführt werden. Auf der einen Seite winken Freunde und Bekannte aus einem gemütlichen Café, rufen und laden ein, dazu zu kommen. Auf der anderen Seite führt ein Weg in die kalte, frostige und sternenklare Nacht. Gehe ich dann zu meinen Freunden, so heißt es, gehe ich direkt in das nächste Erdenleben, gehe ich aber in die sternenklare, kalte Nacht, finde ich Befreiung vom Kreislauf des Lebens und Sterbens.

Morgens in aller Herrgottsfrühe das warme Bett zu verlassen und in die dunkle Kälte hinauszutreten, ist auch ein wenig wie Sterben. Alles wehrt sich gegen diesen ersten unangenehmen Schritt. Es ist, wie das Nest zu verlassen. Es erscheint so ungemütlich, so überflüssig. Aber habe ich es getan, bringt es mir die Frische, den Wagemut, die Inspiration für einen Tag, an dem alles möglich ist.

»Get up, stand up, stand up for your rights.«

Will ich mein Glück wagen, sollte ich es mit einem kühnen Sprung tun. So wie ich mir ein Pflaster ruckartig abreiße, ist der Schmerz nur kurz. Es gibt oft nur eine kurze Phase, in der ich wach genug bin, um diese Großtat zu vollbringen. Dann bin ich schon wieder traumversunken. Ich sollte jetzt nicht lange darüber nachdenken. Gedanken führen direkt zurück in die Träume. Ich sollte es jetzt tun, Bettdecke weg und aufstehen. Ein Schritt wirklicher Bewegung ist jetzt mehr wert als allzu langes Denken, Zaudern und Zweifeln.

»Die Brise zur Morgenröte hat Geheimnisse für dich.
Geh nicht zurück ins Bett.
Du musst dich fragen, was du wirklich willst.
Geh nicht zurück ins Bett.
Menschen gehen vor und zurück über die Schwelle, wo die beiden Welten sich berühren. Das Tor ist rund und offen.
Geh nicht zurück ins Bett.«[94]

Rumi

A Wach auf, wärm dich auf, steh auf!

Eine Übungsreihe, um besser aus dem Bett zu kommen

Nimm dir nur eine Minute Zeit für jede dieser kleinen Übungen, noch bevor du die Augen öffnest. Noch vor dem Aufstehen kannst du etwas Schönes tun, um deine Gesundheit zu verbessern und Krankheiten vorzubeugen. Diese kleinen Übungen sind besonders hilfreich, wenn du aufstehen willst, aber noch nicht magst.

1. Schließe deine Finger zu einer Faust und öffne sie wieder – schnell und abwechselnd.
2. Mache kreisförmige Bewegungen mit den Schultern.
3. Spanne deinen unteren Rücken an und entspanne ihn wieder.
4. Strecke deine Zehen nach unten.
5. Deine Hände flach zu deinen Seiten, strecke deinen ganzen Körper.
6. Bewege dich wie eine Schlange, ca. 8 cm nach rechts und links.
7. Bevor du die Augen öffnest, lege die Handflächen auf die Augen, öffne sie erst dann und entferne die Hände langsam von den Augen.
8. Massiere dein Gesicht und deinen Mund mit deinen Handflächen.
9. Katzenstreckungen: Strecke dich katzengleich nach rechts und links.
10. Hebe langsam deinen Kopf und ziehe deine Knie zur Brust. Jetzt kannst du aufstehen und deinen Tag beginnen.

Jede Nacht ist eine heilige Nacht

Unter meinen Freunden im Konfirmandenunterricht war die Mitternachtsmesse ein Geheimtipp. Sie wurde zu Weihnachten und Ostern zelebriert. Es war die Erfahrung der Nacht, der heiligen Nacht, die uns anzog und uns eine tiefere spirituelle Erfahrung versprach als die normalen Gottesdienste. Erst später begriff ich: Eigentlich ist jede Nacht eine heilige Nacht. In ihrem Dunkel, in ihrer Stille verbirgt sich eine Tür zu tieferer Erfahrung, zu tieferer Begegnung mit mir selbst.

Das Geheimnis des Erfolgs

Es war das Ende einer Yogaklasse. Eine Studentin kam auf mich zu und sagte: »Ich mache nächste Woche mein Examen, hast du einen Tipp für mich, wie ich mich darauf vorbereiten kann?« Ich sagte spontan: »Steh doch mal eine Stunde eher auf. Du brauchst nichts Besonderes zu tun. Wenn du magst, nimm eine kurze kalte Dusche und hülle dich dann in eine warme Decke. Oder meditiere etwas, mach Yoga. Es genügt im Prinzip einfach, da zu sein.« Zwei Wochen später kam sie und sagte: »Es hat geklappt. Ich habe es genau so gemacht, wie du gesagt hast, und ich bin phantastisch durch mein Examen gekommen.«

Sie hatte, ohne es zu wissen, ein wichtiges Erfolgsrezept der Yogis erfolgreich getestet. Wir können jeden Tag meistern, an dem wir vor Sonnenaufgang aufstehen und uns vor allen anderen Verrichtungen erst einmal uns selbst widmen.

»Sieh dir den Sonnenaufgang an!«

Als der Schamane Brent Secunda aus Mexico vor einigen Jahren im Anschluss an sein Seminar in Hamburg von einem Zuhörer gefragt wurde, was man tun könne, um auf den Weg der Schamanen zu gehen, antwortete er: »Sieh dir den Sonnenaufgang an.« Auch als Jesus vor seinem letzten Weg in die Zwiesprache mit dem himmlischen Vater ging, war es in der Mitte der Nacht. Er hatte seine Jünger gebeten, mit ihm zu wachen. Sie aber konnten die Augen nicht offen halten, nicht einmal in dieser letzten Nacht.

»Jemand, der sich als ein Sikh des wahren Guru versteht, soll sich in den frühen Morgenstunden erheben und auf sein Eins-Sein mit Gott meditieren«, so hat es Guru Ram Das formuliert. Sikh heißt »Suchen«, ein Sikh sucht auf allen Pfaden die Einheit mit seinem höchsten Bewusstsein, seinem Gott, seinem Meister. In den frühen Morgenstunden gibt es eine kostenlose Flatrate mit dem größten Computer in diesem Universum. Alle Wünsche, Bedürfnisse und Angelegenheiten eines Sikh werden abgeglichen auf dem großen Server. Und dem Suchenden in den frühen Morgenstunden werden noch einige extra Megabytes eingeräumt, mit anderen Worten: Der Kosmos hat alle seine Angelegenheiten erledigt. Er hat seine Chance

genutzt, hat sich zur rechten Zeit gerührt, so muss er nun nicht den ganzen Tag den Dingen nachlaufen.

Die Sonne am Morgen

(Text und Melodie shs)

Die Sonne am Morgen ist schön, schon ganz früh aufzustehen
und zu ihr hinauszugehen – in strahlendem Licht.

All die vielen, dummen Gedanken lass sein,
denn solch dumme Gedanken bringen gar nichts ein.

Das Lied der Vögel klingt zum Himmelszelt.
Niemand preist wie sie den Herrn der Welt.

Gottes Stille hüllt mich gänzlich ein.
Ich bin bei mir und bin doch nicht allein.

Tränen kommen, kommst du mir in den Sinn,
zeigen mir, dass ich zu Hause bin.

Die Sonne am Morgen ist schön, schon ganz früh aufzustehen
und zu ihr hinauszugehen – in strahlendem Licht.

A Meditation zum Sonnenaufgang

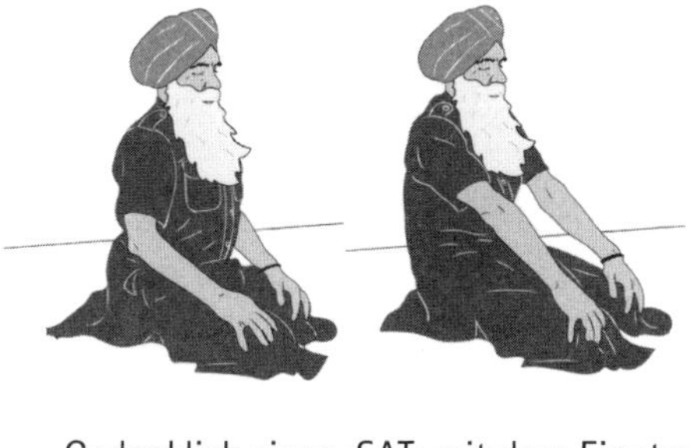

❶ Sitze auf den Fersen, deine Hände liegen auf den Oberschenkeln, und bewege rhythmisch die Wirbelsäule vor und zurück. Drücke sie intensiv nach vorn mit dem Einatmen und biege sie zurück und entspanne sie mit dem Ausatmen. Gedanklich singe ›SAT‹ mit dem Einatmen und ›NAM‹ mit dem Ausatmen.

Dauer: 5 Minuten.

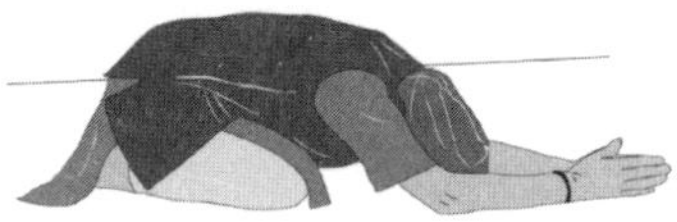

❷ Bleibe auf den Fersen und bringe die Stirn zum Boden. Strecke die Arme nach vorne aus und lege die Handflächen aneinander. Atme tief ein und singe ein langes ›SAT‹.

Dauer: Fahre fort für 11–31 Minuten rhythmisch zu chanten.

❸ Bleibe in dieser Position und bringe dann die Mitte deiner Stirn auf die gehobenen Daumenspitzen. Singe dabei ›SAT‹. Komme in die Ausgangsposition zurück und singe ›Nam‹.

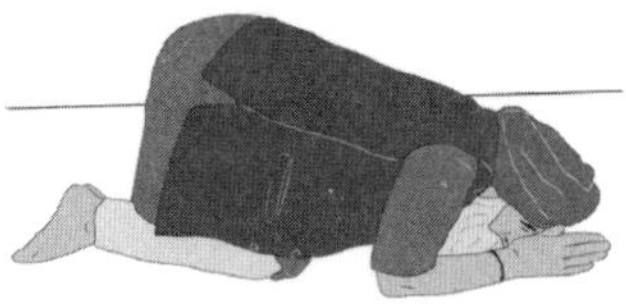

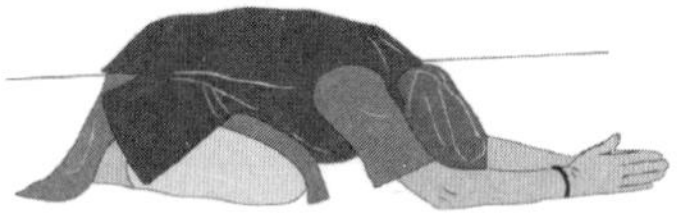

Dauer: 11- 31 Minuten.

❹ Sitze auf den Fersen mit gerader Wirbelsäule. Die Hände liegen auf den Oberschenkeln. Beuge dich nach vorne und lege die Hände vor die Knie auf den Boden und berühre mit der Stirn den Boden. Singe ›SAT‹ während dieser Bewegung. Dann komme wieder hoch und singe dabei ›NAM‹.

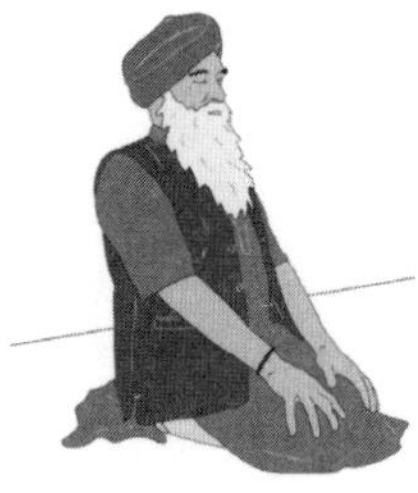

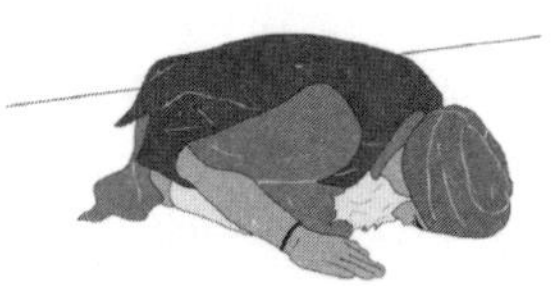

Diese Übung ist das Zentrum der Übungsreihe und sollte, wenn irgend möglich, direkt während des Sonnenaufgangs durchgeführt werden.

Dauer: 11–31 Minuten.

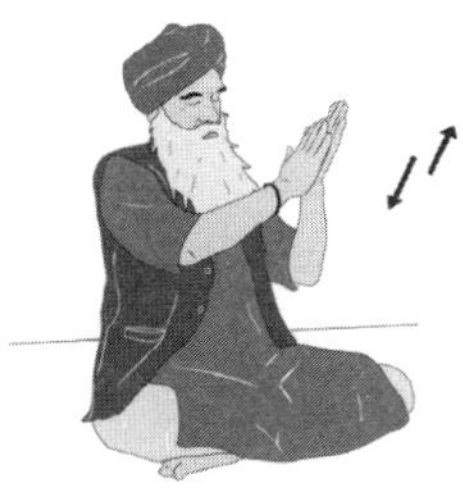

❺ Sitze jetzt in einer einfachen Sitzhaltung. Klatsche vor dem Herzzentrum in die Hände, wobei sich eine Hand schräg nach links oben und eine Hand schräg nach rechts unten bewegt. So berühren sich die Handflächen beim Klatschen quasi diagonal. Mit dem Klatschen beginnt sich auch die Wirbelsäule vor und zurück zu bewegen. Fühle dich leicht und locker und singe dabei das **Guru Gaitri Mantra** mit den 8 Aspekten des Unendlichen:

›GOBINDE – MUKANDE – UDARE – APARE – HARIANG – KARIANG – NIRNAME – AKAME‹

(›Erhaltender, Erlösender, Erleuchtender, Endloser, Schöpferischer, Zerstörender, Namenloser, Wunschloser.‹)

Dauer: Singe lächelnd und im Rhythmus 31 Minuten lang und entspanne dann tief.

Die »heilige« Zeit

Die Zeit vor dem Sonnenaufgang gestattet uns leicht den Eintritt in den sogenannten »heiligen Raum«, in dem sich die normalen Grenzen von Zeit und Raum auflösen. Es ist eine Erfahrung, die wir allgemein in einer tiefen Mediation genauso machen können.

An jedem Ort kann man Zutritt haben zum »heiligen Raum«, und innerhalb der normalen Zeit gibt es immer eine »heilige«, eine zeitlose Zeit, die darauf wartet, von uns entdeckt zu werden.

Ich habe es an der Südküste Kretas in dem Örtchen Lentas erlebt. Dort am Strand bin ich unvermittelt eingetaucht in eine tiefe Erfahrung der Zeitlosigkeit. War es das unendliche Spiel der Wellen, der Wind auf der Haut, der Blick auf die Weiten des Meeres, der mir ein anderes Zeitkontinuum öffnete? Oder die Magie des Ortes, an dem für nahezu 3000 Jahre ein Heiltempel des Äskulap stand? In Arne Strohmeyers Büchlein über Lentas (›Lentas – ein Dorf am Lybischen Meer‹) las ich später, dass die Griechen zwei unterschiedliche Begriffe für verschiedene Formen der Zeit hatten. Sie kannten «Chronos« und »Kairos«. Chronos, der Vater von Zeus, galt als der Gott der absoluten, messbaren, stets gleichbleibenden Zeit. Nach dem Götter-Patriarchen misst unsere rationale westliche Zivilisation noch heute die Zeit funktional und linear mit dem Chronometer. Kairos, der jüngste Sohn des Zeus, aber repräsentierte eine gelebte Zeit, ein Im-Augenblick-Sein. Solche zeitlose Zeit bemisst sich nicht in Sekunden und Minuten, sie kann in einem Moment stehen bleiben und im nächsten Moment rasen. Wir alle haben schon erfahren, dass ein paar Minuten nie enden wollten oder dass ein anderes Mal die Zeit wie im Flug verging. Solche ›Kairos-Zeit‹ herrschte damals für mich in Lentas. Und am frühen Morgen gibt es sie überall: Selbst hier inmitten unserer alltäglichen Welt ohne Wunder liegt unverhüllt, offen zugänglich und konfessionsfrei eine mögliche und transformierende Erfahrung bereit für uns. Wir ignorieren zuallermeist diese Tür zum Kosmos, und gegen 6:00 Uhr morgens schließt sie sich wieder, wenn wir zu unseren Tagesarbeiten eilen. Chronos tritt dann seine Herrschaft an und gibt sie nicht mehr ab, bis seine Kräfte in der Zeit des Abendfriedens, gegen 17:00 Uhr, zu schwinden beginnen. Das ist die Zeit, in der wir ermüdet die Büros und Arbeitsstätten verlassen. Wir könnten auch hier beim Untergang der Sonne die »Wunderzeit« für uns entdecken, doch sind dann die Abendstunden oft schon so komplett verplant, dass wir keine Zeit mehr dafür haben. Chronos hat uns den ganzen Tag fest im Griff.

»Die Kundalini kannst du früh am Morgen beobachten. Setze dich vor einen Rosenstrauch und achte auf die Blüte. Sitze wie mit einem Mikroskop. Sitze für ein paar Stunden, bis die Sonne aufgeht. Gegen drei Uhr morgens berühren die Sonnenstrahlen den Planeten Erde in einem 60 Grad Winkel.

Die Kundalini Energie, die aufwärts gerichtete, diagonale Energie, kommt und beginnt langsam durchzukommen. Wenn sie einen Winkel von 11 Grad erreicht, wird die Rosenblüte sich durch die Gesetze der Natur zu öffnen beginnen. Beobachte es mikroskopisch genau. Du wirst sehen, wie es ist, wenn die Kundalini den Herzlotus berührt. Es ist genau dasselbe.«[95]

»Jemand sagte: ›Ich möchte gern dein Student sein.‹ Ich sagte: ›Ja, und was möchtest du machen?‹, ›Ich möchte erleuchtet werden.‹ Ich sagte: ›Kein Problem, du kannst erleuchtet werden.‹ ›Wie?‹ Ich sagte: ›Nun, wenn der Tag kommt, wenn das Licht kommt, dann sei auch erleuchtet. In der Nacht, wenn die Sonne gegangen ist, schlafe, ruhe dich aus, damit du am nächsten Morgen wieder frisch bist. Und das ist's dann gewesen. Wenn das Licht da ist, sei Licht, und wenn es dunkel ist, beruhige dich, entspanne. Ist das nicht einfach?

Kannst du es tun? Nein, in der Nacht musst du wild herumirren, du willst irgendwas, gerade dann, wenn es Zeit ist, ruhig zu werden. Die Sonne kommt um 3 Uhr morgens, dann ist es Zeit aufzustehen. Die Sonne geht um 3 Uhr nachmittags, dann ist es Zeit zu entspannen.‹«[96]

Yogi Bhajan

Wake up Song

Rise up, rise up,
Sweet family dear.
Time of the Lord,
And remembering HIS Love is here.
Love, love is all you'll say
If you awake and rise up right away.
The Lord will bless you in so many ways
If you'll rise up right now and sing his praise …

Guru Singh

P Yoga auf dem Weg vom Bett zum Bad

11 Übungen, die du noch im Bett machen kannst.

❶ Du liegst in deinem Bett und streckst alle zehn Zehenspitzen nach vorne und ziehst sie danach ganz zu dir zurück.

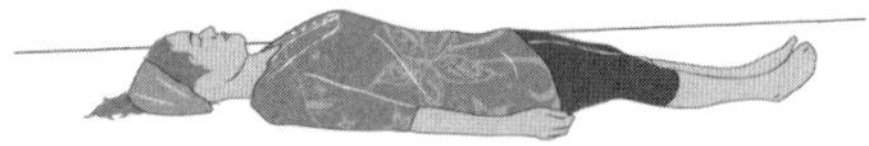

Zeit: 3 Minuten lang.

❷ Hebe beide Beine gestreckt circa 70 Grad hoch und senke sie dann wieder.
Setze diese Bewegung fort.

Zeit: 3 Minuten.

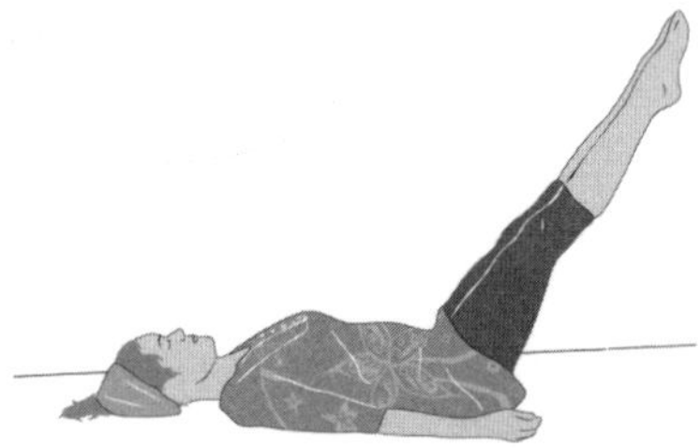

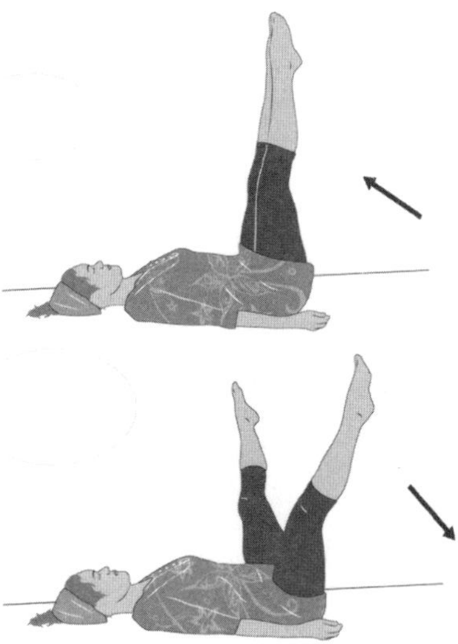

❸ (Für diese Übung brauchst du ein großes leeres Bett ..!)
Hebe beide Beine gestreckt senkrecht hoch, spreize sie weit und lege sie gespreizt wieder im Bett ab. Dann bringe sie wieder zusammen und hebe sie erneut 90 Grad hoch.
Fahre fort.

Zeit: 3 Minuten.

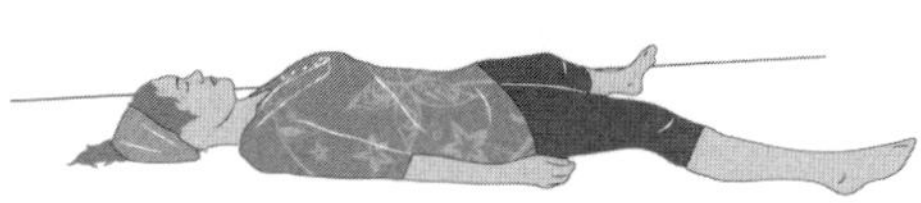

❹ Drehe dich auf den Bauch. Der Kopf liegt auf der Seite und die Arme entspannt neben dem Körper. Kicke abwechselnd den Po mit den Fersen.

Zeit: 3 Minuten.

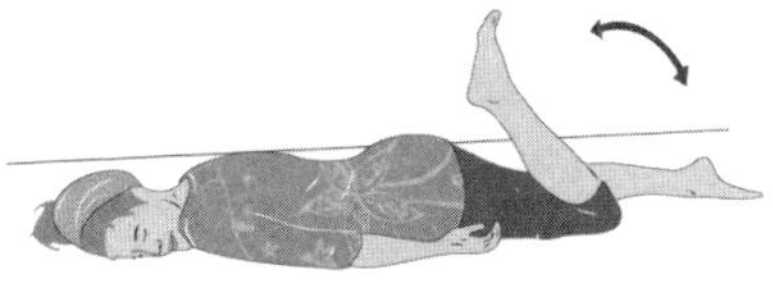

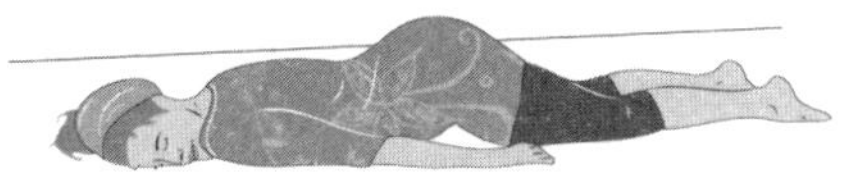

❺ Noch auf dem Bauch liegend, hebe und senke die Hüften in einer schnellen Bewegung. Schultern und Knie ruhen dabei im Bett.

Zeit: 3 Minuten.

❻ Lege deine Hände unter die Schultern und hebe und senke den Oberkörper in und aus eine/r entspannte/n Kobra-Position.

Zeit: 3 Minuten.

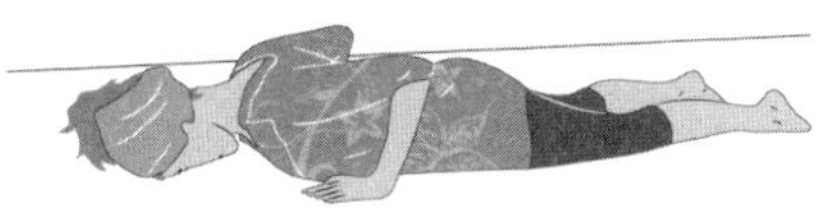

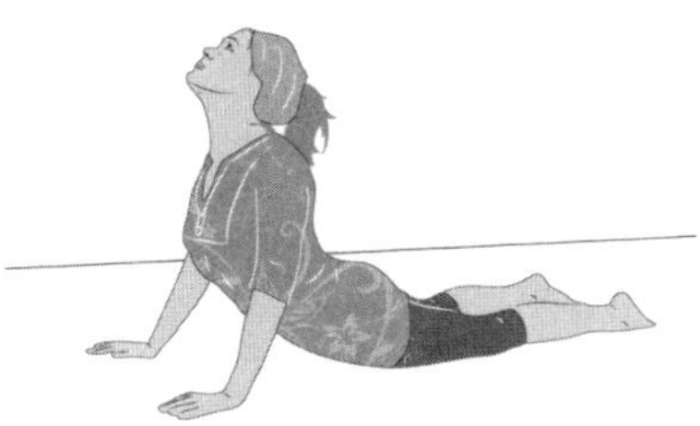

❼ Sitze in einer einfachen Sitzhaltung und lege die Hände auf die Knie.

Bringe deine Stirn 20 Mal vor dir zu Boden und komme zwischendurch immer wieder in eine aufrechte Haltung.

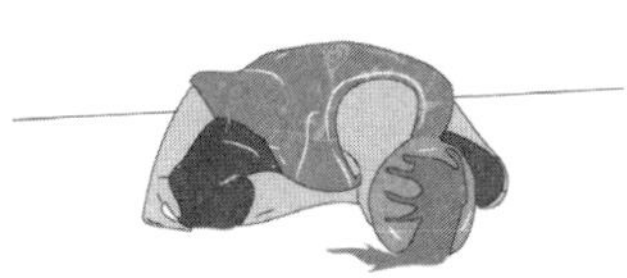

❽ (Für diese Übung brauchst du auch ein großes, leeres Bett ..!)
Stelle dir vor, du bist ein Bündel Holzstämme und rolle (die Arme sind an deine Seiten gepresst und die Beine liegen aneinander) vom Bauch auf den Rücken und zurück.

Zeit: 3 Minuten.

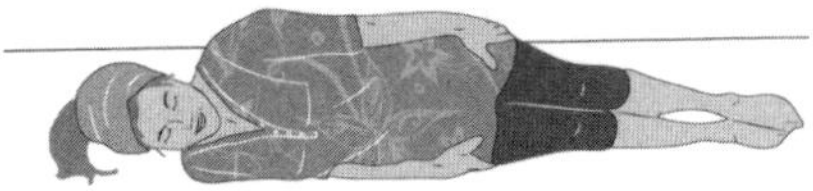

❾ Steh jetzt aus dem Bett auf.

❿ Stelle dich vor einen Spiegel. Deine Arme hängen zu den Seiten herab, die Handflächen zeigen nach vorne. Mache mit der rechten Hand eine Faust und bringe sie zur rechten Schulter. Entspanne die Hand, bringe sie zurück, während du die Faust der linken Hand zur linken Schulter bringst. Setze die Bewegung aus der Hüfte fort. Dreh dich dabei zur linken Seite, wenn die rechte Faust hochkommt und zur rechten Seite, wenn die linke Faust hochkommt.

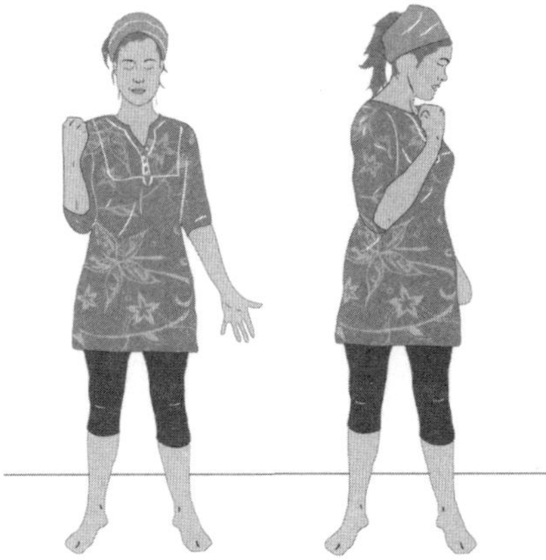

Hast du diese beiden Bewegungen soweit koordiniert, hebe zusätzlich das linke Knie, wenn du dich nach links drehst (und die rechte Faust hochkommt).
Entsprechend hebe das rechte Knie, wenn du dich nach rechts drehst. dich so schnell wie in einer Aerobic-Übung.

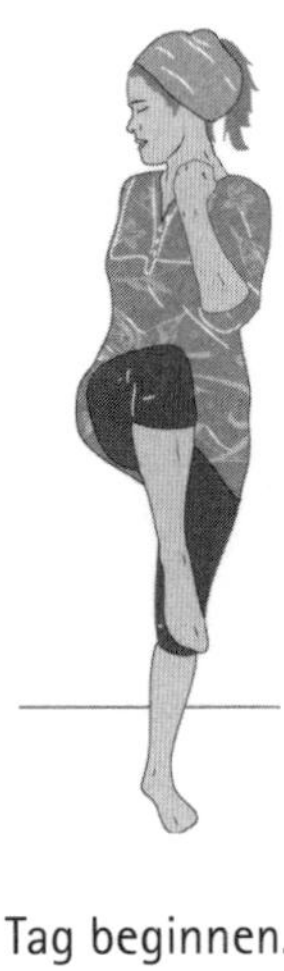

Zeit: 3 Minuten.

⓫ Du kannst jetzt unter die Dusche gehen und deinen Tag beginnen.

Spuren auf dem Weg zum Licht

»Du hast nun schon den Punkt erreicht, wo du weißt, dass du diese Zeit des Friedens und der Stille jeden Morgen wirklich brauchst; diese Zeit, in der du Mich suchen und finden kannst und in der wir ungestört zusammen sein und miteinander sprechen können. Während des Tages sind so viele Dinge zu tun, gibt es so viele Unterbrechungen, da ist es nicht leicht, äußeren Frieden zu finden. Natürlich kannst du diesen inneren Frieden zu allen Zeiten und an allen Orten finden; aber sogar das wird praktisch unmöglich, wenn du dir keine Zeit nimmst, um in den frühen Morgenstunden bei Mir zu sein, wenn alles neu und frisch und der Tag noch ganz makellos ist. Beginne den Tag stets mit Mir, dann wird es soviel leichter für dich sein, den Rest des Tages in Meiner Gegenwart zu leben. Es gibt so viele kleine Dinge, die dich während des Tages aus der Bahn werfen können.

Du brauchst einen Anhaltspunkt, an dem du dich orientieren kannst, wenn das geschieht; und dann wird die Zeit am frühen Morgen, die du mit Mir verbracht hast, unendlich wertvoll – die Zeit, in der du lernst, der stillen, kleinen Stimme zu lauschen, die Meine ist, und aufzuschreiben, was Ich zu sagen habe. Denn, wenn die Dinge während des Tages schwierig werden, wenn du merkst, dass du aus dem Gleichgewicht kommst, kannst du sofort zu diesem Anhaltspunkt zurückkehren und wieder auf den richtigen Weg finden, ohne dich dauernd im Kreis zu drehen und so kostbare Zeit und Energie zu verschwenden.«[97]

Eileen Caddy

Die natürlichen Rhythmen verstehen

Wir haben unser Gefühl für die natürlichen Rhythmen des Lebens verloren. Zwar haben wir uns technisch aus der direkten Abhängigkeit von den Zyklen der Natur befreit, aber wir haben damit auch achtlos die Schlüssel zu den heilenden und transformierenden Aspekten der Rhythmen des Lebens aus der Hand gelegt. Wer ist sich noch der Phasen des Mondes bewusst? Wer fühlt ihre Wirkung auf die Psyche und die Lebenskraft? Wer weiß von der Energie der Tageszeiten? Und wer plant mit ihr gar seine Arbeit? Wer kennt die Entwicklungszeiten der Kinder und belästigt sie nicht zur falschen Zeit mit falschem Wissen? Wer schützt die Vogelfluglinien? Wir haben die Nacht zum Tag und den Tag zur Nacht gemacht. Aber es gibt immer noch eine richtige Zeit für alles, auch eine richtige Zeit zum Meditieren.

Meditationszeiten

Es gibt exakte Zeiten für Meditationen.

- 3 Minuten Meditation hinterlassen eine Wirkung auf das elektro-magnetische Feld, den Kreislauf und die Zusammensetzung des Blutes.
- 11 Minuten Meditation hinterlassen eine Wirkung auf das Nerven- und Drüsensystem.
- 22 Minuten Meditation wirken harmonisierend auf den positiven, negativen und neutralen Bereich des Verstandes.
- 31 Minuten Meditation werden das Drüsensystem, den Atem und alle Zellen und Rhythmen des Körpers beeinflussen.
- 62 Minuten Meditation bewirken eine Integration des Unterbewusstseins.

- 2 ½ Stunden Meditation beeinflussen die Psyche in ihrer Beziehung zum Magnetfeld, sodass neue Strukturmuster fest vom Unterbewusstsein aufgenommen werden können.
- 40 Tage. Wenn du eine neue Regel in dein Leben integrieren willst, praktiziere sie für 40 Tage.

In vielen verschiedenen spirituellen Schulen kennt man das Gesetz des Dasvandh.

Den zehnten Teil unserer Zeit, von allem, was wir besitzen: Den zehnten Teil unserer Zeit, unseres Einkommens, unserer Gedanken, ja sogar unserer Kommunikation geben wir zurück zu Gott, der Quelle allen Besitzes. Zehn Prozent all unseres Tuns widmen wir ihm und so bestimmt sich auch die Zeit für unsere spirituelle Disziplin: 2 ½ Stunden sind der zehnte Teil von 24 Stunden.

Die verborgene Goldmine

> *»Der Moschus wird in der Nacht verteilt.*
> *Wer schläft, bekommt nichts davon ab.*
> *Diejenigen, deren Augen schwer sind vom Schlaf,*
> *wie könnten sie damit gesegnet sein?«*[98]
>
> *Sheikh Farid*

Wer es auch nur einmal erlebt hat, wird es kaum je wieder vergessen: Den Anblick des puren Goldes der ersten Sonnenstrahlen, die mitten ins Herz strahlen und es zu Tränen rühren. Zauberhaft geometrische Wolkenbilder, die sich exakt zum Ort des Sonnenaufgangs hin aufformen. Die unbeschreibliche Lieblichkeit des Morgenrots, der sphärische Gesang der Vögel, einer eigenen kosmischen Harmonie folgend, die wir verstehen und doch nicht in die Regelwerke von Noten und Instrumenten einordnen könnten.

Unbemerkt von uns Menschen zelebriert die Natur täglich ihr Freudenfest der Berührung von Himmel und Erde. Wie viele nächtliche Sorgen und Gedanken ließen sich beim Anblick des Sonnenaufgangs auflösen? Die Yogis lehren, dass die Sonne in der äußeren Welt aus dem gleichen Stoff gewebt ist, wie die Seele im Inneren.

Am Morgen und am Abend

»In den ambrosischen Stunden, wenn die Sonnenstrahlen die Erde noch nicht berühren, sondern 60 Grad an ihr vorbeigehen, entsteht eine ganz einzigartige Schwingung. Denn an jedem Ort der Erde wird alles Leben vom Sonnenlicht bestimmt. Es gibt zwei bestimmte Zeiten am Tag, die Zeiten der Dämmerung vor dem Sonnenaufgang und nach dem Sonnenuntergang. Da fällt es uns sehr leicht, bei uns selbst zu sein. Amrit Vela wird sie am Morgen genannt und Sundhiaa Vela am Abend, wenn es dämmert, wenn die Sonne schon untergegangen ist, es aber noch nicht ganz dunkel ist. Das sind die beiden Zeiten, die in jeder Religion für das Gebet empfohlen werden. Und was ist ein Gebet? Reinigung des Geistes, du bist wieder du selbst.«

»Es gibt etwas, das du tun musst: Du musst am Abend ins Gebet gehen. Wenn die Sonne gegen 16:00 Uhr sich zu senken beginnt, gerät deine Energie durcheinander. Das passiert automatisch. Am Morgen bist du frisch und voller Tatendrang. Am Abend willst du verrücktspielen. Das ist natürlich. Lass es ruhig so sein. Aber nimm dir zwischen 16.00 Uhr und 19:00 Uhr Zeit, die Augen zu schließen und gehe für ein paar Minuten ins Gebet.«[99]

Yogi Bhajan

Tor 10

Sangat – das Tor der Gemeinschaft

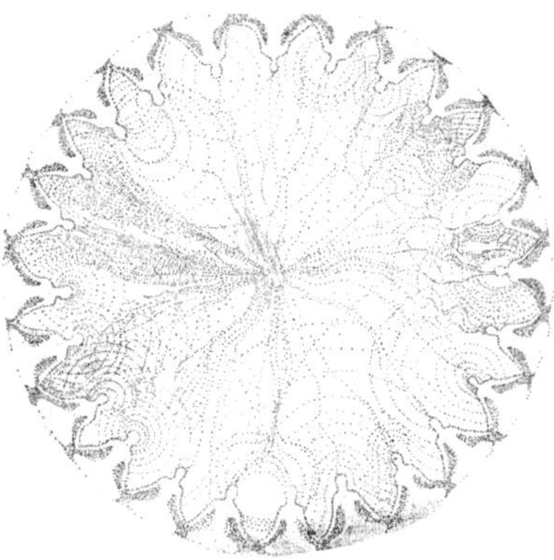

Der nächste Schritt auf dem Weg zum kosmischen Bewusstsein

Wir dürfen es uns von der Natur abschauen: die Harmonie, in der verschiedene Gruppen von Lebewesen zusammenwirken; das Wachstum und die Kreativität, die aus der Kooperation unterschiedlicher, teils sogar gegensätzlicher Lebensformen entstehen. Wir können es auf einer Wiese, im Knick am Feldrain, im Korallenriff oder im Regenwald beobachten. Zwar gibt auch es individuelle Interessen in der Natur, Kampf, Verteidigung und Konkurrenz, doch es ergibt sich immer wieder Synergie. Neue Lebensräume voller

Schönheit entstehen. Wir stehen staunend vor den Kunstwerken, die unzählige Tiere, Pflanzen und Mineralien vereint geschaffen haben. Das Werk großer und kleiner Gruppen von Lebewesen und natürlichen Gemeinschaften bringt keinerlei Abfall, Müllkippen oder Wüsten hervor, sondern reines Wasser, blühende Wiesen, fruchtbare Erde, warmen Sand und Sonnenblumen. Künstler sind inspiriert vom Zauber ihrer Unberührtheit und Reinheit. Naturforscher ergründen die genialen Systeme, die im Zusammenspiel der natürlichen Kräfte entstehen. Es ist ein großes Gemeinschaftswerk, in das alle Ebenen der Natur miteinander eingebunden zu sein scheinen.

Unglücklicherweise sind die Ergebnisse menschlichen Zusammenlebens ambivalent. Wir wissen um außerordentliche Erungenschaften menschlicher Technik und Intelligenz ebenso wie um leergefischte Ozeane und Meere voller Plastikabfälle. Im Gegeneinander unterschiedlicher menschlicher Interessengruppen findet sich ein Teil der Welt im Überfluss und der andere Teil in Armut und Not.

Gruppenbewusstsein

Wir leben in den letzten Tagen des Individualismus. Allein, um den Hunger so vieler Menschen zu beenden und ökologische Katastrophen abzuwenden, braucht es eine neue Form des Zusammenwirkens. Solange individuelles Bewusstsein, ausgerichtet auf individuellen Gewinn, die Grundstruktur des gesellschaftlichen Lebens bildet, ist ein Leben füreinander chancenlos. Ja, wir sind Individuen, aber wir haben in uns das große Verlangen dazuzugehören. Wenn wir diesen Wunsch in Gemeinschaften verwirklichen können, in denen individuelle Freiheit selbstverständlich ist, könnte sich unser Bewusstsein erweitern und ein Leben füreinander beginnen.

Die Kundalini steigt in einer wahren Gemeinschaft

»Kundalini Surjhi Satsangat«

In den verschiedenen Yoga-Traditionen ist die Gemeinschaft der Übenden von jeher hoch angesehen. Sie ist ein Ort, an dem das Yoga tiefer zu erfahrbar ist. Jede Person in der Gruppe hat auf eine Weise auch an den Erfahrungen aller anderen teil. Das Lernen ist intensiver und schneller, die Übenden unterstützen sich gegenseitig in ihrer Diziplin und Wachheit. Widerstände werden deutlicher und früher erkannt, und wir erhalten Hilfe bei ihrer Überwindung. Diese Gemeinschaft der Praktizierenden, die Gemeinschaft derer, die eine Disziplin ausüben, wird auch die »Gemeinschaft der Heiligen« genannt. Sie ist ein Ort der Demut und des Dienens, in dem Sinne, dass, »wer sich selbst erniedrigt« – in seinem Bewusstsein – erhöht werden wird. So wirkt die Gegenseitigkeit und Eingestimmtheit in Gemeinschaften oft sehr segensreich für die spirituelle Entwicklung ihrer Mitglieder.

In seinem Werk »SUKHMANI« hat Guru Arjun über die vielfältigen Segnungen der Sat Sangat, der »wahren Gemeinschaft«, geschrieben (hier einige Auszüge):

> *»In der wahren Gemeinschaft werden die fünf Leidenschaften beruhigt.*
> *In der wahren Gemeinschaft wird die Sprache verfeinert.*
> *In der wahren Gemeinschaft wandert unser Geist nicht mehr umher.*
> *In der wahren Gemeinschaft überwinden wir Maya, die Illusion.*
> *In der wahren Gemeinschaft lebt eine große Reinheit.*
> *In der wahren Gemeinschaft gibt es keinen Hass.*
> *In der wahren Gemeinschaft wird das Fieber des Ego gelöscht.*

In der wahren Gemeinschaft findet man dauerhaften Frieden.
In der wahren Gemeinschaft halten wir das Unaushaltbare aus.
In der wahren Gemeinschaft weilt man an dem schönsten aller Orte.
In der wahren Gemeinschaft gibt es kein Leid.
In der wahren Gemeinschaft profitieren alle vom Reichtum.
In der wahren Gemeinschaft werden unsere Feinde zu Freunden.
In der wahren Gemeinschaft genießen wir die ambrosische Essenz.
In der wahren Gemeinschaft findet man den unvorstellbaren Gott.
Nanak, in der wahren Gemeinschaft sind wir eins mit Gott.«

Eine Meditation, um die Gruppen-Energie zu spüren ›MAHAN JAP‹

❶ Sitze aufmerksam und meditiere mit geschlossenen Augen auf den Punkt zwischen deinen Augenbrauen. Es ist hilfreich, wenn die ganze Gruppe zuerst für einige Minuten zusammen das Mantra SA TA NA MA in einer einfachen Melodie singt, da die folgende Meditation ein hohes Maß an Konzentration erfordert.

Ein Zyklus des Mantras dauert circa 3 Sekunden.

❷ Eine Person aus der Gruppe singt das Mantra auf ein Zeichen alleine. Der Rhythmus des Mantras sollte ununterbrochen beibehalten werden, während daraufhin ab sofort jeder in der Gruppe zu jeder Zeit den Chant aufgreifen kann. Der Einzelne wird auf einer neuen Ebene sensibilisiert, sodass er mit der Energie in der Gruppe interagieren kann. Das Chanten wird sich je nach Veränderungen in der Gruppenenergie ebenfalls verändern. Der sich verändernde Energiefokus der Gruppe wird eine Person dazu veranlassen, zu chanten, nicht ihr individueller Wille. In diesem Prozess entwickelt sich eine sehr subtile Empfindsamkeit. Einige werden mehr als 1 Mal, andere gar nicht chanten. Die Wirkung des Chants steigt exponentiell mit der Zahl der Mitsingenden.

»Wo zwei oder drei in meinem Namen zusammenkommen, da bin ich mitten unter ihnen.«

In Yogakursen und -Ausbildungen wachsen neue Beziehungen, Freundschaften und Gemeinschaften. Da, wo wir uns mit den höheren Aspekten unseres Selbst verbinden, verbinden wir uns auch tiefer mit den anderen Übenden neben uns. Da, wo wir in einem Raum durch die intensiven Erfahrungen des Yoga gehen, entsteht leicht Nähe, Vertrauen und eine natürliche Gruppenenergie. In Gesprächen zwischen den Übungen sind unsere Seelen offen. Verständnis füreinander entsteht. Es ist ein fast natürlicher Teil auf dem Weg des Yoga. Und wir möchten ihn auf keinen Fall mehr missen.

Yoga gelingt gemeinsam besser.

Das gemeinsame Üben, das Meditieren in einer Gemeinschaft, inspiriert und beflügelt, macht den Einzelnen mutiger und eher bereit, seine Grenzen auszudehnen und neue Ufer zu betreten. Gemeinsam ist es leichter, mit dem »inneren Schweinehund« umzugehen, unsere Disziplin zu pflegen und sogar zu intensivieren. In der Gemeinschaft tauschen wir uns auch über unsere Fortschritte und Rückschläge aus. Wir lernen voneinander und lassen uns mitreißen von der Freude und Inspiration in der Gruppe.

Wenn wir das erste Mal auf eine Gemeinschaft stoßen, in der wir auch die eigene Seele wieder spüren, sind wir von der Tiefe der

Erfahrungen der Gruppe fasziniert und dafür dankbar. Wir erleben in der Yoga-Gemeinschaft erstmals so etwas wie eine spirituelle Familie. Die Yoga-Gemeinschaft, die »Sangat«, wird zum Begleiter auf dem Weg vom individuellen Leben zu einem erweiterten Gruppenbewusstsein. Und interessanterweise wird die Gemeinschaft gleichzeitig selbst ein Tor, durch das wir weiter in kosmisches Bewusstsein vorstoßen. In der Gemeinschaft erwacht die Kundalini – unser göttliches Selbst. Die Schwingung eines vereinigten Feldes von liebenden Seelen schwingt in einer höheren und intensiveren Frequenz.

Deshalb wird auch empfohlen, das Sadhana als Gruppen-Sadhana auszuüben.

A *Fingerspitzengefühl entwickeln*
Gruppen-Meditation

Position: Alle Personen in der Gruppe stehen auf, strecken sich und gehen individuell im Raum umher. Sie halten dabei die Arme vor sich in einem Winkel von circa 60 Grad nach oben ausgestreckt. Die Handflächen zeigen nach vorne und die Finger sind leicht gespreizt.

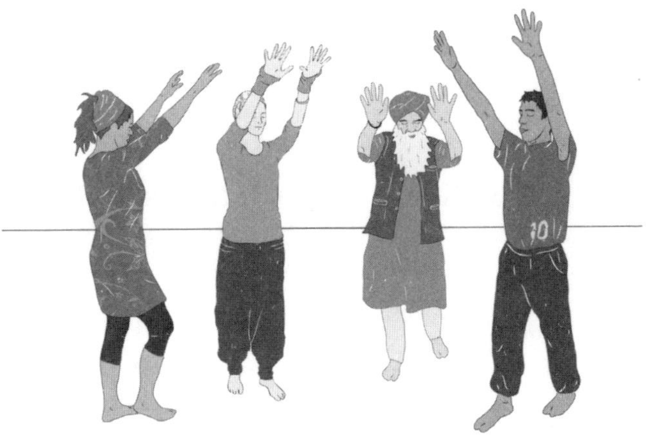

Wenn sich zwei Personen begegnen, berühren sie sich ausschließlich mit den Fingerspitzen

Augen: Alle TeilnehmerInnen haben die Augen geschlossen.

Dauer: Bis zu 15 Minuten.

Wirkung: Dies ist eine schöne Form der Begegnung und erweiterten Wahrnehmung. Sie verändert die Bilder, die wir voneinander haben. Sie gestattet uns nicht, uns einander mit bereits vorgefassten Urteilen und Meinungen übereinander zu erfahren. Sie macht uns offen für neue Eindrücke voneinander und ermutigt uns, nicht nur unseren Sehsinn zu benutzen.

Vorschlag: Eine schöne, herzöffnende Musik während der Übung unterstützt die Wirkung.

»Der Tempel des Wassermann-Zeitalters wird erbaut durch unsere Gemeinschaft«

»Eine Gemeinschaft wird aus dem Bewusstsein der Einheit geboren: Die Entfaltung der Kundalini entspricht der Entfaltung des Wir-Bewusstseins. Die einzelnen Individuen sind die Ziegelsteine in dem Tempel, denn eine Gemeinschaft besteht aus Individuen. Jede einzelne Person ist ein Eckstein darin. Jede hat den gleichen Wert. Keiner ist wichtiger als der andere.

Wir suchen nach einem Ort auf der Welt, wo wir uns wertvoll fühlen können, wo wir so angenommen werden, wie wir sind. Wir brauchen eine Umgebung, die uns akzeptiert und nicht über uns urteilt. Dann können wir unsere Scham vor uns selber ablegen und gemeinsam mit den anderen ein neues Morgen aufbauen. Unabhängig von der Meinung anderer Menschen sind wir nur, wenn wir Selbstvertrauen entwickelt haben. Yoga hält viele Techniken bereit, um Selbstvertrauen zu entwickeln.

Unsere Gemeinschaft wird nur dann real, wenn es die eigene, freie Entscheidung ist, dieser Gemeinschaft beizutreten. Ein Teil der Gemeinschaft zu sein, wird für das Individuum dann ein kostbarstes Juwel, das ihm ermöglicht, einen Platz im Tempel der menschlichen Gemeinschaft einzunehmen. Es sind praktische Taten, die dem Einzelnen ein erfahrbares Gefühl der Zugehörigkeit zur Gemeinschaft vermitteln. Unsere Mit-Menschlichkeit ist eine nach innen gerichtete Identifikation mit der Würde der eigenen Seele. Sie ist das versteckte Licht Gottes in uns, das ›wir in mir‹, das konstant Liebe für alle aussendet. Menschliche Gemeinschaften entstehen aus dem Wissen von den Schmerzen und der Liebe in jedem einsamen Herzen. Innerhalb der Gemeinschaft reflektieren und bearbeiten wir ständig unsere Zweifel über die anderen und unser ›Anders-Sein‹. In diesem inneren Erkenntnisprozess entsteht doch letztendlich der Wunsch, anderen zu dienen. Er ist verbunden mit Dankbarkeit und Großzügigkeit.

Das Geheimnis ist zusammenbleiben. Das größte Wunder können wir kreieren, wenn wir zusammenhalten. Wir müssen als eine Einheit zusammenstehen. Einheit ist Stärke. Leben wir füreinander.«[101]

Shiv Charan Singh

Wenn ein Konflikt entsteht …

»In der Gemeinschaft der Heiligen sind wir Teil einer Schwingung, genau wie unsere Seele in jedem unserer Organe vibriert. Wir sitzen im Gleichklang unserer Seelen als Menschen, als Suchende, als Schüler von Gottes Wort, kommen zusammen, sitzen, singen und stimmen uns auf diese heilige Schwingung ein. Es gibt kein spezielles Ritual dafür.«[102]

Yogi Bhajan

Wenn in der Gruppe ein Konflikt entsteht, gibt es die Vereinbarung, mit Geduld um ein gemeinsames, höheres Bewusstsein zu ringen, um aus dem Gefängnis der Unklarheit auszubrechen. Eine Weg, um aus Widersprüchen auszubrechen, ist, gemeinsames Singen. Es erzeugt Harmonie, und aus unseren Ängsten entsteht Verwunderung.

Leben die Mitglieder der Gemeinschaft im Bewusstsein, dass Gott alles erschafft, entsteht ein Verstehen und Verzeihen, das über alles Verurteilen und Bestrafen hinausgeht. Stattdessen wächst Mitgefühl: Erkenntnis, was dem anderen fehlt und das Aufkeimen des Wunsches, alles was nötig ist, dafür zu tun, damit es dem anderen gut geht. In der Reinheit des Bewusstseins wissen wir, dass eine einzige Träne der Bedürftigkeit denselben Geschmack hat wie der gesamte Ozean des menschlichen Leidens.

In jedem Gesicht, das wir ansehen, erkennen wir das Licht Gottes. Diese Erkenntnis inspiriert uns, gibt uns den Mut zu universeller Solidarität. Es ist die absolute Erkenntnis unserer gemeinsamen Einsamkeit. Wir sind die Samen des Einen. Niemand ist unser Feind. Niemand ist uns fremd. Es ist so, wie Guru Nanak es in der letzten Zeile des Jap-ji singt: »Wir halten viele an unseren Händen.«

»Die Hälfte von jeder Heilung ist die Gemeinschaft …«[103]

Mukta Kaur

»Die Wahrheit spricht durch unseren Kreis«

Gruppenbewusstsein im indianischen Redekreis

> *»Unsere Alltagssprache ist durchsetzt mit vielen Lügen. Nehmt einmal einen Tag lang eure eigenen Gespräche auf einem Tonband auf und hört sie euch am Abend wieder an. Ihr werdet geschockt sein, was ihr am Tag alles von euch gegeben habt.«*[104]
>
> *Yogi Bhajan*

Es ist immer ein besonderer Moment, wenn wir mit der Wahrheit in Berührung kommen. Selbst dann, wenn sie unserer eigenen Vorstellung von dem, was wahr ist, widerspricht. Wahrheit trifft uns unvermittelt und direkt bis ins Innerste. In einem sogenannten »Indianischen Redekreis« entsteht eine Wahrheit, die größer ist als die eigene individuelle Wahrheit. Sie ist neutral, unerwartet, befriedigend und macht oft sprachlos. Sie wird nicht diskutiert. Sie ist unwidersprochen, denn sie ist die Summe aller individuellen Wahrheiten.

Der Redekreis ist so gestaltet, dass er jeder teilnehmenden Person das Recht einräumt, ihre persönliche Wahrheit unwidersprochen, würdevoll und geschützt auszusprechen. Dabei schützt er auch gerade diejenigen, die ansonsten möglicherweise nicht gefragt würden bzw. sich nicht trauen würden zu sprechen; und zwar allein dadurch, dass er jedem nur einmal für eine bestimmte Zeit das Wort erteilt. Jeder spricht, wenn er an der Reihe ist, doch niemand reagiert, wirderspricht oder diskutiert. Jeder Beitrag bleibt unwidersprochen. So erhält jedes Wort Authentizität und Gewicht. Mit jedem neuen Beitrag vertieft sich die Wahrheit, verfeinert sich, wächst sich aus in neue Facetten und Dimensionen und es ensteht: Gruppenwahrheit. Es entsteht ein heiliger und heilsamer Raum.

Die Technik des indianischen Redekreises ist besonders geeignet für Gemeinschaften, die so auf eine unparteiliche, neutrale Weise auch kritische und kontroverse Themen besprechen wollen.

Im Redekreis erhält jedes Wort Gewicht und Respekt. Der Umgang miteinander ist von Würde geprägt und die Wahrheit der gesamten Gruppe wächst mit jedem neuen Beitrag. Sie ist ein Gesamtwerk aus allem Gesprochenen.

Die Regeln im Indianischen Redekreis

1. Alle sitzen im Kreis. Die Kreisform betont die Tatsache, dass sich alle als einander ebenbütig betrachten. Der Raum selbst ist vorbereitet und aufgeräumt. Man könnte sagen, geweiht. Es ist gut, mit einem Gebet oder einer Meditation zu beginnen.
2. Ein Redekreis wird ausschließlich zu einem Thema einberufen.
3. Außerhalb des Kreises wird über Wortbeiträge Stillschweigen gewahrt.
4. Die Person, die spricht, wird nicht direkt angeschaut, um sie nicht zu beeinflussen.
5. Männer und Frauen sitzen getrennt.
6. Männer beginnen zu sprechen. Die Frauen erhalten zuletzt das Wort.
7. Alle erhalten nur einmal das Wort, egal ob sie das erste Mal in einem Kreis sind oder schon viele Male dabei waren.
8. Möchte jemand einen zweiten Redebeitrag geben, muss er zu einem neuen Kreis einladen.
9. Man nennt keine Namen, man spricht von niemand anderem als sich selbst.
10. Schönheit kommt nicht aus den großen Worten. Schönheit kommt aus den Worten, die aus dem Herzen kommen.

Am Ende des Redekreises und auch nach jedem Beitrag gibt es einen Moment der Stille. Ein Redekreis wird immer ein tieferes Verständnis der Situation und der Wahrheit ergeben. Braucht man noch eine sachliche Lösung, so wird diese an einem anderen Ort, zu einer anderen Zeit besprochen.

»Was wir alleine nicht schaffen, das schaffen wir dann zusammen.«

Xavier Naidoo

Die Dynamik von Gruppenprozessen ist noch weitgehend unbekannt, obwohl wir immer mehr in Gruppen leben und arbeiten. Eine Einstimmung innerhalb einer Gruppe, die die unterschiedlichen Schwingungen, Meinungen und Stimmungen zusammenbringt, kann Arbeits- und Lebensprozesse außerordentlich vereinfachen und harmonisieren.

Sie kann auch helfen, zu neuen Lösungsmodellen zu kommen, die jeder Einzelne für sich allein nicht finden würde.

Warum nicht vor wichtigen Entscheidungen alle Betroffenen zusammenrufen und die Ideen, Vorschläge und strategischen und taktischen Entscheidungen durch viele verschiedene Köpfe und Herzen filtern!? Dann verlieren sie ihre persönlichen Ecken und positive wie negative Übertreibungen werden neutralisiert. So eine Einstimmung beschleunigt und unterstützt den Prozess hin zu einem neutralen Ergebnis. Die bekannteste Einstimmung im Kundalini Yoga, sofern es sich nicht um den Beginn einer Yogaklasse handelt, ist das gemeinsame Singen des Mantras:

›**A**D GUR**E** NAME-H –
JUG**A**D GUR**E** NAME-H
SAT(E) GUR**E** NAME-H
SIR**I** GURUD**E**V**E** NAME-H‹

Dieses Mantra ist in dem besprochenen Sinne wirksam, vor allen bei individuellen und gemeinsamen Ereignissen und Treffen, ob es sich nun um eine einfache Autofahrt oder um ein größeres Firmen-Meeting handelt. Es wird in der Regel ein bis drei Mal gesungen, kann aber auch gerne längere Zeit gesungen werden.

Das Mantra bewirkt ein Einholen des Segens der himmlischen Helfer und Beschützer, die immer mit uns sind. Wir verneigen (›NAME-H‹) uns vor denen, die uns in aller Ewigkeit (›**A**D‹) erheben (›GUR**E**‹), die uns in Zeit und Raum (›JUG**A**D‹) beschützen, uns die Wahrheit (›SAT‹) lehren und vor dem großen kosmischen Lehrer selbst (›SIR**I** GURUD**E**V**E**‹).

In den meisten Fällen bringen wir beim Singen beide Handflächen in der Gebetshaltung vor der Brust zusammen.

Drei einfache Gruppenerfahrungen

Energiekreis: Alle sitzen zusammen in einem Kreis und halten sich an den Händen. Die Augen sind geschlossen. Wir nehmen die Energie wahr, die wir sind und die durch uns fließt und entsteht. Ein Energiekreis ist gut geeignet als Einstimmung auf nahezu jedes gemeinsame Vorhaben oder Zusammensein. Er eignet sich auch gut zum Innehalten in Konfliktmomenten in der Gruppe oder zum Abschluss eines Gruppentreffens. Eine Leitung ist nicht nötig.

Dauer: 3-5 Minuten.

Kleine Tee-Zeremonie: Alle sitzen in einem ganz runden Kreis auf Kissen oder Sitzhilfen. Der umgebende Raum ist absolut leer geräumt wie ein Zen Dojo. In der Mitte des Kreises dürfen Kerzen und Blumen sein. Die Zeremonie findet in vollkommener Stille statt. Feierlich werden von voher ausgesuchten Personen Teetassen verteilt und dann Tee ausgeschenkt.

Mit dem Verlesen einer Yoga Sutra wird die Tee-Zeremonie eröffnet und der Tee schweigend getrunken und geschmeckt.

Nach 15–20 Minuten wird nachgeschenkt. Es kann leise Musik gespielt werden.

Am Ende wird mit dem erneuten Verlesen der Sutra die Tee-Zeremonie beendet. Eine Leitung der Zerrmonie ist empfehlenswert.

Dauer: 30–45 Minuten.

»Pow Wow«: Der Pow Wow ist ein großer Meinungsaustausch und als solcher auch ein Stimmungsbarometer. Alle sitzen im großen Kreis und dürfen sich zum aktuellen Geschehen mit Vorschlägen, Kritik, Ideen, Lob oder eigener Befindlichkeit äußern. Wer reden will, bekommt den ›Redestab‹. Es soll möglichst vermieden werden, die andere Person zu unterbrechen. Der Redestab kann im Kreis von einem zum anderen gehen oder auch nur zu denen, die sich melden.

Eine Leitung des Pow Wow ist wünschenswert, denn im Gegensatz zum Indianischen Redekreis können verschiedene Themen angesprochen werden und Beiträge auch kontrovers geäußert werden.

Dauer: Je nach Gruppenstärke circa 20–30 Minuten.

Tantrische Gruppen-Meditation

Position: Alle Personen in der Gruppe sitzen auf den Fersen und strecken die Arme senkrecht über den Kopf. Die Arme berühren möglichst die Ohren und die Handflächen liegen aneinander.

Die Männer in der Gruppe beginnen. Sie atmen ein und chanten ›ONG‹ (der ›ng‹-Laut vibriert im oberen Teil der Nase).

Dann legen sie die Stirn und die gestreckten Arme vor sich auf den Boden. Die Handflächen bleiben weiter zusammen.

Während die Männer einen Moment in dieser Position (Gurpranam) verweilen, chanten die Frauen: ›SOHONG‹. Dabei kommen sie nun ihrerseits mit der Stirn und den Armen zum Boden, während die Männer wieder zum Sitzen auf die Fersen zurückkommen.
In dieser Art und Weise wird die Übung weitergeführt.

Dauer: 3 Minuten.

Diese Gruppenmeditation arbeitet mit dem faszinierenden Klangstrom von abwechselnden Männer- und Frauenstimmen. Es entsteht eine Kommunikation, die beide Polaritäten betont und fühlbar macht und doch verbindet. Der gegenläufige Bewegungsablauf unterstreicht diesen Dialog noch.

Die Meditation ist gut geeignet, um die männlichen und weiblichen Energien in einer Gruppe vertieft zu erfahren.

Die Gruppen-Meditation zum Vollmond Der Heilende Kreis des Tantra

Wie sie auf uns wirkt: Den Heilkreis erzeut eine große Menge an heilender Energie, die auf jede Person im Kreis oder auf bekannte und unbekannte Personen in Nah und Fern gerichtet werden kann. Die Teilnehmer sollten sich auf das Hören konzentrieren und sich von dem Klang leiten lassen; sich fein auf den Ruf einstimmen und dann antworten.

Wie wir sie ausführen: Elf oder mehr Personen sitzen in einer bequemen Position, mit gekreuzten Beinen und aufgerichteter Wirbelsäule und bilden einen Kreis. Jeder hält die Hand seines Nachbarn, sodass der Kreis geschlossen ist. Die Augen sind geschlossen. Jemand beginnt, sanft aber kräftig in einer einfachen Weise ›WAHE GURU‹ zu rufen. ›WA‹ und ›HE‹ sind jeweils einen Takt lang, ›GURU‹ ist zwei Takte lang.

Nachdem das Mantra ausgerufen worden ist, antworten die übrigen Teilnehmer, indem sie das Mantra genauso wiederholen, wie es vorgesungen wurde. Der Vorsingende sagt dann sehr sanft ›SAT NAM‹ und der linke Nachbar übernimmt die Rolle des Vorsingenden. Er ruft erneut ›WAHE GURU‹ und die Übrigen antworten wieder ›WAHE GURU‹. Der Vorsager sagt ›SAT NAM‹ und sein linker Nachbar setzt die Reihe fort. In dieser Weise wird der Kreis mehrere Male im Uhrzeigersinn durchlaufen.

Atem: Atme ein, während der Vorsingende das Mantra chantet, und atme aus, während du das Mantra als Antwort chantest.

Dauer: Die Meditation sollte für mindestens 11 Minuten, maximal für 31 Minuten durchgeführt werden.

Anmerkung: Diese Meditation sollte nur an Tagen des Vollmondes, Neumondes und am 11. Tag der neuen Mondphase mit mindestens 11 Personen gemacht werden. Während der Meditation soll der Kreis unter keinen Umständen gebrochen werden.

Zusammen im Tanz

Als ich an einem schönen Sommertag nach langer Bahnfahrt endlich in Süddeutschland auf einer Bio-Messe eintraf, hatte ich Kopfschmerzen und war ziemlich abgespannt. Ich konnte das bunte Treiben an den vielen Naturkostständen kaum genießen. Da sah ich ein kleines Schild: »Sacred Dances auf der Wiese hinter dem Festzelt«. Die frische Luft und der leise Gesang, den ich von Ferne hörte, zogen mich an. Ich reihte mich in den Kreis der Tanzenden ein und konnte die einfachen Schrittfolgen schnell übernehmen. Nach einigen Runden im Takt der Musik, im Gleichschritt Hand in Hand vereint im gemeinsamen Reigen, fühlte ich mich erstaunlicherweise wieder frisch und erholt. Es war eine Freude, eine Heiterkeit und Beschwingtheit unter allen Tanzenden, die ansteckend war und letztendlich für mich das schönste und unvergessenste Erlebnis der ganzen Veranstaltung.

Ich lobe den Tanz

(St. Augustinus – 4. Jh.)

»Ich lobe den Tanz,
denn er befreit den Menschen von der Schwere der Dinge,
verbindet den Vereinzelten mit der Gemeinschaft.
Ich lobe den Tanz, denn er fordert und fördert die Gesundheit,
den klaren Geist und eine beschwingte Seele.
Tanz ist Verwandlung des Raumes, der Zeit und des Menschen,
der dauernd in Gefahr ist zu zerfallen: ganz Hirn, ganz Wille,
ganz Gefühl zu werden. Tanz dagegen fordert den ganzen
Menschen, der in seiner Mitte verankert ist, nicht besessen
von der Begehrlichkeit nach Menschen und Dingen
und von der Dämonie der Verlassenheit im eigenen Ich.
Der Tanz fordert den befreiten, den schwingenden Menschen
im Gleichgewicht der Kräfte.
Ich lobe den Tanz!
Oh, ihr Menschen lernt tanzen, sonst wissen die Engel im
Himmel nichts mit euch anzufangen.«[105]

»Ich wollte schon immer mit dir tanzen.«

So spricht Gott: *»Ich wollte schon immer mit dir tanzen, aber du hattest keine Zeit. Ich wollte dir schon immer zeigen, ich bin für dich da. Aber du flüchtest dich in vergängliche Dinge. Ich wollte dir schon immer sagen: ›Fürchte dich nicht, denn ich bin bei dir.‹ Aber du glaubst mir nicht und meinst, ich sei fern und abwesend. Ich wollte schon immer mit dir tanzen. Es steht dir frei, dich zu entscheiden, ob du mir zuhören willst oder abschalten. Wenn du bereit bist, auf meine Botschaft zu hören, dann möchte ich dir sagen:*

›In ewiger Liebe liebe ich dich.‹ Ob du dich abwendest oder nicht. Ich liebe dich. Meine Liebe bleibt seit Ewigkeiten gleich. Mit Musik möchte ich dich in Bewegung bringen. Du kannst dich mir anvertrauen. Ich habe Zeit für dich. Wann immer, wo immer, in der Nacht und am Tag. Du brauchst mir nichts zu erzählen. Ich sehe dich. Öffne dich doch. Lass dich von mir lieben. Lass dich lieben von der Musik. Lass dich lieben im Tanz. Lass dich lieben von den Menschen, die dir zulächeln. Lass dich lieben von den Menschen, die mit dir zusammen sind. Lass dich lieben. Ich warte, bis du ja zu mir sagst. Ich, dein Gott, tue alles für dich, um dein Vertrauen zu erreichen.«[106]

All die schönen ›Sacred Dances‹ aus Findhorn, Taize oder der Sufi-Tradition zeichnet aus, dass sie gemeinsam getanzt werden, Hand in Hand, in gemeinsamen Schritten, meist im Kreis. Wir tanzen mit Körper, Geist und Seele; ganzheitlich und gemeinsam in der Gruppe, singend und in Seligkeit, in ein erweitertes gemeinsames Bewusstsein hinein.

Gruppenbewusstsein ist der nächste Schritt auf dem Weg zu kosmischem Bewusstsein. Lasst uns also viele verschiedene Gelegenheiten für gemeinsame Erfahrungen schaffen. Lasst uns zusammen feiern, arbeiten, meditieren, kochen und spielen. Lasst uns unsere Kinder gemeinsam aufziehen und gegenseitig betreuen.

Lasst uns zusammen Yoga- und Arbeitsprojekte beginnen und organisieren. Lasst uns zusammen spielen und in Urlaub fahren. Lasst uns zusammen Probleme lösen. »Wo zwei oder drei in meinem Namen zusammenkommen, da bin ich mitten unter ihnen.« Früher haben wir Mitfahrgelegenheiten und Food Coops gegründet, Solidaritäts- und Stadtteilaktivitäten gemacht, unsere sozialen und politischen Interessen vertreten. Heute gilt es vielleicht eine neue Währung einzuführen und immer wieder zusammen zu singen und gemeinsam zu erfahren:

»We are One in the Spirit – We are One in the Lord.«

»Hami Ham – Brahm Ham«

»Wir sind wir – und wir sind Gott«

Ein Yogi überwindet in seinem Bewusstsein die scheinbaren Gegensätze der Welt von arm und reich, jung und alt, Nord und Süd, gebildet und ungebildet, fremd und einheimisch, Freund und Feind, Mensch und anderem Lebewesen. Ein Yogi lebt im Bewusstsein der Einheit der Gegensätze.

Die traditionellen Formen des Zusammenlebens sind im Umbruch. Familien, Ehen, Freundschaften, Großfamilien, Stämme und Nationen sind auf der Suche nach sich selbst zwischen Tradition und Neubestimmung. In verschiedenen Experimenten von Gemeinschaftserfahrungen im Wohnen, Arbeiten und Lieben machen wir uns auf die Suche nach mehr Geborgenheit, Partnerschaft, Heilung und Karriere.

Auch wenn immer mehr Menschen in Single-Haushalten wohnen, ist ein Leben jenseits von Gemeinschaften vollkommen undenkbar. Ob wir einen Keks essen oder ein Buch lesen, wir sind jederzeit Teil von umfangreichen Gemeinschaftsprozessen. Manche sind uns fremd, verlaufen anonym und offenbar jenseits unserer Einflussmöglichkeiten. So stehen wir vor dem Dilemma, dass unser Leben zwar immer mehr vernetzt, wir aber trotzdem oft sehr isoliert sind.

Wir sind auf der Suche nach wirklichen Gemeinschaften, in denen wir die Chance haben, Gruppenprozesse zu verstehen und zu überschauen. Wir möchten Gemeinschaften, denen wir trauen und in denen wir unsere Persönlichkeit entfalten können. Langsam verstehen wir, dass es nicht reicht, nur beieinander und miteinander zu sein. Leben und Lieben bekommt eine neue Qualität, wenn wir wirklich füreinander da sind.

Nähern wir uns im Yoga dem Bewusstsein, dass das Göttliche in uns allen ist, beginnen wir zu verstehen, dass Gott nur als Gesamtheit definiert werden kann. Das wird uns noch weiter auf unserer Suche nach neuen Gruppenerfahrungen bestärken. Folgendes Mantra hilft uns auf dem Weg zu Gruppenbewusstsein:

›HAM**I** HAM BR**A**HM HAM‹

»Wir sind wir – und wir sind Gott.«

Gott kann nur als Gesamtheit definiert werden. Wenn wir unsere Gesamtheit erkennen, werden wir keine Angst mehr haben.

Tor 11

Das 3. Auge

*»Oh, sage mir nur dieses eine, wo finde ich jemand,
der so großherzig ist, und seine Kenntnis über
das Agia Chakra mit mir teilt …«*[107]

Yoga Sutra

Der Abschnitt über das dritte Auge ist das wichtigste Kapitel in der Wissenschaft des Yoga. Es ist von Mysterien umrankt und es werden unzählige Geschichten darüber erzählt. Es ist das 3. Auge, das Agia Chakra, die Kommandozentrale für die Erfüllung unseres Menschseins, in dem die Entwicklung der menschlichen Intuition maßgeblich gesteuert wird.

Im physischen Bereich handelt es sich um die Hypophyse, die Meisterdrüse. Sie kontrolliert das gesamte Drüsensystem, sie ist die Wächterin über unsere Gesundheit. Einst werden wir mehr Kenntnisse über ihre Bedeutung haben und unsere gesamte Wissenschaft, unser Leben und unser Mensch-Sein wird sich verändert haben.

Eine entwickelte Intuition ist das Ergebnis, der Segen, das »bestandene Examen« des Yoga. Intuition ist die Sprache des Göttlichen in uns. Sie lässt uns das Unsichtbare sehen. Sie ist immer da, um uns die Wahrheit im Geflecht der Illusionen der Welt zuzuraunen. Sie steht am Anfang unseres spirituellen Weges, wenn wir zum ersten Mal feststellen, dass es kein Zufall ist, was uns passiert. Und sie begleitet uns als unsere beste Gefährtin. Intuition ist unsere größte menschliche Gabe, weil sie uns erst zu Menschen macht. Tiere haben Instinkte, um sich in Zeit und Raum zu orientieren. Menschen brauchen Intuition, aber sie müssen sie selbst entwickeln. Das Ziel aller Kundalini-Yoga-Übungen ist es, unsere Intuition zu schulen. Im Folgenden stelle ich eine Serie ganz spezieller Übungen vor, die in besonderem Maße geeignet ist, unsere Intuition zu trainieren.

> *»Ich bin nur gekommen, um zwei Dinge zu vollenden: In jedem Menschen muss die Zirbeldrüse beginnen, auf einer Frequenz zu senden, um die Hypophyse zu stimulieren. Die Meisterdrüse muss das Drüsensystem stimulieren, um all die Säfte in die Körperchemie zu mischen, die dich in allen Herausforderungen des Lebens mit Mut und Ausdauer versorgen. Wo immer sich da ein Fehler ereignet, musst du leiden.«*[108]
>
> *Yogi Bhajan*

> *»Das Problem ist, dass Gott uns zwar ein menschliches Leben gab, mit dem Geist und der Fähigkeit, intuitiv zu sein– aber er hat es uns nicht abgenommen, die Intuition selbst zu entwickeln.«*[109]
>
> *Yogi Bhajan*

F Kriya zur Anregung des 3. Auges

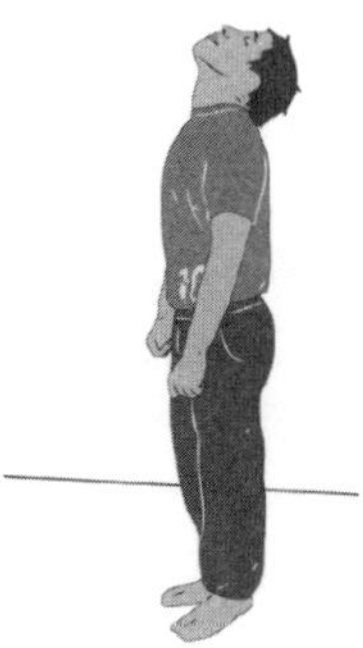

➊ **Position:** Stehe auf und schließe deine Hände fest um deine Daumen und drücke sie. Lasse deine Arme zu deinen Seiten herunterhängen und den Kopf sanft und vorsichtig in den Nacken fallen. Fokussiere mit deinen Augen einen Punkt an der Decke bzw. am Himmel über dir.

Atem: Atme ein und beginne mit Feueratem.

Zeit: 2–3 Minuten.

Abschluss: Atme tief ein, bringe langsam deinen Kopf wieder nach vorne und ziehe das Kinn auf die Brust.

Halte den Atem kurz in dieser Haltung ein, dann atme aus und entspanne.

Wirkung: Die Übung richtet dein Magnetfeld aus, macht den ganzen Körper munter und fördert den Blutfluss zum Gehirn.

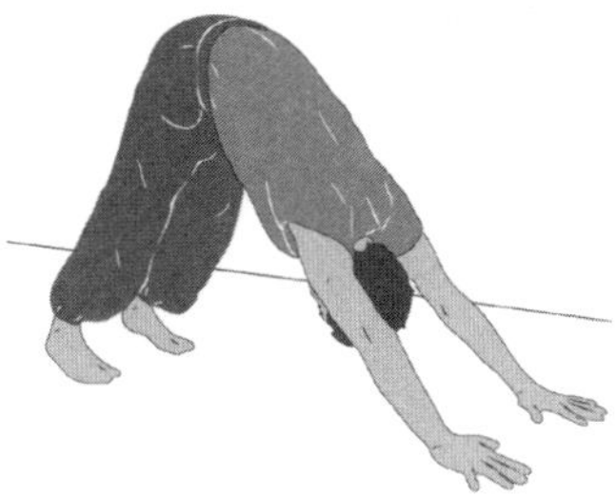

❷ **Dreiecks-Position:** Forme ein Dreieck mit deinem Körper, indem du dich aus dem Vierfüßlerstand heraus mit der Kraft deiner Arme und Beine in die Position hineinstreckst. Die Hand- und Fußflächen sind flach auf dem Boden und tragen das gesamte Körpergewicht. Der Steiß ist der höchste Punkt des Körpers. Der ganze Körper bildet sowohl eine gerade Linie von den Füßen zum Po als auch vom Po bis zu den Handgelenken. Der Kopf ist in einer Linie mit den Armen. Die Füße liegen eng aneinander, die Hände sind etwa 60 cm auseinander.

Atem: Bleibe in der Position mit langem, tiefen Atem.

Zeit: 2–3 Minuten.

Abschluss: Atme ein, atme aus und ziehe Mulbhanda. Halte dabei den Atem kurz aus. Atme ein und entspanne die Haltung.

Wirkung: Die Übung stärkt Nerven und Verdauung.

❸ **Bogen-Position:** Lege dich auf den Bauch. Beuge deine Beine in den Kniegelenken und greife mit deinen Händen deine Fußgelenke und ziehe dich hoch.

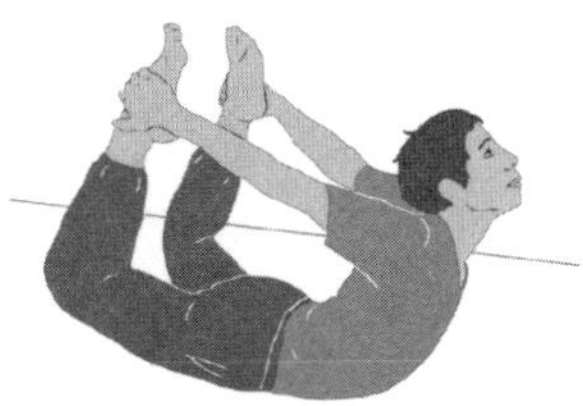

Mit der Kraft der Beine ziehe an den Armen den ganzen Oberkörper hoch, sodass nur noch Hüften, Nabel und der untere Brustkorb den Boden berühren. Der Kopf liegt im Nacken.

Atem: Atme in dieser Position lang und tief.

Zeit: 1–3 Minuten.

Abschluss: Atme ein und strecke dich noch einmal ganz in die Position hinein. Atme aus und entspanne die Haltung.

Wirkung: Diese Übung unterstützt die Verdauung. Sie öffnet aber auch den zentralen Nervenkanal der Wirbelsäule.

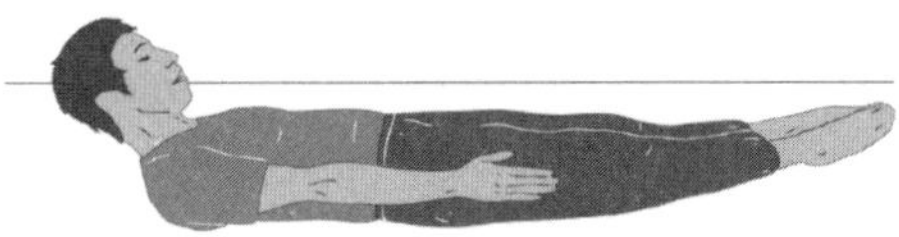

❹ **Streck-Position:** (siehe im Detail in Kap. 4, S. 105): Liege auf dem Rücken, die Beine liegen aneinander. Strecke die Zehen nach vorne und hebe die Fersen circa 15 cm hoch. Strecke die Arme ebenfalls und lasse die Finger zu den Zehen zeigen. Hebe auch Kopf und Schultern circa 15 cm vom Boden ab.

Augen: Schaue auf deine Zehen.

Atem: Halte die Position mit Feueratem.

Zeit: 1–3 Minuten.

Abschluss: Atme ein und halte kurz die Position, atme aus und entspanne die Haltung.

Wirkung: Die Übung aktiviert und balanciert die Energie des Nabel-Zentrums. Sie zentriert den Nabelpunkt und belebt die Muskeln im Unterleib.

❺ **Position:** Setz dich auf die Fersen. Halte während der gesamten Übung den Kopf gerade und die Schultern entspannt.

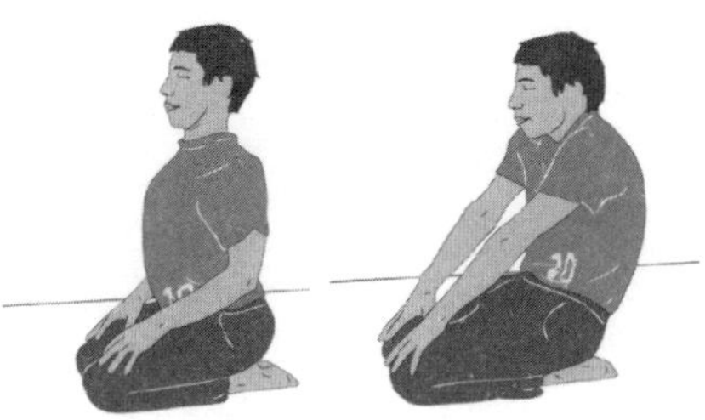

Atem: Mit dem Einatmen dehne die Wirbelsäule so weit nach vorne wie möglich, mit dem Ausatmen bewege die Wirbelsäule weitestmöglich zurück. Beginne langsam und bewege dich im Rhythmus des Atems.

Zeit: 1–3 Minuten.

Abschluss: Atme ein, streck die Wirbelsäule nach vorne, atme aus und entspanne die Haltung.

Wirkung: Die Übung bereitet die Wirbelsäule auf die noch folgenden Übungen vor.

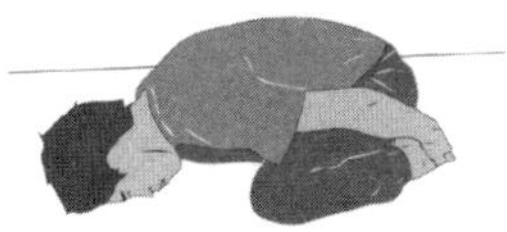

❻ **Position**: Bleibe auf den Fersen sitzen. Spreize die Knie weit auseinander und bringe die Stirn vor dir auf den Boden. Lege deine Handinnenflächen entspannt auf deine Fußsohlen. Konzentriere dich in dieser Position auf den Punkt des 3. Auges zwischen den Augenbrauen. Entspanne bewusst.

Atem: Entspannter Atem.

Zeit: 5–20 Minuten.

Abschluss: Nimm einige tiefe Atemzüge und komme sehr langsam aus der Position heraus.

Wirkung: Die Übung benutzt auf eine subtile Art und Weise die Energie des 2. Chakra, um das 3. Auge zu stimulieren. Sie reinigt auch die Augen.

❼ **Holzbündelrollen**: Liege auf dem Rücken und presse deine Arme fest an den Körper. Deine Beine sind ebenfalls fest zusammen, und du fühlst dich wie ein Bündel verschnürter Holzstämme. Halte deinen Körper gerade und rolle so quer durch den Raum.

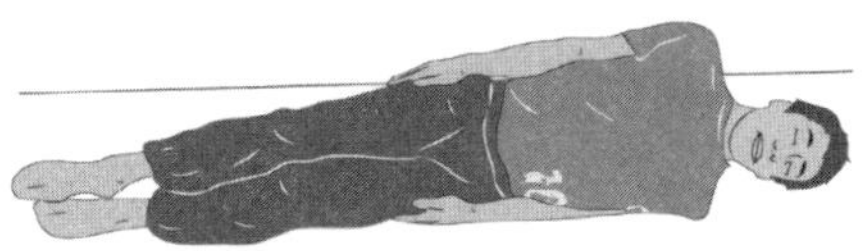

Zeit: 3–5 Minuten.

Abschluss: Dann entspanne.

Wirkung: Die Übung stimuliert den ganzen Körper. Sie massiert die Muskeln und balanciert das Magnetfeld.

Bitte beachte: *Mache Übung 6 nur, wenn du auch Übung 7 machst.*

❽ Zum Abschluss der Übungsreihe mache diese Meditation:

P *Sieben-Wellen-Sat-Nam-Meditation*

(Sadhana Manual, Seite 93)

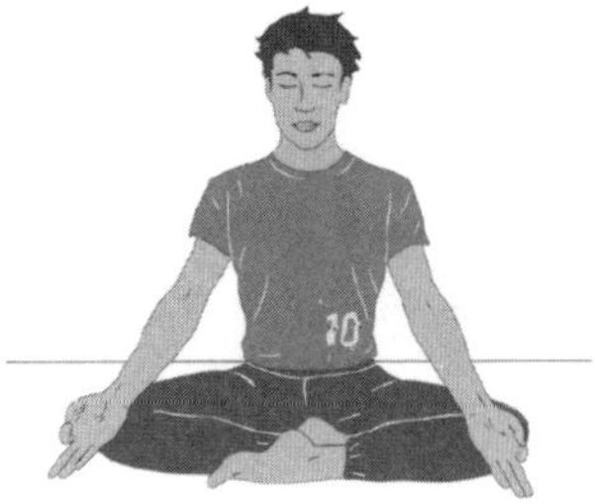

Position: Sitze in einer einfachen Sitzhaltung mit gerader Wirbelsäule. Die Hände liegen im Gyan Mudra (Daumen und Zeigefinger berühren sich, die anderen Finger sind gerade ausgestreckt) entspannt auf den Knien.

Zieh das Kinn auf die Brust, sodass der Kopf gerade auf der Wirbelsäule ruht.

Atem: Atme tief ein. Mit dem Ausatmen singe so lange wie möglich ›SAT‹ in 7 Takten bzw. 6 Wellen.

Halte jeden Takt für 5 Schläge. Dann singe ›NAM‹ kurz auf einen Taktschlag. Atme ein und beginne wieder von vorn. Führe dabei das Mantra wellenförmig durch die Chakren die Wirbelsäule hinauf.
Während der Klang jedes einzelne Chakra durchdringt, spanne jeweils den dazugehörigen Körperbereich an. Das 1. Zentrum ist das Rektum, das 2. die Geschlechtsorgane, das 3. der Nabelpunkt, das 4. das Herz, das 5. der Kehlkopf und das 6. der Punkt zwischen den Augenbrauen. Das 7. ist das Kronen-Chakra am Scheitelpunkt. Bei ›NAM‹ lasse den Klang und die Energie aus dem 7. Chakra in die Aura fließen. Singe vom Herzen.

Zeit: mindestens 3 Minuten.

Abschluss: Atme ein. Halte den Atem kurz. Atme aus und entspanne.

Wirkung: Diese einfache kleine Meditation ist ein Ruf des Herzens. Sie balanciert deine Energie und führt dein Bewusstsein direkt zu seiner Quelle.

❾ **Tiefenentspannung** auf dem Rücken.

»Schau auf dein 3. Auge!«[110]

Gott

In seinem spannenden Buch über die »Freundschaft mit Gott« fragt Neale Donald Walsch Gott immer wieder, wie denn nun all diese Belehrungen über die rechte Art des menschlichen Lebens in Freundschaft mit Gott zu erlernen seien. Auf Seite 217 teilt Gott Neale und den Lesern das Geheimnis endlich mit und sagt: »Schau auf dein drittes Auge!« Diese interreligiöse yogische Aussage hat mich wirklich erfreut und überrascht, weil ich natürlich auch direkte Beweise dafür liebe, dass diese so komplexe Welt wirklich im Inneren eins ist. Eins mit dem Geliebten.

Im Kundalini Yoga werden wir immer wieder in der Meditation dazu aufgefordert, unsere Augen zu neun Zehntel zu schließen und durch die kaum geöffneten Augen auf die Nasenspitze zu schauen. Das ist gar nicht so einfach. Oft fallen die Augen schon nach kurzer Zeit zu, oder wir empfinden diese Übung als grauenhaftes Schielen und können nicht glauben, dass das so richtig sein kann. Nur langsam beginnen wir, uns an diesem Ort wohl zu fühlen, der genau zwischen der Innen- und Außenwelt liegt. Und es gelingt uns, die Position immer länger einzunehmen. Dann finden wir heraus, dass es natürlich und richtig ist – auch wenn es noch eine so seltene Erfahrung ist – dort an diesem geheimen Ort zu weilen. Es ist ein Versteck, und es wird von den Yogis und von Gott selbst empfohlen. Dort bin ich nicht im Äußeren und nicht im Inneren.

Ich bin bei mir.

»Oh Gott, du bist überall zu finden, aber wenn ich mich auf mein drittes Auge konzentriere und dich dort erreiche, bist du, der überall ist, nur in mir.« [107]

Yoga Sutra

»Ich habe nach dir gesucht und gesucht und gesucht, habe dich immer wieder gerufen, habe alle Gebete gesprochen, die ich kannte, aber ich konnte dich nicht finden. Aber als ich dich in meinem Selbst am 3. Auge einschloss, wurdest du zu mir und ich zu dir, und alle Barrieren fielen.«[107]

Yoga Sutra

Meditation auf das 3. Auge

Einige Leute sagen, dass das 3. Auge der menschliche Supersinn ist oder der normale Menschenverstand, durch den man feinfühlig genug sein kann, alles über sich selbst und andere zu wissen. Die Frage ist aber: ›Wie erreiche ich das?‹ Das Leichteste, was man dazu tun kann, ist, auf die eigene Nasenspitze zu schauen. Versuch es selbst einmal, ohne dass ich sage, wie du es tun musst. Bitte versuche dich auf die Nasenspitze zu konzentrieren. Schau herunter, geh dichter heran mit deinen Augen. Du wirst erstaunt sein, dass dieser Bereich wie Blei wird. Es wird dort schmerzen. es wird dort genau 1½ Minuten lang schmerzen.

Versuch es bitte. Dieses ist der erste Schritt. Schaue intensiv auf deine Nasenspitze. Bringe deine Augen dicht an deine Nasenspitze heran und konzentriere dich intensiv. Du wirst am dritten Auge nichts anderes spüren als einen starken Druck. Dieser Druck kommt nicht aus deinem Kopf, deinen Muskeln oder deinem Schädelknochen. Das ist der Druck, der entsteht, wenn du dich auf deinen optischen Nerv konzentrierst, direkt auf die Spitze der Nase schaust und so deine Hirnanhangdrüse befehligst. Versuch jetzt nicht religiös zu sein, sei ein Forscher. Versuch es zu erforschen. Wenn du das täglich für 11 Minuten machst, nur 11 Minuten zwischen 4:00 Uhr und 8:00 Uhr morgens, entsprechend den örtlichen Gegebenheiten, wirst du dein dein gesamtes Drüsensystem für 24 Stunden kontrollieren.

Nun lass uns diese Meditation noch etwas detaillierter machen und die verschiedenen Energien ansprechen:

Position: Sitze in einer einfachen Sitzhaltung mit gerader Wirbelsäule.

Augen: Schaue mit beiden Augen konzentriert auf die Nasenspitze.

Mudra: Die Übung besteht aus 4 Teilen.

Teil 1: Du bringst die Spitzen von Daumen und Zeigefinger zusammen.

Teil 2: Du bringst die Spitzen von Daumen und Mittelfinger zusammen.

Teil 3: Du bringst die Spitzen von Daumen und Ringfinger zusammen.

Teil 4: Du bringst die Spitzen von Daumen und kleinem Finger zusammen.

Atem: Der Atem ist normal.

Dauer: 12 Minuten. Jede Fingerhaltung wird 3 Minuten lang gehalten.

Wirkung: Die Übung wirkt am besten am Morgen zwischen 4 und 8 Uhr. Dabei hat jede Fingerhaltung eine andere energetische Wirkung: Wenn du auf die Nasenspitze schaust und dabei Daumen und Ringfinger mit seiner Beziehung zur Planentenkraft des Jupiters zusammenbringst, findest du innere Stärke und universelles Wissen. Wenn du die Meditation mit der Kombination von Daumen und Mittelfinger mit seiner Beziehung zur Planetenkraft des Saturns ausführst, wirst du die Kenntnis der 108 Elemente erhalten.

Wenn du die Meditation auf die Nasenspitze mit der Fingerverbindung von Daumen und Ringfinger und seiner Beziehung zur Kraft der Sonne ausführst, erhältst du das Wissen von Prana, Gesundheit, Glück und Wohlstand.

Die Verbindung von Daumen und kleinem Finger in seiner Beziehung zur Planetenkraft des Merkurs schenkt dir die innere Stärke, überall und mit jedem unter allen Umständen kommunizieren zu können bzw. danach die Gedanken der Personen lesen zu können.«[107]

Es gibt drei Mantras für dieses Chakra:

›IK ONG KAR SAT GURU PRASAD‹

›ANG SANG WAHE GURU‹

›HAR HAR WAHE GURU‹ (Das dritte Mantra im Ajna-Chakra.)

»Ik Ong Kar Sat Guru Prasad«

(Das Mantra der Intuition)

Es heißt, es ist das heiligste Mantra. Es kennzeichnet den Moment und die Wahrnehmung, wenn die Illusion des Getrenntseins, dieser Hauptaufenthaltsort unseres Egos, sich auflöst und wir die Wahrheit (›SAT‹) erkennen, dass wir eins (›IK‹) sind mit der Schöpfung (›ONG‹) und mit allen Geschöpfen (›K**A**R‹) – es wird uns gewahr durch die Gnade bzw. als Geschenk (›PRAS**A**D‹) unseres Freundes, inneren Lehrers und Begleiters, unseres heiligen Geistes (›GURU‹).

Alles spricht dagegen, aber es ist wahr: Vergangenheit, Gegenwart und Zukunft sind eins. Ich und du sind eins.

Wir sind eins. Wir gehören zusammen. ›IK ONG K**A**R SAT GURU PRAS**A**D‹. Wenn wir in diesen Zustand des Erkennen gelangen, ist unser 3. Auge voll erblüht.

Das Ergebnis von allem Yoga ist Intuition

Ob Meditation in den frühen Morgenstunden, Mantra-Chanten, Kaltwasserduschen, Sangat, Gesang oder Verneigungen vor einem heiligen Altar – durch alle diese Tore betrete ich den heiligen Raum der Intuition. In der Stille fängt meine Zunge an zu singen, und mein Geist spricht zu mir Worte der Weisheit. Intuitiv antwortet mein Geist auf die Fragen der Yogaschüler. Auf die höhere Weisheit eingestimmt werde ich zu einem Kanal und kann in Zungen sprechen.

Die Antwort ist da. Die Wahrheit ist da. Innerhalb von 6 Sekunden wird die Antwort auftauchen. Sicherheit und Vertrauen wachsen in die Zuverlässigkeit meiner Intuition. Ich kann ihr vertrauen wie meinem besten Freund, und ich bin ihr aus dem Grunde meines Selbst dankbar.

Das 3. Auge öffnen

»Wenn du freiwillig dein Recht aufgibst,
dich zu beschweren und zu kritisieren,
wirst du automatisch empfindsam und intuitiv.«[111]

Yogi Bhajan

Kundalini Yoga macht dich extrem empfindsam. Aus dieser Empfindsamkeit heraus entwickelst du Bewusstheit. Dein höheres Bewusstsein wird beginnen, dich zu leiten, und du wirst über großes Wissen verfügen. Der Geist ist jenseits von Zeit und Raum. Wenn du dich entscheidest, dich nicht zu beschweren, wird er dir im Ausgleich dafür sofort Intuition schenken.

Denn wenn du aufhörst zu klagen, zu kritisieren und dich zu beschweren, wird dein Blick frei für den Grund und die Bedeutung dessen, was ist. Und du wirst verstehen, warum die Dinge so sind, wie sie sind, denn Gott lebt in den Dingen, in der Wirklichkeit und in jedem Moment. Das zu verstehen, lässt dich auch verstehen, was es mit dir zu tun hat. Und wenn du das verstehst, bist du im Einklang. Und dann kannst du intuitiv genau das Richtige tun, angepasst an die konkrete Situation.

»Die Zunge kann uns Harmonie und Disharmonie schenken. Aus diesem Grunde chanten wir. Wir arbeiten daran, harmonisch und vom höheren Bewusstsein aus zu sprechen. Dies ist der einzige Grund für ein Mantra: den Menschen dazu zu bringen, harmonisch und von seinem höheren Bewusstsein her zu kommunizieren. Das Mantra fördert unsere intuitive Natur. Unsere intuitive Natur führt uns zu unserem Höheren Selbst. Es ist eine Leiter. Ohne diese Leiter finden wir keinen Weg.«[112]

Yogi Bhajan

Pfeifen zum Entspannen

»Drei Minuten am Tag zu pfeifen, stimuliert die Meisterdrüse am Ort des dritten Auges und ist gut, um sich zu entspannen.«[113]

Yogi Bhajan

»Du musst die Region deiner vorderen Stirn entwickeln. Sie kontrolliert deine Persönlichkeit. Und ebenso musst du deinen oberen Gaumen entwickeln, er kontrolliert Thalamus und Hypothalamus. Wenn du diese beiden Bereiche entwickelst, kannst du zwischen den Zeilen lesen, durch die Wand sehen und bist intuitiv und wach.«[114]

Yogi Bhajan

Ein Guru auf Zehenspitzen

Bei unserem letzten Besuch in Indien besuchten wir auch das Haus von Guru Amar Das (1479–1552) in Goindwal, das ungefähr 50 Kilometer entfernt von Amritsar liegt. Guru Amar Das ist der dritte Meister des Sikh Dharma und spirituelle Lehrer von Guru Ram Das. Wir wurden durch sein helles, kühles Haus mit großem Innenhof geführt, und ich stutzte für einen Moment, als wir in seinem Zimmer auf Augenhöhe einen 20 Zentimeter langen Stab aus der Wand ragen sahen. Auf meine Frage, was es wohl damit auf sich hat, antwortete unser Begleiter: »An dem Stab hat sich der Guru festgehalten, wenn er auf den Zehenspitzen stand und seine Gebete gesprochen hat.« Der Guru stand auf Zehenspitzen und hat sich dabei an einem Stab festgehalten?!

Bei dieser außergewöhnlichen Vorstellung kommen mir viele Yoga-Übungen in den Sinn, bei denen man starken Druck auf den fleischigen Teil des großen Zehs ausübt. Denn da ist der Akupressurpunkt der Hypophyse, der das dritte Auge stimuliert. Wow, selbst der Guru arbeitet noch an seinem 3. Auge. Und weiter fiel mir ein, wie oft es Übungen im Kundalini Yoga gibt, bei denen wir auf den Zehenspitzen gehen oder stehen. Übe es also selbst einmal, es wirkt.

Der aufrechte Gang

Wir denken ja, wir haben das Gehen spätestens gelernt, wenn wir in den Kindergarten kommen. Auf der »Rainbow Spirit Messe« allerdings wurde ich eines Besseren belehrt, als der Begründer der Gado-Schuhe die Besucher an seinem Stand aufforderte, einmal mit den Zehen zuerst aufzutreten. Er hatte in jahrelanger Forschung einen Laufschuh entwickelt, mit dem ein natürliches Gehen beim Auftreten mit Betonung auf die Zehenspitze sehr leicht wieder erlernbar ist. Das Gehen wird elegant, leichtfüßig, aufrecht und inspirierend. Jetzt weiß ich, warum: Unser 3. Auge wird bei jedem Schritt angesprochen. Schritt für Schritt gehen wir auf dem Weg zu uns. Innen- und Außenwelt verbinden sich auch hier.

Ich bin im Äußeren. Ich bin im Inneren. Ich bin bei mir.

> *«Alle Tragödien und Schmerzen, alle Negativität und alles Elend in unserem Leben ereignet sich, wenn wir nicht intuitiv sind. Es ist in diesem Sinne kein Faktor, der von außen kommt. Wenn wir nicht intuitiv sind, bedeutet es, dass wir Vor- und Nachteile und deren Resultat nicht zur Kenntnis nehmen wollen. Unser Leben ist das Resultat davon.«*[115]
>
> *Yogi Bhajan*

P Übernimm das Kommando in der Kommandozentrale deines Drüsensystems

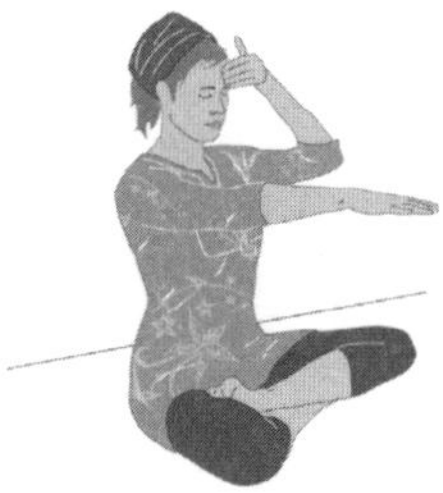

➊ **Haltung und Mudra:** Sitze in einfacher Sitzhaltung mit aufgerichteter Wirbelsäule. Halte den rechten Arm gestreckt vor deinem Körper, parallel zum Boden und auf Schulterhöhe. Der linke Ellbogen ist gebeugt, und die Fingerspitzen der linken Hand ruhen in einer senkrechten Linie in der Mitte der Stirn, die Zeigefinger am Haaransatz, der kleine Finger an der Nasenwurzel. Der Daumen der linken Hand zeigt gerade nach oben. Pumpe deinen Nabel, so schnell du kannst. Der ganze Körper sollte durch die Kraft der Nabelbewegung vibrieren.

Augen: Die Augen sind geschlossen.

Atem: Du kannst diese Übung entweder mit oder ohne Feueratem machen. Wenn du keinen Feueratem machst, pumpe den Nabel unabhängig von deiner Atmung.

Zeit: 3 Minuten.

Abschluss: Nimm drei tiefe, vollständige Atemzüge. Atme tief ein, dann vollständig aus und halte dann für 10 Sekunden die Luft an. Spanne die gesamte Muskulatur deines Körpers an und atme ein. Wiederhole diese Sequenz noch zwei mal. Entspanne.

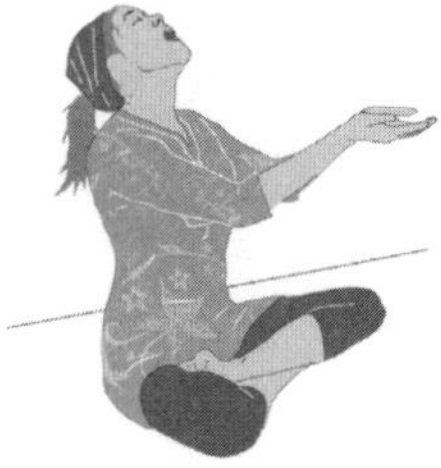

➋ **Haltung und Mudra:** Strecke deine Arme vor dir aus und beuge die Ellbogen leicht. Die Handflächen zeigen nach oben und sind leicht zu einer Schale gebogen. Finde deine Balance. Öffne deinen Mund und biege deinen Kopf etwas nach hinten, während du deine Lippen, deine Zähne und deine Zunge entspannst. Pumpe energisch deinen Nabel. Wenn du diese Kriya täglich übst, kannst du lernen, den Tod zu überwinden.

Zeit: 3 Minuten.

Abschluss: Atme ein und halte den Atem 20 Sekunden lang, beiße deine hinteren Backenzähne fest aufeinander und spanne deine Kiefer an. Atme aus und wiederhole die Sequenz 2 Mal. Entspanne.

❸ **Haltung und Mudra:** Sitze weiter in der einfachen Sitzhaltung. Öffne deine Arme und breite sie vor deinem Körper aus, als wolltest du jemanden umarmen. Atme ein, halte den Atem so lange ein, wie du kannst und überkreuze die Hände dabei schnell vor deiner Brust, abwechselnd rechts und links oben. Wenn du den Atem nicht länger halten kannst, atme aus. Wiederhole diese Sequenz immer wieder.

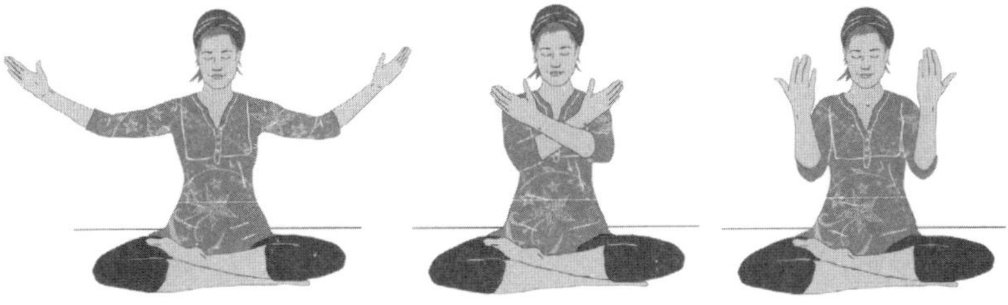

Zeit: 3 Minuten.

❹ Entspanne. Lege dich hin und schlafe. Entspanne jeden Teil deines Körpers und lasse ihn sich erneuern. Erfahre, wie schnell Neurosen dich verlassen können. Diese Meditation reinigt das Unterbewusstsein, indem sie deine Hypophyse, die »Königsdrüse«, stimuliert. Sie ist das sechste Chakra und ist verantwortlich für Intuition und Projektion. Sie ist verbunden mit bestimmten Nervenzellen der Hirnrinde.

»Ihr habt Emotionen, aber keine Intuition. Habt ihr schon einmal ein Auto im heftigen Regen gefahren, wenn die Scheibenwischer nicht funktionieren? Dann wisst ihr, wie das ist.«

»Ich habe nach dir gesucht und gesucht und gesucht, habe dich immer wieder gerufen, habe alle Gebete gesprochen, die ich kannte, aber ich konnte dich nicht finden. Aber als ich dich in meinem Selbst am 3. Auge einschloss, wurdest du zu mir und ich zu dir, und alle Barrieren fielen.«[107]

Yoga Sutra

Eine Meditation, um die oberen Energiezentren zu öffnen

Übung: Sitze aufrecht. Hebe den Brustkorb an, das Kinn ist eingezogen, der Nacken ist gestreckt. Konzentriere dich auf den Punkt zwischen den Augenbrauen. Die Handrücken liegen auf den Knien im Gyan Mudra, die Daumenspitze und Zeigefingerspitze berühren sich. Die Ellbogen sind gestreckt.

Drehe den Kopf von der Ausgangsposition aus so, dass du über die rechte Schulter guckst. Sage dabei ›SAT NAM‹ und komme dann wieder zurück zur Mitte. **Wiederhole 4 mal.**

Drehe den Kopf dann über die linke Schulter, sage dabei ›WAHE GURU‹ und komme wieder zurück zur Mitte. **Wiederhole 4 mal.**

Fahre in einem regelmäßigen Rhythmus, abwechselnd zwischen beiden Bewegungen fort. Das Mantra ist dabei rhythmisch und wird ständig wiederholt: ›SAT NAM – SAT NAM – SAT NAM – SAT NAM – WAHE GURU – WAHE GURU – WAHE GURU – WAHE GURU‹.

Einzelner Durchgang: etwa 7 Sekunden.

Dauer gesamt: 6–11 Minuten.

Wirkung: Wenn die Schild- und Nebenschilddrüsensekrete bis zu einem bestimmten Grad angeregt werden, fließt die Energie des Atems (Prana) leichter in die oberen Energiezentren des Kopfes.

Die Meditation steigert die Blutzirkulation zum Gehirn. Sie wirkt klärend auf den Geist und verbessert die Konzentrationsfähigkeit.

Tor 12

Guru

»Von guten Mächten wunderbar geborgen,
erwarten wir getrost, was kommen mag.
Gott ist bei uns am Abend und am Morgen
und ganz gewiss an jedem neuen Tag.«[116]

Dietrich Bonhoeffer

Wir sind nicht allein, wir sind umgeben von guten Mächten. Wir vertrauen darauf. Wir vertrauen darauf, dass wir geborgen sind und beschützt. Vertrauen ist unsere tiefste Kraft, das Ergebnis all unserer spirituellen Erfahrungen. Es ist die Essenz unseres Glaubens: die Gewissheit unserer Verbindung mit den »guten Mächten« der höheren spirituellen Welt.

Obwohl wir sie mit unseren menschlichen Augen nicht sehen können, sind wir mit ihr verbunden. Unser begrenztes irdisches Wesen mag nur die sichtbare Welt für real halten, aber unsere Intuition, die tiefer schaut, weiß, dass wir in einem freundlichen, gnädigen und göttlichen Universum leben. Wir vertrauen darauf, dass wir darin geborgen sind.

Treten Probleme und Widersprüche auf, wird unser Vertrauen getestet. Auch wird unser Geist fortwährend versuchen, herauszufinden, wozu sie gut sind, welchen Sinn sie machen und was daraus zu lernen ist. Denn wir wissen, die spirituelle Welt ist auch unser Lehrer und geistiger Führer. Ihr Unterrichtsfeld ist die Wirklichkeit. In ihr lernen wir, was richtig und falsch ist und dürfen letztendlich unsere Performance selbst beurteilen.

Das menschliche Leben wird oft mit einer Lotusblume verglichen, die im Schlamm wurzelt, sich an einem langen Stengel aus dem Wasser erhebt, eine wunderschöne Blüte ausbildet und einmal einen zauberhaften Duft verströmen wird. Unser Leben wurzelt in einer natürlichen, instinkthaften, animalischen Existenz (Tamas), aber strebt auf vielerlei Weise (Rajas) daraus empor zu einem höheren, reinen engelsgleichem Leben (Sattva).

Aber damit wir einst erfolgreich die Blüte unserer geistigen Entwicklung ausbilden und den Duft göttlicher Liebe und Mitgefühls verströmen können, müssen wir in der Yoga-Schule des Lebens eine umfangreiche spirituelle Ausbildung absolvieren. Unsere eigentlichen Ausbilder, unsere geistigen Lehrer, führen, fördern und fordern uns ein Leben lang in einem perfekt auf uns zugeschnittenen Ausbildungsprogramm aus ihrem unsichtbaren Lehrerzimmer in der spirituellen Welt.

»Ich spreche zu dir. Sei still. Wisse, ich bin Gott.
Ich sprach zu dir, als du geboren wurdest. Sei still.
Wisse, ich bin Gott.
Ich sprach zu dir bei deinem ersten Blick. Sei still.
Wisse, ich bin Gott.
Ich sprach zu dir bei deinem ersten Gedanken. Sei still.
Wisse, ich bin Gott.
Ich sprach zu dir bei deinem ersten Lied. Sei still.
Wisse, ich bin Gott.
Ich sprach zu dir bei deiner ersten Liebe. Sei still.
Wisse, ich bin Gott.
Ich werde zu dir sprechen, wenn du allein bist. Sei still.
Wisse, ich bin Gott.
Ich werde zu dir sprechen, am Ende der Zeit. Sei still.
Wisse, ich bin Gott.
Sei still, wisse ich bin Gott.«[117]

Buch der Essener

Wenn wir bereit sind, mit unserer Ausbildung zu beginnen, können wir uns auch der ersten Lektion bewusst widmen: Wir müssen das Hören neu erlernen! Richtiges Hören ist keine einfache Übung. Es heißt sogar: ›*Suni-**ä** sidh p**i**r sur n**a**th*‹ (Jap-ji von Guru Nanak Strophe 8). »Wer hören kann, wird ein Heiliger, ein Yogi, ein gelehrter Mann.« Für dieses Hören müssen wir still werden. Wir müssen eine Methode finden, das ununterbrochene Gerede in unserem Kopf auszuschalten, um in die Stille zu gelangen. Erst in Stille hören wir die feinen Hinweise, die leisen Erklärungen der Wirklichkeit und unseren Aufgaben darin.

Haben wir solche Wahrheit einmal wahrnehmen können, mag es noch dauern, bis wir sie begreifen, ihren Sinn verstehen, ihre Botschaft zu deuten vermögen. Es mag ebenso noch Zeit vergehen, bis wir in der Lage sind, auf das Gehörte zu reagieren, es zu beachten, den Anweisungen zu folgen. Oft entwickeln wir Widerstände dagegen und vergessen alles wieder. Doch wenn wir uns einmal entschlossen haben, dem Gehörten Folge zu leisten, können wir erfahren, wie leicht es letztlich ist, wie erfolgreich und wie glücklich es macht, Gottes Willen zu folgen.

Und wir sind vorangeschritten vom Horchen zum Gehorchen.

›*Mann**e** k**i** gat ka-h**i** na j**a**-e …*‹ (Jap Ji Sahib, Strophen 13-15)

»Wer könnte das Bewusstsein von denen beschreiben,
die auf dich, Gott, in sich hören (…) Ganz rein macht
die feine Stimme von Gott jemanden, der ihr vertraut
und auf sie hört.«[118]

»Oh Lord, lead me from the unreal to the real.
Lead me from darkness to the light,
from the earth to the open skies.
Lead me from death to eternal life.«[119]

Kevin James Caroll

Guru ist im Orient traditionell das allgemeine Wort für Lehrer – für Schulmeister ebenso wie für Yoga-Meister. Der Grund mag sein, dass die allgemeinen Prinzipien des Unterrichtens sich dort sehr ähneln. Das Vertrauen in die Führung durch einen Lehrer ist unglaublich tief, wenn nicht gar vollkommen. Das Schüler-Lehrer-Verhältnis gleicht einer Überantwortung. Richtig ist, Respekt ist der Schlüssel zum Aufnehmen des Lernstoffes, der repetiert und kopiert wird, bis er in die Persönlichkeit des Schülers eingedrungen ist. Aber eine kritische Hinterfragung von Lehrern, Lehren und Lehrsystemen wie im Westen, fand im Orient nicht statt.

Im spirituellen Leben hingegen steht Guru für die göttliche Kraft und Weisheit, die durch alle geistigen Lehrer, alle himmlischen Wesen, alle Meister und Engel wirkt, die unbegreiflicherweise unser Leben, unsere Bestimmung, unsere Gegenwart, Vergangenheit und Zukunft besser kennen als wir selbst. Im Licht dieser Kraft können sie in unserem Leben lesen wie in einem offenen Buch und uns mit gütiger Hand begleiten und leiten auf unserem Weg, den wir als Menschen mit freiem Willen beschreiten. So kann es passieren, dass der Mensch beschließt nach links zu gehen und nach rechts geführt wird durch »den Guru«. Guru ist der heilige Geist, der entsprechend seinem kosmischen Plan unser Fortkommen und Wachstum lenkt, allerdings nicht immer so, wie wir es uns wünschen.

Ich selbst konnte erst in einer tiefen Krise die leitende Hand in meinem Leben erkennen. Erst als ich schmerzhaft aus meinem Alltagsleben herausgestoßen war, sah ich deutlich und klar, wie ich im Guten und im Schlechten an die Hand genommen und geführt worden war. »Guru«, mein himmlischer Lehrer, schickte mich in unnachahmlicher Weise durch die Windungen und Wendungen meines Lebens und ließ mich auch in die Irre gehen, wenn ich es denn unbedingt wollte. Er gab mir lösbare und unlösbare Aufgaben immer in der klaren Absicht, mich zu dem wachsen zu lassen, der ich immer war. Und es wurde mir in diesem Moment gewahr, er war immer bei mir.

»Guru lässt sich nicht begreifen in einer bestimmten Form oder Figur in Zeit und Raum. Guru ist ein uns führender geistiger Lehrer, Teil unseres eigenen Geistes und unserer eigenen Seele. Wie sollte denn auch unsere Seele nicht Teil dieses großen, faszinierenden Universums sein?«[120]

Yogi Bhajan

Guru im Kundalini Yoga

Das Wort ›GURU‹ wird von den Lehrern des Kundalini Yoga meist wörtlich übersetzt, als das, »was mich vom Dunkel (›GU‹) zum Licht (›RU‹)« führt. So können wir am besten verstehen: ›GURU‹ ist nicht notwendigerweise ein Mensch, ein Engel, eine Person. »Er« ist alles und ist der Lehrer in allem, was mich spirituell erhebt und lehrt, wie zum Beispiel die Luft. Der indische Ausdruck für Luft ist Pavan. ›PAVAN GURU‹ lehrt durch das Element der Luft, der Trägerin des Prana. Durch ›PAVAN‹ wird das Sprechen und Singen ermöglicht, das uns auf so viele Weisen erheben kann. Und so wird ›PAVAN‹, die Luft zum ›GURU‹. ›GURU‹ wirkt in vielen Formen auf dem Weg des Yoga. Und auf dem spirituellen Yoga-Weg ist Hilfe in jeder Form willkommen. Wir sind jetzt schon oft an dem Punkt des Weges angelangt, wo wir wissen: »Aus eigener Kraft schaffe ich es nicht.« In allen Toren und Techniken des Yoga brauche ich die Essenz, die Gnade des Meisters: ›SAT GUR PRASAD‹. Ohne sie ist ein Ziel, eine Übung, eine Meditation, eine Disziplin nicht zu meistern.

Erinnern wir uns: ›AKHAN JOR‹ – meine Kraft reicht nicht aus, aus meiner Kraft allein ist es nicht getan. Ich muss die Gnade des Himmels miteinbeziehen, die mir alle Techniken und Theorien, alle Hilfsmittel in meinem yogischen Leben bereitstellt, um mich vom Dunkel zum Licht auf die nächste Stufe des Bewusstseins zu führen.

Guru lässt mich lernen, Guru stärkt meine Fähigkeit, die Wahrheit zu verstehen. Guru lässt mich immer wieder meinen Weg korrigieren, Unbekanntes aufnehmen. Guru zeigt mir neue Möglichkeiten und hilft mir, sie zu integrieren. Guru lässt mich Richtiges von Falschem unterscheiden und lässt mich letztendlich intuitiv werden. Ich treffe auf meinem Weg immer wieder auf Unbekanntes und muss mich dann innerlich leiten lassen, um zu einer Lösung zu finden. Die Verkehrszeichen in der äußeren Welt sind nur bedingt hilfreich, um den Weg zu finden. Aber sogar noch durch die Verkehrszeichen und die roten Ampeln auf meinem Weg nach Hause, spricht Guru bisweilen zu mir.

Ohne Unterstützung, ohne den Lehrer, ohne »Guru« fällt kein Licht auf den Weg. Es ist stockfinster, wir laufen in die Irre, wir verpassen den Zug und wir vergessen am nächsten Morgen wieder alles, was wir am Tag zuvor gelernt haben. Halte inne und tauche ein in den Guru in dir:

»Guru ist der Ozean, in dem ich mich ganz auflöse und aus dem ich sauber und erfrischt wieder herauskomme.«

Yogi Bhajan

A *Das Geschenk des Guru*

Position: Sitze in einer einfachen Sitzhaltung mit gerader Wirbelsäule. Lege die Hände an den Handkanten aneinander und forme sie wie zu einer Teeschale in deinem Schoß. Presse die Oberarme leicht gegen den Brustkorb und bringe die Hände auf die Höhe des Herzzentrums. Fühle, wie du in diesem Moment nur um Gottes Segen bittest.

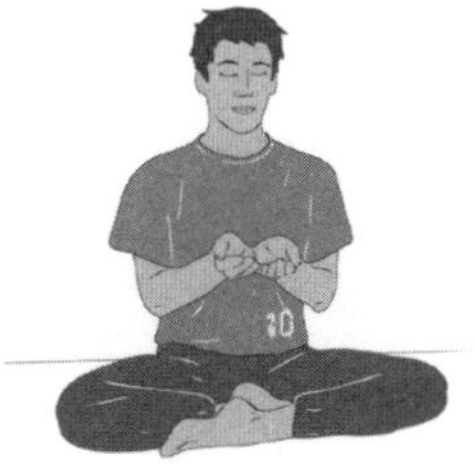

Augen: Die Augen sind 1/10 geöffnet, aber es ist in dieser Meditation in Ordnung, wenn sie sich während der Meditation schließen.

Atem: Der Atem reguliert sich von allein.

Mantra: Es gibt kein Mantra für diese Meditation. Meditiere allein auf den grenzenlosen Fluss der universellen Seele. Fühle den tiefen Strom von Inspiration.

Dauer: Es gibt keine Zeitbegrenzung für diese Meditation.

Kommentar: ›GURPRASAD‹ bedeutet »Das Geschenk des Guru«, des universellen Lehrers. Fühle dich gesegnet mit allen Geschenken des Himmels, wenn du diese Meditation machst. Lass es zu, randvoll mit Gesundheit und Glück und Zufriedenheit erfüllt zu werden. Lasse es zu, dass dein Herz und deine Seele mit allen Geschenken der Natur gesegnet werden. Genieße diese entspannende Position. Der leichte Druck gegen die Meridianpunkte am Brustkorb unterstützt die sofort eintretende, entspannende Wirkung.

Wenn wir nur zu hören verstehen, ist jeder für uns Guru

Am Anfang meines spirituellen Weges und Erwachens war oft dieses vage Gefühl: »Das kann doch kein Zufall gewesen sein. Das hat doch eine Bedeutung.« Und je wacher ich durch mein Leben gehe, je mehr entdeckte ich Bedeutungsvolles: in Begegnungen, in Märchen, in Poesie, in Kunstwerken, in den heiligen Schriften, die mir in die Hände fielen. Irgendwann begann ich, direkt um diese Bedeutung zu bitten, sie zu erfragen, sie »beim Universum zu bestellen«. Als Jugendliche befragten wir das I Ging-Orakel.

Yogi Bhajan lehrte uns, in allen Fragen zum Siri Guru Granth zu gehen. Obwohl er mit seinen über tausend Seiten gebunden und geschmückt auf einem kleinen Altar in der Mitte unseres Yoga-Raumes liegt, ist der Siri Guru weder aus Papier noch ein Buch. Es ist gebundener Spirit, Sprache und Gebet von jenen, die ihren Geist erhoben und sich selbst so verfeinert haben, dass sie zum Siri Guru Granth, zum erhabenen großen Guru wurden. Wir nehmen daraus täglich oder bei einem wichtigen Anlass eine Losung, ein sogenanntes ›Hukum‹, das heißt, wir bitten um Gottes Botschaft, Gottes Willen für einen bestimmten Anlass, für einen bestimmten Moment.

Eines meiner ersten Hukums erhielt ich 1981 bei meinem Einzug in den Guru Ram Das Ashram in Hamburg in der Isestrasse. Das Hukum lautete: »Guru hat dir deine Freunde geschickt.« Es erklärte mir, wieso ich jetzt mit so erstaunlichen Menschen auf engstem Raum zusammenlebte. Es gibt Bedeutungsvolles in unserem Leben: Zeichen, die nur wir verstehen, einen Sinn, den nur wir sehen können, Bilder, die nur zu uns sprechen. Wir erhalten diese Botschaften und wissen tief in uns, dass sie wahr sind. Und tief in uns kennen wir auch den Unterschied zwischen wahrer innerer Führung und Aberglauben.

Aberglauben

»Wenn du mit gefalteten Händen vor einem Abbild des Buddha stehst, dem in aller Welt Geehrten, oder vor einem Abbild von jemand anderem, zu dem du beten möchtest und den du jetzt visualisierst in einem Bild oder einer Statue aus Bronze, aus Jade, Zement oder Diamanten – es ist nur ein Symbol. Die Statue scheint außerhalb von dir zu existieren. Aber Buddha ist niemand, der außerhalb von dir existiert.

Wenn du denkst, Buddha ist eine Realität, die vollkommen von dir getrennt ist, ohne jede Beziehung zu dir – wenn deine Vorstellung ist, dass du ein eigenes Selbst hast, das vom Selbst des Buddha getrennt ist, dann kann man das nur als Aberglauben bezeichnen.«[121]

Thich Nhat Hanh

Von wem kommen die Botschaften? Wer ist der Absender? Wer kennt uns so genau und wagt es, in unser Leben einzugreifen? Wieso akzeptieren wir diese eigentlich unglaubliche Kenntnis von uns selbst so selbstverständlich, so ohne Angst? Der Grund ist: Wir wurden niemals von ihr enttäuscht, sie ist der Kern unseres Glaubens. Sie kommt aus uns selbst. Sie ist Teil des größeren Selbst, das wir selber sind.

»Guru arbeitet ununterbrochen daran, Menschen in Engel zu verwandeln.«[108]

Guru bringt uns fortwährend Inspiration auf dem Weg des Yoga. Guru ist wie ein Klassenlehrer, der unsere spirituelle Reife in jedem Lebensabschnitt fördert, testet und examiniert, um uns in den nächsten Übungsabschnitt zu entlassen. Es gibt viel zu lernen: Demut, Gehorsam, Gerechtigkeit, Dienen, Hingabe, Reinheit, Glückseligkeit und Mut, vor allem aber ist es unsere Aufgabe, den ersten Schritt zu tun, an »seine« Tür zu klopfen, um Führung zu bitten, dann kommt »Er« uns tausend Schritte entgegen.

Guru ist der Schatz der Gnade

›SATGUR(U) DE-**A** NIDH(E)‹[25]

Guru ist der Schatz der Gnade, unendliches Mitgefühl,
immer, immer, immer wieder neige ich mein Haupt vor Ihm.

1. *Geh ich einen Schritt zum Guru, kommt er 1000 Schritt zu mir, zeigt mir meinen Weg zur Wahrheit und er öffnet mir die Tür.*
2. *Sag ich einmal nur das Mantra, das Er mir gegeben hat, zeigt Er mir die tiefe Schönheit, die in Seinem Namen lebt.*
3. *Leg ich nur die kleinste Gabe voller Liebe Ihm zu Füßen, öffnet Er mir des Himmels Fülle, und Er segnet mich mit ihr.*

»Guru ist der Schatz der Gnade« ist ein Shabd. Ein Shabd ist eine Kombination von einem Lied mit seinen Werten und Botschaften und einem Mantra, das unseren Geist klärt und erhebt. Es ist die stärkste musikalische Form, die wir im Kundalini Yoga kennen. Yogi Bhajan sprach deshalb auch von »Shabd Guru«.

Ein guter Führer

»Bevor du einen hohen Berg besteigst, würdest du sicher deine ganze Ausrüstung prüfen, um zu sehen, ob sie in Ordnung ist, und das Seil keine schwache Stelle hat, denn dein Leben würde davon abhängen. Du würdest einen guten Führer suchen und müsstest vollkommenes Vertrauen in seine Person haben.
Du müsstest bereit sein, den Anweisungen des Bergführers zu folgen und seinen Befehlen ohne Widerrede zu gehorchen.
So verhält es sich auch mit diesem spirituellen Leben. Solange du nicht Disziplin und Gehorsam lernst, solange du dich nicht entschließt, Meinen Willen zu tun und Meiner Stimme zu gehorchen, kannst du nicht hoffen, dieses abenteuerliche Leben zu beginnen. Es wäre mit zu vielen Gefahren verbunden.

Wenn du das Gefühl hast, in der Klemme zu sein, mache eine Bestandsaufnahme und finde heraus, was dich – tief in dir – aufhält. Kannst du schon »nein« zu dir selbst sagen? Wie steht es mit dem Gehorsam? Bist du gewillt, Meinem Willen zu folgen, was auch immer es dich kostet?«[122]

Eileen Caddy

Du bist[123]

Während wir Sturm sind, tröstest du den leisen Wind.
Du bist.
Und wie ein Gebirge stehst du vor uns.
Und wie ein Himmel über uns.

Und wie ein Regen wäschst du uns rein.
Wie eine Sonne scheinst du uns an.
Du bist.
Und wie ein Wind, der nicht mehr wehen kann,
stehen wir vor deinem Gesicht.
Und du lächelst uns zu.
Und du lächelst uns an.
Und da sind wir kein Wind mehr, da sind wir
ein lauter Gesang.
Du bist.
Wir ziehen vor dir her wie Gesänge.
Und wir ziehen dir nach wie ein Schall.
Du bist.

Norbert Hilbig

Guru in einigen Mantras und Meditationen des Kundalini Yoga

Viele Mantras im Kundalini Yoga haben eine Beziehung zu Guru. Sie haben eine zentrale Stellung.

Das Mantra [🔊]

›AD GURE NAME-H – JUGAD GURE NAME-H
SAT(E) GURE NAME-H SIRI GURUDEVE NAME-H‹

dient zur Einstimmung in Gruppen, auf Arbeitsprojekte und Aufgaben, immer wenn der Segen des Himmels und der spirituellen Welt in unser Leben und in unsere Projekte miteinbezogen werden soll. Bedeutung: Guru (›GUR**E**‹), der Geist Gottes, war am Anfang (›**AD**‹), in allen Zeiten (›JUG**A**D‹), ist die Wahrheit (›SAT‹) und ist von mir hochverehrt (›SIR**I**‹), unser Führer, vor dem ich mich demütig verneige (›NAME-H‹).

›PAVAN PAVAN PAVAN PAVAN – PAR PARA PAVAN GURU
PAVAN GURU WAHE GURU – WAHE GURU PAVAN GURU‹

Die Luft, die Luft, die Luft, die Luft (›PAVAN‹) ist die Trägerin des Prana, der Lebensenergie, die aus dem Jenseits (›PAR PARA‹), durch ihre vielfältigen Eigenschaften – zum Beispiel mir eine Stimme und Gesang ermöglicht – erhebt sie mich (›GURU‹), sie ist wundervoll (WAHE‹), sie erhebt mich (›GURU‹).

›BANI GURU GURU HÄ BANI – VITCH BANI AMRIT SARE‹

Das Gebet (›BANI‹) bringt mich aus dem Dunkel ins Licht (›GURU‹), mein Gebet ist mein Guru, und in diesem (›VITCH‹) Gebet liegt (›SARE‹) aller Nektar (›AMRIT‹).

›GURU GURU WAHE GURU – GURU RAM DAS GURU‹ [🔊]

Dieses Yogi Bhajan persönlich von Guru Ram Das gegebene Mantra hat im Kundalini Yoga eine zentrale und für viele auch persönliche Bedeutung. Die Energie von ›GURU RAM DAS‹ steht für den meditativen, neutral gewordenen Geist und für das vierte Chakra der Liebe, in das wir gelangen durch das selbstlose Dienen (›DAS‹).

›IK ONG KAR SAT GUR PRASAD‹ [🔊]

Das ist das »heiligste Mantra«. Es ist durch die Gnade und das Geschenk (›PRASAD‹) »Gottes« (›SAT GUR‹), das wir erfahren, dass wir, die Geschöpfe (›KAR‹) eins (›IK‹) sind mit der gesamten göttlichen Schöpfung (›ONG‹).

›WAHE GURU‹ [🔊]

Es heißt in einem Shabd: ›WAHE GURU – GUR MANTRA HÄ‹. ›WAHE GURU‹ ist das Guru-Mantra, das Mantra des Guru. Es drückt Exzellenz durch Wissen und Erfahrung aus. Wenn du es rezitierst, zerstörst du dein Ego in dir.

A ›Wahe Guru Kriya‹

(Unterrichtet von Yogi Bhajan am 27. November 1972.)

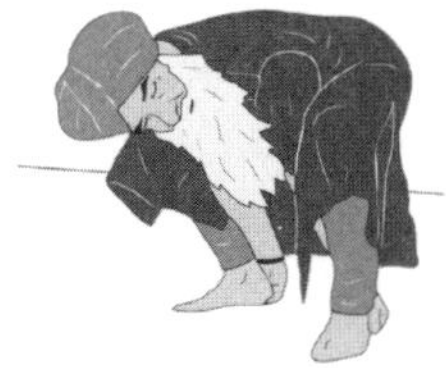

❶ **Stuhlposition:** Beuge die Knie und bringe den Rücken parallel zum Boden. Die Hände greifen fest um die Fersen. Der Kopf schaut nach unten. Die Wirbelsäule ist möglichst gerade. Drehe den Kopf über die linke Schulter und chante ›WAHE‹. Wende den Kopf zur rechten Schulter und chante ›GURU‹. (Wähle eine Melodie, die sich quasi im rhythmischen Sprechgesang der Übung von selbst ergibt.) Es sollte ein fortlaufender Klangstrom entstehen.

Setze die Übung in einer moderaten Geschwindigkeit fort.

Zeit: 3 Minuten.

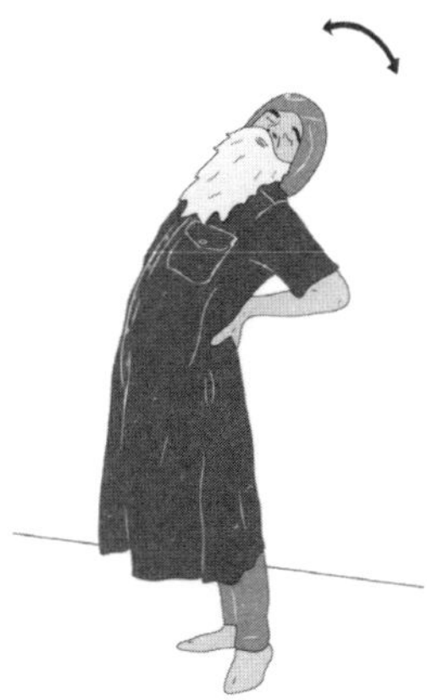

❷ Komme zum Stehen. Stütze dich hinten mit den Händen an den Hüften ab und lehne dich zurück. Halte die Beine durchgestreckt. Der Kopf ist entspannt im Nacken. Drehe den Kopf nach links und chante ›WAHE‹. Wende den Kopf nach rechts und chante ›GURU‹.

Zeit: 3 Minuten.

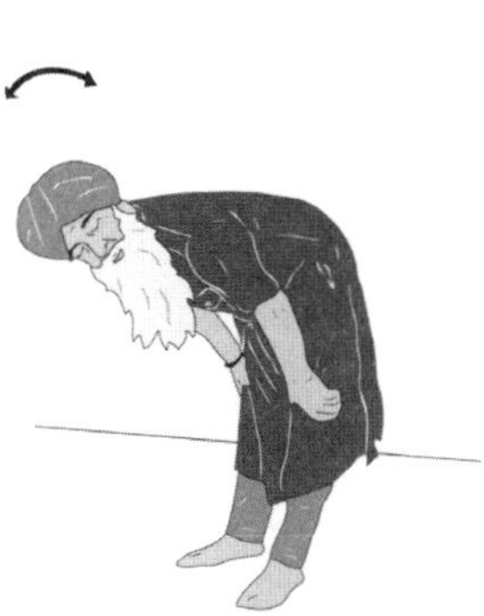

❸ Komme vorsichtig aus der letzten Übung heraus. Beuge dich nach vorne, bis die Hände sich auf die Knie stützen können. Die Wirbelsäule ist gerade. Der Kopf legt sich erneut in den Nacken. Drehe den Kopf nach links und chante wieder ›WAHE‹. Wende den Kopf zur rechten Schulter und chante ›GURU‹.

Zeit: 3 Minuten.

❹ Stehe wieder aufrecht. Strecke die Arme, so weit du es vermagst, über den Kopf, als wolltest du den Himmel berühren. Beginne in dieser Haltung ›WAHE‹ zu chanten. Dann stelle dich noch auf die Zehenspitzen und strecke dich – so hoch du kannst – und chante ›GURU‹. Komme zurück auf die Fußsohlen und chante wieder ›WAHE‹ und wieder auf die Zehenspitzen und chante ›GURU‹.
Mache in dieser Weise weiter.

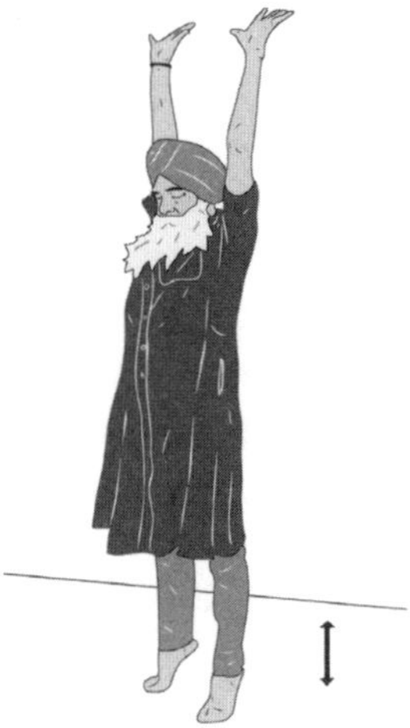

Zeit: 3 Minuten.

❺ Setze dich auf die Fersen. Lege deine Handflächen direkt vor deine Knie flach auf den Boden. Die Arme und die Wirbelsäule sind durchgestreckt.
Beuge dich nach vorne, berühre mit der Stirn den Boden und chante ›GURU‹«. Komme zurück in die Ausgangshaltung und chante ›WAHE‹.

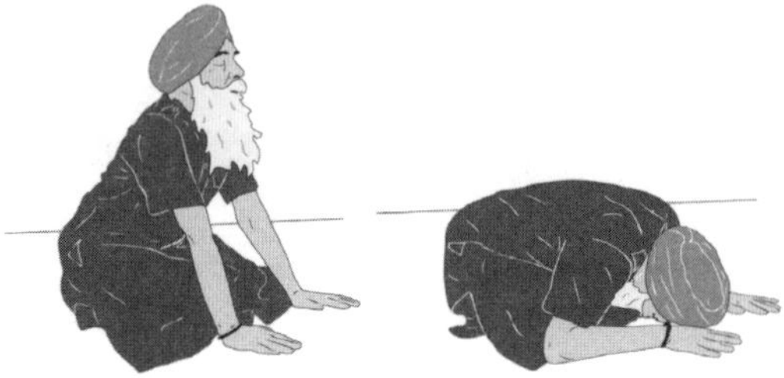

Zeit: 3 Minuten.

❻ Setze dich in eine einfache Sitzhaltung und beginne intensiv das Mantra ›SA TA NA MA‹ [◂))] zu flüstern.
Zeit: 2 Minuten.

Chante jetzt weiter mit lauter Stimme.
Zeit: 2 Minuten.

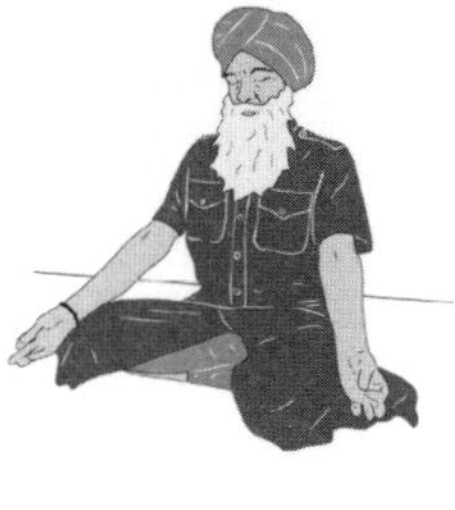

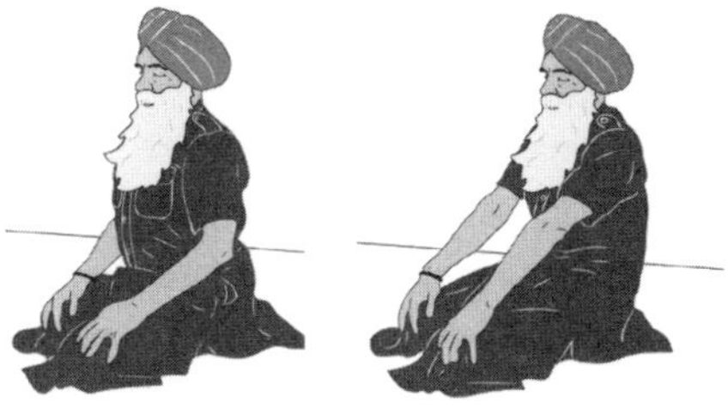

❼ Setze dich jetzt sofort auf die Fersen und lege die Hände auf die Oberschenkel. Beginne deine Wirbelsäule rhythmisch vor und zurückzubewegen (»Spinal Flex«). Chante erneut sehr kraftvoll, aber mit flüsternder Stimme das Mantra ›SA TA NA MA‹. Komme bei SA nach vorne, bei ›TA‹ zurück, bei ›NA‹ nach vorne und bei ›MA‹ zurück.

Zeit: 3 Minuten – dann meditiere.

Kommentar: Dieses Kriya erschließt sich uns, wenn wir es praktizieren. Es ist ein vollkommenes Work-out für die Schilddrüse, die Hypophyse und die Zirbeldrüse. Dein ganzer Körper kommt ins Schwitzen. Meditation nach dem Set schenkt uns die Wahrnehmung, dass wir Kanal sind für die Wahrheit und dass unsere Menschlichkeit erst zum Ausdruck kommt, wenn wir unsere Anmut noch in Momenten von Würdelosigkeit halten können.

Meditationsübung

A *Zehn Schritte, um Frieden zu finden mit dem Mantra ›WAHE GURU‹*

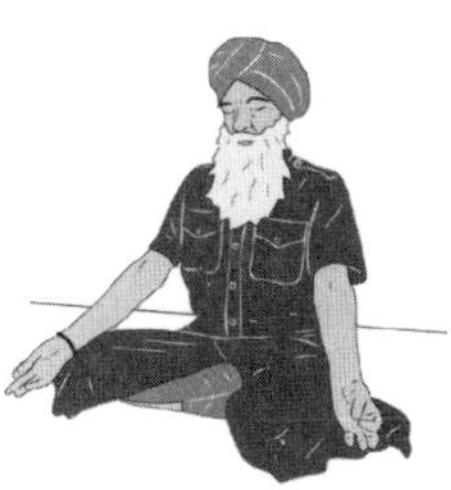

Dies ist eine Anleitung zum Auslöschen von negativen Erinnerungen und schmerzhaften Erfahrungen aus dem Gedächtnis. Sie kann durchgeführt werden, wo immer du bist und braucht weniger als eine Minute Zeit. Anstelle mit jemanden zu streiten, gehe nach innen und löse einen Konflikt im Äußeren mit deiner geistigen Kraft im Inneren.

❶ **Senke die Augenlider**, bis die Augen nur noch 1/10 geöffnet sind. Konzentriere dich auf deine Nasenspitze.
Sage innerlich ›WAHE GURU‹ in folgender Weise:
›WA‹ – konzentriere dich mental auf dein rechtes Auge.
›HE‹ – konzentriere dich mental auf dein linkes Auge.
›GURU‹ – konzentriere dich mental auf die Nasenspitze.

❷ Atme ein und erinnere dich an die betreffende Begegnung oder den Vorfall, den du erlebt hast.

❸ Atme aus und sage innerlich ›WA-HE-GURU‹ wie in ❶ beschrieben.

❹ Atme ein. Visualisiere das Erlebnis und erlebe noch einmal realistisch das Gefühl, das du während des Vorfalls hattest.

❺ Atme wieder aus und wiederhole ›WA-HE-GURU‹ mental, wie in ❶ beschrieben.

❻ Atme ein und kehre die Rollen in dem Vorfall um. Werde die andere Person und erlebe ihre Sichtweise der Situation.

❼ Atme aus und wiederhole innerlich ›WA-HE-GURU‹ wie in ❶.

❽ Atme ein. Vergib der anderen Person und vergib dir selbst.

❾ Atme aus und wiederhole mental ›WA-HE-GURU‹ wie in ❶.

❿ Atme ein. Lass den Vorfall gehen und gebe ihn an das Universum ab.

Wirkung: Diese Meditationsübung kann beunruhigende und belastende, unerlöste Gedanken und Gefühle aus der Vergangenheit, die in der Gegenwart immer wieder an die Oberfläche kommen, beseitigen. Sie kann schwierige Situationen, die dich belasten, aus deinen Händen nehmen und in die Hände der Unendlichkeit legen.

Zeit: »All dies kann in nur 40 Sekunden geschehen!«

Rhythmische Meditation der Seligkeit

mit dem »Guru Ram Das« Chant

Übung: Sitze in einer friedlichen, meditativen Position.
Lasse die Hände auf den Knien ruhen und chante in sanftem, regelmäßigem Tonfall.

Augen: Halte die Augen zu 1/16 geöffnet.

Mudra: Das Mudra, die spezielle Handhaltung, ist für Männer und Frauen entgegengesetzt.

- Männer bringen mit der **linken** Hand die Fingerspitzen von Daumen und Mittelfinger zusammen und mit der **rechten** Hand die Fingerspitzen von Daumen und Ringfinger.
- Frauen bringen mit der **rechten** Hand die Fingerspitzen von Daumen und Mittelfinger zusammen und mit der **linken** Hand die Fingerspitzen von Daumen und Ringfinger.

Mantra: Chante das Mantra [🔊] in einer sanften, monotonen Weise.
›GURU GURU WAHE GURU – GURU RAM DAS GURU‹
Jede Wiederholung dauert ungefähr 8 bis 10 Sekunden.

Dauer: Fahre für 11 bis 31 Minuten fort.

Wirkung: Yogi Bhajan sagte, dass es dem Selbst einen meditativen Frieden bringt. »Es ist ein Maithuna, was soviel bedeutet wie ›intensivste Verbindung‹. Es hat solch eine starke Vibration, dass deine Lippen, dein Gaumen, deine Zunge und dein gesamtes Umfeld die vibrierende Wirkung fühlen. (...) Das Unmögliche wird rein, einfach und möglich.«

A/P *Tratakam*

Guruka Singh, einer der ersten Schüler von Yogi Bhajan, berichtet von seinen Erfahrungen darüber, wie es möglich ist, mit einem besonderen Bild von Yogi Bhajan in geistigen Kontakt mit ihm treten zu können.

»**›Ich gehe gerade meine letzte Meile‹, sagte Yogi Bhajan. ›Bald wird es für mich an der Zeit sein, meinen physischen Körper zurückzulassen.‹**

Fünfundzwanzig von uns Kundalini-Yogalehrern sitzen im Gras in der Nähe seines Bungalows, in der warmen Sommersonne in Mendocino, Kalifornien, während eines der allerersten Festivals zur Sommersonnenwende. **›Seid nicht traurig darüber, dass ich euch verlasse. Ich bin immer bei euch. Ihr könnt immer mit mir sprechen. Ihr braucht meinen physischen Körper nicht. Kennt ihr dieses Bild? Stellt das Bild vor euch auf, schaut hinein, Auge in Auge, und meditiert. Chantet das lange SAT NAM. Guru Nanak wird bei euch sein. Ich werde bei euch sein. Jede Frage wird sofort beantwortet werden. OK?! Ihr könnt immer bei mir sein!‹**

Wir alle wussten sofort, was er mit ›diesem Bild‹ meinte. Ein einfaches Schwarz-weiß Foto von seinem Gesicht, auf dem er mit den geöffneten Augen den Betrachter direkt anschaut. Er hatte uns erklärt, dass es sich dabei um ein sehr besonderes Foto handelte. Es wurde von ihm gemacht, während er in einem tiefen Zustand des ›Turiya‹ Bewusstseins war. ›Turiya‹ benennt wie ›Samadhi‹ einen Zustand vollkommener Verschmelzung mit dem Universum. Im Zustand von ›Turiya‹ fließen die Gehirnströme in langen Deltawellen des tiefen Schlafes, obwohl die Augen geöffnet sind und das Gehirn wach und vital ist. Normalerweise tritt diese Frequenz der Gehirnströme selten im Wachzustand auf.

Er hatte uns schon vorher von diesem bestimmten Foto erzählt. Er hatte uns angewiesen, es auf einer orangenen Oberfläche anzubringen und es dann auf Augenhöhe mit einer schwachen Beleuch-

tung zu platzieren. Wir sollen unseren Blick auf seine Augen im Bild richten, ja, geradezu in sie hineinstarren und so die Verbindung herbeiführen. Die Meditation kann für eine beliebige Zeitspanne durchgeführt werden und wird damit beendet, die Augen zu schließen und das Abbild des Fotos innen am 3. Auge zu sehen. Diese Methode ist als Tratakam bekannt. Tratakam bedeutet, mit einem festen Blick strahlen.

Er sagte uns damals: **›Nicht alle Darstellungen bewirken etwas. Wie merkwürdig dieses bestimmte Foto auch ist, es ist das einzige Bild, das wirkt.‹**

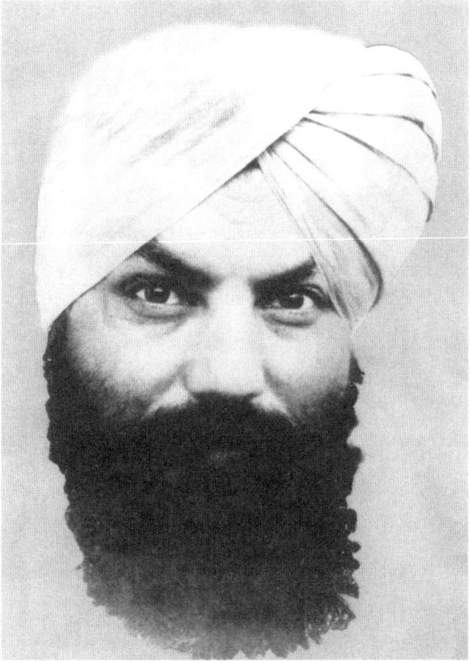

Seit diesem sonnigen Tag auf der Wiese in Mendocino, habe ich dieses magische Foto immer auf Augenhöhe direkt über meinem Altar aufbewahrt. In Meditation, Auge in Auge, sind mir alle Fragen gelöst und alle Antworten gegeben worden.«[124]

Leiden ist Medizin

*›Dukh dar**u** – sukh r**o**g bha-e-**a** – j**a** sukh t**a**m na h**o**-**i**.‹*

»Schmerz wird Medizin, Vergnügen macht krank,
wenn der Mensch im Vergnügen Gott vergisst …«[48]

Rehiras Sahib

Es sind insbesondere immer wieder Grenzsituationen in unserem Leben, in denen wir uns an die Engel, die himmlischen Wesen oder an den himmlischen Vater selber wenden. Es sind Schmerzen, Krankheit, Schicksalsschläge, aber auch große Freude und tiefe Erfahrungen von Liebe, in denen wir beten und Gott und seine Engel anrufen.

Die Wahrheit ist, die Beziehung zur spirituellen Welt lässt sich nur herstellen, wenn wir nach ihr rufen, wenn wir darum bitten, wenn wir tief in uns die Beziehung suchen. Wir sind es, die zuerst darum bitten, suchen und in Beziehung treten müssen, damit sich die Tür zum Himmel öffnen und ihr Segen empfangen werden kann. Im Wohlgefühl weltlicher Annehmlichkeiten bitten wir nicht aus der Tiefe unserer Seele. Wir vergessen die Quelle der Güte, die wir erfahren. Wir halten die Gnade und die Liebe, die wir geschenkt bekommen, für selbstverständlich. Paradoxerweise sind es dann oft Schmerzen, die uns den Kontakt zur spirituellen Welt wieder aktivieren lassen.

Schmerz und Leid macht uns sofort intuitiv. Wir erinnern unsere Versprechen und guten Vorsätze, die wir Guru und uns selbst gegeben haben. In diesem Zustand von erhöhtem Bewusstsein reichen wir hin zu den Himmeln, im Alltagsbewusstsein erscheint uns deren reine Existenz abwegig und unbeweisbar.

Darum ist Intuition so wichtig, darum ist sie gar das Ziel des Yoga, seine Frucht, sein Ergebnis, seine Krönung. Es ist in uns ein Hunger, der nicht gestillt wird durch die schönsten Speisen. Es ist in uns eine Sehnsucht, die nicht befriedigt wird durch noch so ausgefallene

Sinnesfreuden. Es ist in uns ein Durst nach Wissen, der nicht gelöscht wird vom Lesen von Millionen von Büchern und der Teilnahme an noch so vielen gelehrten Diskussionen. Es ist der Hunger der Seele. Es ist die Sehnsucht, die eigene Bestimmung zu erfüllen, die uns hier auf diesen Planeten, auf diese wunderschöne Erde gebracht hat – in eben diesem Moment. Es ist der Durst nach Erkenntnis, nach allumfassendem wahren Wissen.

Ein solcher Zugang zu wahrem Wissen und wahrer Erfüllung findet sich im »Hukum«, in der Kenntnis und Erfüllung von Gottes Willen. Aber um Gottes Willen wahrzunehmen, zu hören und gar zu befolgen, brauchen wir Intuition. Alles ändert sich zum Guten, wenn es uns gelingt, in Übereinstimmung mit dem göttlichen Willen zu leben. Seinen Willen nicht zu kennen, lässt uns zu ewig Suchenden werden. Seinen Willen zu missachten, ja sogar bewusst gegen ihn zu handeln, stürzt uns in größte Probleme. Seinen Willen zu verstehen, macht uns hellsichtig. Seinem Willen zu dienen, macht uns zu Königen.

Intuition ist gebraucht, um seine feine Stimme in uns überhaupt wahrnehmen zu können. Intuition ist der Schlüssel zum Eintritt in den »Heiligen Raum«.

Der Moment, in dem wir vor den inneren Altar treten und bitten, dass »Dein Wille« geschehen möge, wird unser Leben ändern. Denn dann übernimmt der himmlische Vater das Ruder in unserem Lebensschifflein und führt uns nicht nur sicher auf die besten Parkplätze in der Stadt, er führt uns auch zu den richtigen Büchern, die uns genau das erklären, was wir schon immer wissen wollten, ja sogar zu den Menschen, die unsere liebsten Seelengefährten sind.

Geduld zahlt sich aus

Geduld zahlt sich aus. Warte ab. Lasse Gottes wunderbare Hand für dich arbeiten. Lasse Ihn, der dich geschaffen hat, auch dein Leben mit all seinen Bedingungen und Bestimmungen gestalten. Oh Mensch, zweifele nicht. Er, der dich erschuf, wird für dich sorgen. Er, der das gesamte Universum geschaffen hat mit seinen Planeten und Galaxien und kosmischen Gesetzen, Er hat auch dich in diese Welt gebracht. Warte. Habe Geduld. Vertraue Ihm. Alles Gute wird zu dir kommen. Sei in Ihm zu Hause. Mache deine Seele zu deinem besten Freund. Die gesamte Schöpfung in all ihren Formen und vielschichtigen Aspekten arbeitet dir zu und will dir dienen. Du brauchst Millionen Dinge, und Millionen Dinge werden zu dir kommen. Sie werden dich erreichen, wenn du klar, stark, geduldig und voller Vertrauen bist. Erinnere dich. Der Schöpfer schaut immer nach dir, und seine Schöpfung ist bereit, dir zu dienen. Also hör auf, in deinem Leben herumzugeistern. Lass dich nicht länger treiben. Konzentriere dich. Konsolidiere dich. Sei, wer du bist. Möge Frieden dich umgeben. Möge ein reiches spirituelles Leben für immer dein sein. Sat Nam.[125]

Tor 13

Yoga der Liebe

»Gehe nur Wege mit Herz!«

»Ich möchte zu dir,
gehören zu dir.
Lebendiges Leben,
Leben in mir,
Lebensgesang,
ich komme von dir.
Ich gehe zu dir.
Es dauert so lang.
Ich möchte wieder
gehören zu dir.«[126]

Der Weg des Yoga ist von Liebe gesäumt. Liebe ist sein Geheimnis und Mysterium. Sie führt an den Himmel heran. Wir wissen, Liebe ist der Wegweiser auf unserem Weg. Sie selbst hat uns auf den Weg des Yoga geführt. Sie ist Yoga.

Yoga ist die Erfüllung all unser Sehnsucht nach Vereinigung, nach Heimat und dem Ende vom Alleinsein. Wir wollen nicht länger allein sein. Yoga zeigt uns, alles in Einem zu sein.

Wir waren einsam, jetzt jedoch ist der Frühling der Liebe gekommen und bringt den Samen, der wir einst waren, zum Keimen. Die Wurzeln der Liebe senken sich in die Erde unseres Herzens, und die Blüte der Liebe öffnet sich in unserem Geist und verströmt den Duft der Seligkeit.

ANAND – Gesang der Seligkeit

›Anand bha-e-**a** m**eri** m**a-e** – Satgur**u** m**ä** p**a**-i-**a** – Satgur ta p**a**-i-**a** sahaj s**eti**. Man vaj**i-a** v**a**dh**a-i-a**.‹[127]

»Oh, meine Mutter, ich bin so glücklich, denn ich habe meinen geliebten Meister gefunden. Frieden und Freude durchströmen mich, und in meinem Geist klingt der Gesang der Seligkeit.«

In uns selbst findet die mystische Hochzeit statt, wenn wir in Berührung mit der Liebe sind.

»Ich bin von Gott geliebt,
niemals getrennt von ihm.
Halt mich, halt mich, meine Liebe,
da ich doch selber Liebe bin.«[128] *Yogi Bhajan*

Innen und Außen – Alles ist Gott

»Als ich mich in die Wahrheit vertiefte, wurde ich in die
Farbe getaucht, die niemals verbleicht.
Der Rhythmus meines Atems verwandelt sich in den Klang
von Gottes Namen.
Ich sitze in vollkommener Sitzhaltung, ausdauernd,
in heiterem Gleichmut.
Der Guru, der kosmische Lehrer, nimmt mich bei der Hand.
Meine brennenden Leidenschaften, meine Abhängigkeiten,
Gier und Stolz – alles ist verschwunden.
Lust und Leidenschaft, aufflammender Zorn – alles ist vernichtet.
Mein wahrer Meister hält meine Hand. Ich vervollkommene
das Yoga von ›Sat Nam‹.
Göttliches Licht fällt auf mein Schicksal. Mein Meister zeigt
mir den unsichtbaren Pfad. Und in Licht getaucht, erblüht
mein Lotus. Licht fließt in alle Räume, mühelos.

Ich bin der Geliebte geworden und lerne zu lieben.
Oh, ihr Lieben, ich bin für wert erachtet, dass Gott zu mir kommt und in mir lebt.
Der Geliebte, ich bin der Geliebte geworden. Es passierte einfach. Gott hat es getan.
Als ich mich in die Wahrheit versenkte, wurde ich ganz mit Licht erfüllt, innen und außen.
Licht, immer mehr Licht, in Licht geflutet … der wahre Guru hält meine Hand.«[129]

Yogi Bhajan

Liebe hat mich zum Yoga gebracht. Liebe liegt meinem gesamten Lebensweg zugrunde. Nichts hat mich mehr gezogen, motiviert, verzaubert und verwandelt. Mein Wunsch nach Liebe hat mich zu den größten Anstrengungen motiviert und in die höchsten Höhen gehoben. Und meine Sehnsucht nach Liebe hat mir meine tiefsten Tragödien und Leidenserfahrungen beschert. Liebe ist einfach, wie ein Lächeln im Vorübergehen, und Liebe ist gleichzeitig auch das das Schwierigste, was ich kenne. Leicht ist es, liebevoll zu denen zu sein, die uns lieben. Wie aber liebt man all die anderen? Und was ist Liebe überhaupt?

»Liebe Gott mehr als alles auf der Welt und liebe den Nächsten, der dir begegnet, wie dich selbst!« sagte Jesus.

Mich selbst zu lieben ist meine erste Lektion auf dem Weg. Wenn ich mich selbst kenne, kenne ich jedes Selbst. Wenn ich mich selbst lieben kann, werde ich jedes Selbst lieben können.

»Lernt zuerst, euch selbst zu lieben. Ein leeres Glas
kann niemandes Durst löschen. Zuerst also liebe dich
und zeige ruhig, wie sehr du dir in Liebe verbunden bist.
Dann lasse sich die Leute in deiner Ausstrahlung und
Sonnigkeit wohlfühlen. Liebe jemand und lebe immerfort
im Himmel, noch während du auf der Erde bist.«[130]

Yogi Bhajan

Lerne zuerst, dich selbst zu lieben

»Verliebe dich in deine eigene Schönheit, deine Anmut, deine Würde, deinen Mut und deine Stärke.«[131] *Yogi Bhajan*

Was ist unser persönlicher Reichtum anderes als die Zeit, die wir mit unserer eigenen Seele verbringen, der Quelle allen Reichtums, dem Ursprung der Welt? Haben wir einmal diese wichtige Zeit mit uns selbst versäumt, fühlen wir uns schlecht und wissen nicht, warum. Wenn wir als ersten Kontakt am Tag die Begegnung mit uns selbst liebevoll erleben und gestalten, steht uns so viel Kraft und Freude zur Verfügung! Haben wir aber alles andere wichtiger genommen, uns sofort ins Leben gestürzt, ohne an uns selbst zu denken, kann es viel schwerer werden, den Tag durchzustehen. Das Gespräch mit unserer Seele ist unser Gebet. Aus der Tiefe dieses Gebets beziehen wir unsere Kraft und Inspiration. Wenn ich nicht für mich bin, wer bin ich dann?

Liebe ist meine letzte Chance

»Liebe ist meine letzte Chance, in dem Sinne,
dass ich zuerst mein Bewusstsein lieben muss,
dass ich meinen eigenen Charakter lieben muss,
was charakteristisch für mich ist, lieben muss,
meine Würde, meinen Selbstrespekt.
Ich muss meine eigene Dimension lieben.
Es gibt so vieles, dass ich mir zuliebe lieben muss,
bevor ich nur ein einziges Mal leise sage: ›Ich liebe dich.‹

Es ist verständlich, wenn wir jung sind,
einen Seelenpartner finden zu wollen.
Einen Freund, einen Verwandten,
einen Liebhaber, einen Ehepartner.

Aber es gibt uns so wenig,
denn was kann ein Unvollkommenes
einem Unvollkommenen geben?
Liebe ist in Wirklichkeit Selbsterkenntnis.«[132]

Yogi Bhajan

Liebe als innerer Weg

»Find ich erst wieder zu dir hin,
wenn ich weiter in mir geboren bin?«[133]

Ich musste auf meinem Lebensweg viele schmerzliche Trennungen erleben, in denen ich wieder und wieder die Erfahrung machte, dass meine Liebe zu einem geliebten Menschen nicht gelang. Später wurde mir klar: Wenn ich im Yoga, in meiner Beziehung zu mir selbst, zu meiner eigenen Seele nicht tief und stabil war, waren meine Augen nur in Verliebtheit auf den Partner gerichtet. Alles Schöne, Wunderbare, Neue, Befreiende, Erfüllende, alle Liebe hatte ich auf den geliebten Menschen projiziert, alles erwartete ich von der Beziehung, von dem geliebten Menschen. Om C . Parkin hat den Irrweg solch einer »romantischen Liebe« gut beschrieben. Hier ein Ausschnitt aus einem Interview mit ihm.

»Es wird vergessen, dass der geliebte Partner nur eine Spiegelung der Liebe im Innen ist und nicht die Liebe selbst. Die Wahrheit ist, nur wenn ich der Sehnsucht nach innen folge, kann ich meinen Partner wirklich lieben. Die Begegnung zwischen Mann und Frau, das Zusammensein von Mann und Frau, ist zweifellos eine große Möglichkeit für die Verwirklichung des inneren Wesens. Dort, wo Liebe ist, ist das Wesen zu Hause. Aber die grundlegende Bedingung ist, dass ein Mensch diese Liebe, ihre Erweckung, ihre Entflammung nutzt, um durch das geöffnete, innere Tor der Seele zu schreiten,

anstatt der Illusion von einem geliebten Objekt im Außen zu verfallen und sich an diesem Ort dann ängstlich festzuhalten. Auf dem äußeren Weg verwechseln die Menschen zwangsläufig das geliebte Objekt mit der Liebe selbst und fallen dann in einen Zustand ängstlichen Haltens und Besitzergreifens eines Objekts, das sie früher oder später ohnehin verlassen wird.«[134]

In dem Moment, wo wir begreifen, dass es nur einem Mann und einer Frau, die mit sich selbst allein sein können, gelingt zu lieben, machen wir uns bereit für den Aufbau einer inneren Beziehung zu uns selbst. Wir bauen in unserem Inneren einen Stützpunkt auf, gewinnen einen Freund, einen Vertrauten, einen Rückhalt, einen Geliebten in uns selbst. Wir entdecken die Schatztruhe in unserem Selbst und entwickeln den Zugang zu ihr: den Zugang zu unserem eigenen Bewusstsein, unserer Tiefe. Es gibt so vieles zu entdecken und lieb zu gewinnen, bevor wir auch nur ein einziges Mal jemand anderem sagen werden: ***»Ich liebe dich.«***

Wie Liebe gelingt

Alles, was existiert, ist geboren aus Liebe.

Nichts ist so wunderbar und so gut wie zu lieben. Es kostet nichts, wirkliche Liebe kostet niemals etwas. Sie ist so erfüllend, dass ich nichts erwarte von den Menschen, denen ich meine Liebe schenke. Lass uns Liebe schenken, ohne Bedingungen zu stellen. Dann begreifen wir im Garten der Liebe, dass wahres Lieben ein Dienen ist. Es ist ein freiwilliges Dienen, keine Pflicht, keine bezahlte Arbeit. Wir dienen dem reinen unschuldigen Wesen im anderen, wenn wir bereit sind, Liebe zu schenken. Solch liebendes Dienen schafft dauerhafte Freundschaft. Wir sind wirklich auf diesem Planeten, um uns zu lieben, zu dienen und uns gegenseitig zu erheben. Unser Lieben muss gepflegt werden, wie ein Garten. Wenn die Liebe gelingen soll, wenn sie dauern soll, stelle sie dir als ein Garten der Liebe vor, den Gott angelegt hat, und wir Menschen sind darin die Gärtner, die dafür sorgen, dass der Garten auch gedeiht.

Wenn ein Mann und eine Frau, ein Geliebter und eine Geliebte sich gegenseitig dienen, anstelle sich zu kontrollieren, anstelle nur miteinander zu sein, würde der Himmel auf die Erde kommen.

> *»Menschen können nicht leben ohne Liebe. Sie brauchen Liebe und brauchen es, geliebt zu werden. Liebe ist die höchste Erfüllung in jeder Beziehung.*
> *Schon wenn du wahrgenommen wirst, ist es ein Ausdruck von Liebe.*
> *Wenn dir ein Geschenk gegeben wird, ist es ein Ausdruck von Liebe.*
> *Wenn jemand mit dir redet, ist es ein Ausdruck von Liebe.*
> *Wenn jemand dich anlächelt, ist es ein Audruck von Liebe.*
> *All das sind Ausdrucksformen der Liebe. Aber bist du mit Ausdrucksformen zufrieden? Nein, du willst Liebe erfahren.*
> *Doch selbst im körperlichen, gedanklichen oder verbalen Akt der Liebe erfährst du sie nicht. Auch das sind nur Ausdrucksformen der Liebe. Was aber ist denn Liebe?*
> *Wenn du von Selbstlosigkeit erfüllt bist und diese Energie für jemand empfindest, dann bist du erfüllt von Liebe.«*[136]
>
> *Yogi Bhajan*

Liebe ist der letztendliche Zustand menschlichen Verhaltens, in dem Mitgefühl lebt und Freundlichkeit regiert. Liebe ist heilig. Auch die sexuelle Einswerdung ist in Wirklichkeit vollkommen göttlich. Sie enthält eine Erfahrung, die wir Menschen auch in jeder anderen Erfahrung machen können – die von Gottes-Bewusstsein. Erst wenn wieder Heiligkeit in unseren Beziehungen, unserer Umgebung und in uns selbst ist, werden dort Glück, Gott, Freude und

Erfüllung einkehren. Möge wir das Heilige in unser Leben zurückbringen und den Zauber der Liebe zurückgeben.

*›Jin pr**e**m k**i-o** tin **hi** prabh p**a**-i-o‹*

»Ich sage die Wahrheit, hört alle zu:
Nur wer liebt, kann Gott finden.«[137]

Guru Gobind Singh

»Die Liebe, die uns schon heute mehr als alles andere beschäftigt und interessiert, wird von uns tiefer verstanden werden, wenn sie auf allen Ebenen unserer Existenz, in allen Chakren, in allen Formen unseres Bewusstseins erfahren wird. Die Zukunft der Spiritualität und der Yoga-Weg der Zukunft bestehen darin, diese neue Bewusstseinsebene zu realisieren. »Wir sind aufgerufen, die Bewusstseinsebene zu erfahren, auf der wir Liebe sind. Lass uns verstehen, dass die Worte ›Liebe‹ und ›Gott‹ austauschbar sind – genauso wie die Worte ›Leben‹ und ›Gott‹«.[138]

Neale Donald Walsch

»Wenn ich mich an den Ort in mir begebe, der Liebe ist, und wenn du dich an den Ort in dir begibst, der Liebe ist, dann sind wir in Liebe verbunden. Dann sind du und ich wahrhaft in der Liebe, im Seinszustand der Liebe. Das ist die Pforte, die Schwelle zum Eins-Sein. Diese Liebe ist wie das Strahlen der Sonne, eine Naturkraft, die Vervollständigung dessen, was ist, eine Glückseligkeit, die jeden Partikel des Seins durchdringt. Die Glückseligkeit des Bewusstseins des Daseins. Das Schwingungsfeld der Liebe durchdringt alles, alles in dieser Schwingung ist in Liebe. Es handelt sich um einen Bewusstseinszustand jenseits des Verstandes.«[139]

Baba Ram Das

Die 10 Qualitäten der Liebe

1. Liebe ist blind. Sie sieht gar nichts.
2. Liebe ist grenzenlos. Was du hörst, ist bedeutungslos.
3. Was Bedeutung hat, brauchst du nicht zu hören.
4. Liebe passiert im Schweigen und tiefem Ton.
   Sie hat keine Worte. Wenn du liebst – siehst du nicht,
   hörst du nicht und sprichst du nicht.
5. Erfahre deinen Partner als dich selbst.
6. Aus dir kommt die Anmut, die du in den Augen
   des Geliebten siehst.
7. Liebe ist Vereinigung – nicht Annäherung.
8. Liebe ist Vergeistigung – keine allgemeine Übereinkunft.
9. Liebe ist Destillation – keine emotionale Beziehung.
10. Liebe ist Bewusstheit und Intelligenz. Ineinander leben
    und sich selbst erfahren.

Kannst du diese 10 Punkte wirklich verstehen, dann empfinde dich als verheiratet, verheiratet mit der Liebe selbst.[140]

Das Salz der Erde

> *»Ihr seid das Salz der Erde. Wenn das Salz seinen Geschmack verliert, womit kann man es wieder salzig machen?«*[141]

Wer selbst einmal berührt wurde, mit der Gnade des Himmels gesegnet wurde, was will der dann noch tun? Was anderes bleibt zu wünschen, wenn der Schöpfer in seinen Geschöpfen gesehen ist, als der Wunsch, Ihm in seinen Geschöpfen zu dienen. Dann wird die Affirmation »Mögen alle Wesen glücklich sein!« zum Lebensgrund.

Dann hat die Unwissenheit über meine Rolle, meine Bestimmung, meine Aufgabe ein Ende. Und ich weiß, ich werde Lehrer: Ich werde meinen Platz in der Gemeinschaft der Lehrenden und Heilenden einnehmen.

Füreinander

Erfahren wir uns aus einer neuen Perspektive, in der unser eigenes Wohl mit dem Wohl der anderen gemischt ist, die bei uns sind, weil wir mit ihnen etwas gemeinsam auszuarbeiten, auszulieben haben. Leben wir nicht mehr miteinander, beieinander, voneinander. Leben wir *füreinander.*

Vergiss deine persönlichen Schwächen, deine Beschwerden und dein Schicksal. Gehe hinaus in die Welt und bringe Segen. Erhebe das Bewusstsein von jedem, dem du begegnest.

Möge durch Gottes Gnade das Leuchten in unseren Augen, unser Leben, unsere Inspiration und unsere gesamte Existenz den Menschen Hoffnung geben: Hoffnung denen, die gerade keine Hoffnung haben, Liebe denen, die gerade kein Verständnis haben, Nahrung denen, die gerade nichts zu essen haben, Schönheit denen, die gerade keinen Sinn für Schönheit haben.

»Wenn du dich entscheidest, Lehrer zu sein,
betrittst du einen heiligen Raum.«[142]

Aus dem Aurobindo Ashram

»Alles im Universum wurde geschaffen, ein Lehrer zu sein. Der Mond ist ein Lehrer, die Sonne ist ein Lehrer, die Sterne sind Lehrer. Aber es gibt Leute, die werden professionelle Mahner. Die nennen wir Lehrer. Wir suchen Fachleute auf, um uns beraten zu lassen. Wir sind bereit, auf ihren Rat zu hören. Ich würde mir wünschen, wir würden auf unseren eigenen inneren Ratgeber hören, denn wir wissen in unserem Inneren, was richtig und was falsch ist.«[143]

Yogi Bhajan

Neues Lernen

Die Lehrer-Schüler-Beziehung wird immer noch dadurch geprägt, dass der Lehrer sich als groß und bedeutsam präsentiert und von den Schülern verlangt, sich als klein und unwissend zu präsentieren und zu empfinden. Das ist eine völlig überholte Weise, das Lernen zu organisieren, ja, es verunmöglicht das Lernen überhaupt. Auf diese Weise mag es möglich sein, ein schematisches Ansammeln von Stoff in den kognitiven Bereichen des Gehirns zu organisieren, doch wird dieses bei der ersten besten Gelegenheit wieder gelöscht werden, beziehungsweise »vergessen« oder nicht befolgt werden, denn die Seele des Schülers und des Lehrers ist in diesem schematischen Lernprozess nur bedingt beteiligt.

Es braucht die Freiwilligkeit, Betroffenheit und Begeisterung. Sie erst bringen die Kraft und Ausdauer, um einem Lernstoff entgegenzugehen und sich ihn zu eigen zu machen.

Freude ist entscheidend. Welches Lernen begeistert uns, setzt geistige Kombinationen, Assoziationen, Visionen in Gang? Welche Lehrstoffe bewegen uns, lassen uns nicht mehr los, veranlassen uns, sie in unsere Lebenrealität einzulassen?

Vielleicht ist es möglich zu lernen, indem man den Lehrer bewundert – für dessen Qualität, Kapazität, Weisheit, Vision und Persönlichkeit. Ausschlaggebend aber sind die eigenen inneren Erfahrungen, die in mir passieren – in der Begegnung mit einem Lehrer.

»Als ich dem Heiligen begegnete, fand ich die Wahrheit in meinem Innersten«, so beschrieb es Guru Nanak. Ich fand die Heiligkeit in mir, nicht in ihm, im anderen.

»Lasst uns Jesus oder Buddha nicht einfach für große Menschen halten, sondern studieren, was sie groß gemacht hat. Lasst sie uns als Menschen begreifen, die uns gelehrt haben, groß zu sein!«

Yogi Bhajan

Yogi Bhajan und Kundalini Yoga

»Ich bin nicht gekommen, um Anhänger zu gewinnen, ich bin gekommen, um Lehrer auszubilden.«[28]

Das Ziel eines Lehrers ist, dass seine Schüler zehn Mal besser werden als er selber es ist.

Yogi Bhajan brachte eine besondere Variante des Yoga in den Westen. Kundalini Yoga, wie er es unterrichtete, wurde bis dahin noch nie öffentlich gelehrt. Doch die Zeit selbst verlangte nach Techniken, die der Wucht der beginnenden Veränderungen gerecht wurden. Ehemals »geheimes« Wissen, das über Generationen hinweg allein von einem Lehrer auf wenige ausgewählte Schüler übertragen wurde, sollte nun unmittelbar an alle interessierten Menschen weitergegeben werden.

»Es gibt Millionen von Büchereien und Millionen von Lehrern. Ich habe ihnen zugehört und auch mir selbst. Was ich unterrichte, ist eine einzige Rebellion gegen die Traditionen, denn ich fühle, der Mensch ist als Ebenbild Gottes geboren – als nichts Geringeres.«[1] *Yogi Bhajan*

Die Radikalität des Kundalini Yoga entspricht der radikalen Aufbruchstimmung unserer Tage. Sie unterstützt den Aufbruch zu einer erweiterten Menschlichkeit, zu einem erweiterten Menschenbild. Kundalini Yoga bringt uns nicht in den Himmel. Kundalini Yoga holt Gott nicht auf die Erde. Kundalini Yoga erweitert unser Bewusstsein, dass wir sehen können: Gott ist hier, er war es, ist es und wird es immer sein.

»In der Religion musst du etwas glauben. Im Yoga musst du erfahren, was du glauben möchtest.«[144] *Yogi Bhajan*

Die 7 Eigenschaften von jemand, der Kundalini Yoga gemeistert hat [145]

1. Unendlich empfindsam.
2. Absolute Hingabe im Tun.
3. Nie versiegende Quelle von Würde und Anmut.
4. An Güte unermesslich wie das Meer.
5. An Mitgefühl wie die machtvolle Erfahrung von Regen.
6. Im Auftreten wie eine Brise.
7. Im Handeln wie ein Donnerschlag.

Wer Kundalini Yoga unterrichtet, muss Folgendes beachten

»Mithilfe von Kundalini Yoga initiierst du dich selbst. Lehrer handeln während des Unterrichts nicht als Person. Sie werden zum Kanal für die Lehre. Es liegt in ihrer Verantwortung. Sie müssen mit ihrer Persönlichkeit dafür einstehen, dass die Lehre reinbleibt. Es kann nichts hinzugefügt werden und nichts entfernt werden. Diese Lehre ist für lange Zeit reingeblieben. Und sie hat aus sich selbst heraus die Kraft, es weiter zu bleiben.

Wenn du beginnst, rufe Gott an: ›Ong Namo – Gurudev Namo‹ und am Ende schließe mit einer Segnung: ›May the long time sun shine upon you, all love surround you, and the pure light within you, guide your way on.‹ Dazwischen lasse es fließen. Mit je weniger Ego du unterrichtest, desto mehr nützt es den Studenten.

Bitte versuche zu verstehen: Im Kundalini Yoga musst du dich ganz loslassen. Wenn du mit dem Ego arbeitest, wirst du Angst bekommen, und das Ergebnis wird nicht gut sein. Auch wenn es dir nicht gefällt: Wir wollen Qualität, nicht Quantität. Denn es dauert sehr lange, bevor du beginnst, deiner Seele zu trauen. Das ist der erste Schritt einer Erfahrung im Kundalini Yoga: Wenn du beginnst, deiner Seele zu trauen.

Geh jetzt und beginne, frei zu unterrichten. Gott wird sich darum kümmern.

Ich möchte dir ein Motto mit auf den Weg geben: Halte dich an die Wahrheit, lass sie gewinnen, lass dich selbst ruhig verlieren. Das wird dich retten. Das führt zur Seligkeit. Kundalini Yoga hat allein mit Gott zu tun. Jesus und Guru Nanak haben denselben Prozess durchgemacht. Denn was ist Kundalini? Kundalini ist die allem zugrundeliegende Energie. Wenn dich etwas mit dieser ursprünglichen Energie verbindet, dann ist das Gott, dann ist das Yoga.«[146]

Yogi Bhajan

Nachwort

Widme dich regelmäßig einer spirituellen Praxis.

Erkenne die Wunden und Narben deiner Seele und deines Selbstwertgefühls.

Meistere deine Angst: Handle ohne Angst im Angesicht der Angst.

Meistere deine Wut: Nutze sie als Treibstoff für ein effektives, bewusstes Handeln.

Löse negative Selbstbilder auf und ersetze sie durch positive, lebensbejahende Bilder.

Stell dir eine bessere Welt vor und verwirkliche deinen Plan von dieser Welt.

Sei dir des Leids und der Schmerzen von dir und anderen bewusst.

Sei dir der Konsequenzen deiner Handlungen bewusst.

Verstehe deine Begabungen und deine Begrenzungen.

Verstehe: Unsere Arbeit muss die Welt, die wir uns wünschen, modellieren.

Verstehe: Die Regierungen repräsentieren unser gemeinsames Bewusstsein.

Entwickle deine Intuition durch spirituelle Praxis.

Achte auf dich: Wisse, wann es Zeit ist aufzuhören.

Verstehe, was es zu erneuern gilt.

Arbeite effektiv mit anderen: Wisse, wann es Zeit ist zu führen und wann zu folgen.

Spreche und handle für das öffentliche Wohl.

Finde die innere Lösung, die in allen Hindernissen und Herausforderungen ist.

Hört einander zu, seht einander und schätzt eure Unterschiedlichkeit.

Erlerne eine Grundhaltung von Dankbarkeit.

Handle mit Wissen, Intuition, Mitgefühl und Intelligenz.

Wenn du Gott in allem sehen kannst, dann erst kannst du sehen.

»Zwischen Mensch und Gott gibt es eine Tür,
die sich öffnen lässt,
und den Schlüssel zu dieser Tür
nennt man Kundalini.«[147]

Yogi Bhajan

Die Reise der Seele

*»Chattre chakkre vart***i** *– Chattre chakkre bhugt***e**.
*Suyambhav subhang sarebd***a** *sareb jugt***e**.
*Duk***a***lang pran***asi** *di***a***lang sar***upe**.
*Sad***a** *ang sang***e** *abhangang bibh***ute**.*«*[148]

Guru Gobind Singh

»Der Lärm der Welt wird sich gelegt haben – die Reise der Seele wird weitergehen. Du bist nicht dieser Körper. Du bist nicht diese Gedanken – du bist der Diener. Du bist die Seele. Du bist der Eigentümer deiner Seele. Die Seele wird durch die Kraft ihres eigenen starken Wesens weiterreisen. Die Reise ist für die Seele, nicht für dich. Die Lebensenergie, Prana, ist dir gegeben worden, um dir Sensibilität zu schenken. Es ist die Reise der Seele. Sie könnte auch ohne Prana reisen, ohne den Körper, ohne Gedanken. Körper und Gedanken, Lebensenergie – alles um dich herum ist da, um ihr Sensibilität zu geben. Es ist die Reise der Seele, nicht deine. Diese Reise wird weiter gehen, bis sie mit der unendlichen Seele verschmilzt. Das ist das Ziel der Seele, darum lebt sie hier mit all dem Kommen und Gehen und dem Drumherum. Es geht nicht um dich, es hat nichts mit dir zu tun. Die Seele wollte durch diese Erfahrung gehen. Hilf der Seele, diese Erfahrung zu machen. Die Seele wird es lieben. Sie wird dankbar sein. Sie wird erlöst sein. Sie wird voller Freude sein. Wenn du deine Seele ignorierst, dich in den Sinnen verlierst, wird die Reise weitergehen. Ihre Bestimmung aber ist zerstört.

Chattre Chakkre varti.

Dieser Zyklus, alle Zyklen, alles Leben, der Tanz der Atome ist Chattre Chakkre varti.

Es ist der Tanz der Seele. Er ist immer bei dir. Die Seele war, ist und wird immer sein. Gib deiner Seele eine Chance, dass sie ihre Reise in Frieden und Ruhe beenden kann. Die Seele trampt in diesem Körper. Sei nicht gemein zu ihr. Verstehe! Der Körper ist nicht die Seele, die Gedanken sind nicht die Seele. Die Bestimmung der Seele in diesem Leben ist es, durch die Höhen und Tiefen, durch das Chaos und die Vergnügungen von allem zu gehen und doch darin ein Zuhause zu finden, ein wahres Zuhause. Du kannst in dem besten Restaurant sitzen, aber du kannst dort nicht bis an dein Lebensende ausruhen. Du musst wieder gehen. Bezahle die Rechnung.«[1]

Yogi Bhajan

Das Gelöbnis des Bodhisattwa

Die trügerischen Begierden sind unerschöpflich.
Ich gelobe, sie alle zu überwinden.
Fühlende Wesen gibt es unzählige.
Ich gelobe, sie alle zu erlösen.
Die Wahrheit ist unmöglich zu erklären.
Ich gelobe, sie zu erklären.
Der Weg des Buddha ist unerreichbar.
Ich gelobe, ihn zu erreichen.

Anhang

Danksagung

Die Losung »Gott hat dir deine Freunde geschenkt« wurde mir zum Beginn meines Lebens als Yogi mit auf den Weg gegeben. Ich lebe im wechselseitigen Austausch in dieser großen Familie von Freunden. Dankbarkeit ist unser Name. Ohne sie bringe ich nichts zustande, und ihr will ich mit dieser Arbeit dienen. Ohne meine Partnerin, mit der mich Gott gesegnet hat, hätte ich diese Arbeit nie zu einem Ende gebracht. Nicht zuletzt der Verlag, die LektorInnen und alle anderen sichtbaren und unsichtbaren HelferInnen sind ein wunderbares Geschenk, für das ich sehr dankbar bin.

Quellen der Yoga-Übungsreihen und Meditationen

Yoga zum Aufwärmen: »Har Aerobic Kriya«, Seite 24. Ursprünglicher Titel: »To Build Stamina and Spark The Glandular System«. Aus: Khalsa, Harijot Kaur, compiler, KRI, *Owner's Manual For The Human Body.* Espanola 1993, S. 42/43. Yogi Bhajan, 14. Juli 1985.

»Affirmation für eine vollständige Entspannung«, Seite 28. Ursprünglicher Titel: »Affirmation for Mental Relaxation«. Aus: Sikh Dharma, *The Man Called the Siri Singh Sahib,* S. 181. Editor M.S.S. Sardani Premka Kaur Khalsa, Los Angeles, 1979.

Meditation »Ich bin, Ich Bin«, Seite 33. Ursprünglicher Titel: »Meditation Into Being«: I am, I Am«. Aus: Yogi Bhajan, PHD, *The Aquarian Teacher* KRI International Kundalini Yoga Teacher Training, Level 1, Espanola 2003, S. 433. Yogi Bhajan, April 1972.

»Reise in mein wahres Selbst«, Seite 36. Ursprünglicher Titel: »Meditation on the Self«. Aus: *Kundalini Yoga Manual – Student Manual of Instruction,* S. 11, KRI Publications, Pomona, CA, 1976.

»Herzschlag-Meditation«, Seite 42. Ursprünglicher Titel: »Meditation Für Konzentration In Der Handlung«. Aus: *Überlebenshandbuch – Meditationen und Yoga speziell gegen Stress und Druck unserer Zeit.* Deutsche Ausgabe *Survival Kit,* S. 63, Hamburg 1983.

»Meditation, um mit dem Herzen zu sehen«, Seite 49. Ursprünglicher Titel: »Brain Synchrony Meditation«. Aus: *Kundalini Meditation Manual for intermediate Students,* K.R.I. Publications, Pomona, Ca, 1975. Seite 54. Yogi Bhajan, 23. Januar 1975.

Meditation für Frauen »Ich bin die Anmut Gottes«, Seite 57. Ursprünglicher Titel: »Grace of God Meditation«. Aus: Yogi Bhajan, PHD, *The Aquarian Teacher* KRI International Kundalini Yoga Teacher TrΩining, Level 1, S. 419, Espanola 2003.

»Ma – der Klang der Schöpfung«, Seite 58. Ursprünglicher Titel: »Meditation for the Divine Shield«. Aus: *Kundalini Meditation Manual for intermediate students.* K.R.I. Publications, Pomona, Ca, 1975. S. 38. Yogi Bhajan, 24. September 1971.

»Sa Ta Na Ma Meditation«, Seite 65. Ursprünglicher Titel: »Kirtan Kriya«. Aus: Yogi Bhajan, PHD, *The Aquarian Teacher,* KRI International Kundalini Yoga Teacher Training, Level 1, S. 425, Espanola 2003.

»Bhoj Kriya« – Das Yoga des Essens, Aus: *Aquarian Times Magazine,* Seite 75, Sage of the Age Publishing, Volume 4, Number 2, Summer 2004. Yogi Bhajan 13. August, 1992, Espanola, NM.

Zur Stärkung der Verdauung: »Vatskar Dhouti Kriya«, Seite 80. Aus: *Ancient art of Self Healing,* edited by Dr. Siri Amir Singh Khalsa, DC, Silverstreak Press, LTD. Eugene, S. 97/98, Oregon 1982.

»Besiege den Schmerz«, Seite 82. Ursprünglicher Titel: »Experience the Strength – Win over Pain« Aus: *Aquarian Times Magazine,* Sage of the Age Publishing, Spring 2004. Yogi Bhajan, 8. Februar 1995.

»3 Übungen gegen alles, was schmerzt«, Seite 83. Ursprünglicher Titel: »3 Excercises against everything what hurts«. Aus: Shakti Parwhar Kaur Khalsa *Kundalini Postures and Poetry*, Perigee, S. 164–165, New York 2003.

»Raja Yoga Meditation«, Seite 91. Ursprünglicher Titel: »Raja Yoga Meditation For Tapa«. Aus *»Kundalini Meditation Manual for intermediate Students«*, K.R.I. Publications, Pomona, Ca, 1975. S. 59. Yogi Bhajan, 11. Juni 1971.

»Sat Kartar« Meditation in Bewegung, Seite 95. Ursprünglicher Titel: »Meditation to open the Heart« – Aus »Yogi Bhajan, PHD, *The Aquarian Teacher* KRI International Kundalini Yoga Teacher Training, Level 1, Espanola 2003. S.436. Yogi Bhajan, 1971.

»Erwecke den Lotus des Nabels«, Seite 106/107. Ursprünglicher Titel »Awaken the Diaphram« – Aus *»Self Experience«* published by Kundalini Research Institute, Compiled and Illustrated by Harijot Kaur, Espanola 2000, S.3, Yogi Bhajan, 26. September 1984.

»Varuyas Kriya« Nabel vital, Seite 108. Aus: *Sadhana Guidelines: For Kundalini Yoga Daily Practice,* S. 69. New Leaf Distribution Company, November 1988.

»Nabel Power«, Seite 109. »Pavan Sodhan Kriya«. Dieses Set stammt aus persönlichen Notizen des Autors und kann nicht von KRI auf seine Richtigkeit überprüft werden.

»Sat Kriya« Regentin des Nabels, Seite 113. Aus: *Sadhana Guidelines: For Kundalini Yoga Daily Practice,* S. 44. New Leaf Distribution Company, November 1988.

»Übung zur Erweiterung der Lungenkapazität«, Seite 119. Ursprünglicher Titel: »Exercise Set for The Lungs and Bloodstream« – Yogi Bhajan *»Kundalini Yoga for Youth and Joy«*, S. 21. 3HO Transcripts, Eugene, Oregon 1983.

»Ein- und Ausatmen in mehreren Teilen«, Seite 124. Ursprünglicher Titel: »Segmented Breath«. Aus: »Yogi Bhajan, PHD, *The Aquarian Teacher* KRI International Kundalini Yoga Teacher Training, Level 1, S. 97, Espanola 2003.

»Betont Ein- und Ausatmen«, Seite 125. Ursprünglicher Titel: »Breath Ratios«. Aus: Yogi Bhajan, PHD, *The Aquarian Teacher* KRI International Kundalini Yoga Teacher Training, Level 1, S. 96, Espanola 2003.

»Pranpathi Kriya« Meister des Prana, Seite 126. Ursprünglicher Titel »Praanpathi Namo Namo Meditation«. Aus: Kundalini Research Institute: *«Praana, Praanee, Praanayam«*, Espanola 2006 – S. 18-20. Yogi Bhajan, 6. März 1972.

»Meditation, um dich mit dem unendlichen Strom von Atem und Leben zu vereinigen«, Seite131. Ursprünglicher Titel: »Pran Bhanda Mantra Meditation«. Aus: Yogi Bhajan, PHD, *The Aquarian Teacher* KRI International Kundalini Yoga Teacher Training, Level 1, S. 447, Espanola 2003.

»*Auf dem Grunde des Lebensatems*«, Seite 133 - Aus: »*Beads of Truth*« 3HO Community Magazine – Summer 1982, Bead No.9. Vol. 2, Set 1.

»*Finde deinen vitalen Lebensatem*», Seite 137 – Yogi Bhajan 9. November 1981. Dieses Set stammt aus persönlichen Notizen des Autors und kann nicht von KRI auf seine Richtigkeit überprüft werden.

»*Ong Meditation*«, Seite 152. Ursprünglicher Titel: »Meditation Für Besonders Starke Energie«. Aus: *Überlebenshandbuch – Meditationen und Yoga speziell gegen Stress und Druck unserer Zeit.* (Survival Kit) Deutsche Ausgabe, Hamburg 1983, S. 41. Yogi Bhajan, 17. Mai 1976.

»*Meditation um verletzende Worte wieder aus unserem Geist zu entfernen*«, Seite 155. »*Gyan Chakra Kriya Meditation*« – Yogi Bhajan 19. Februar 1996, London. Diese Übung stammt aus persönlichen Notizen des Autors und kann nicht von KRI auf seine Richtigkeit überprüft werden.

»*Kundlini Yoga mit Mantren*«, Seite 155 – 158. Ursprünglicher Titel: »Morning Sadhana Set taught in GRD Ashram in Los Angeles 1989« – Aus: »*Keeping up Newsletter*«, S. 6, 3HO Foundation, International Headquarters, Los Angeles, Sept./Oct. 1989.

»*Yogische Gesangsübung*«, Seite 166. Ursprünglicher Titel: »Kauri Kriya«. Aus *Kundalini Yoga Manual – Student Manual of Instruction.* KRI Publications, Pomona, CA 1976, S. 24, Yogi Bhajan, 8. Juli 1975.

»*Kriya zur Öffnung des Brustkorbs*«, Seite 173. Ursprünglicher Titel: »Exercise Set for The Ribcage Area«. Aus: Yogi Bhajan »*Kundalini Yoga for Youth and Joy*«, S. 51. 3HO Transcripts, Eugene, Oregon 1983.

»*Ausführliche Kriya für das Morgen Sadhana*«, Seite 186, Ursprünglicher Titel: »Kriya for Morning Sadhana« 1971 – Aus: Yogi Bhajan, PHD, *The Aquarian Teacher* KRI International Kundalini Yoga Teacher Training, Level 1, Espanola 2003, S. 362. Yogi Bhajan 1971.

»*Sodarshan Chakra Kriya*«, Seite 204. Aus: Yogi Bhajan, PHD, *The Aquarian Teacher* KRI International Kundalini Yoga Teacher Training, Level 1, Espanola 2003, S. 450. Yogi Bhajan, Dezember 1990.

»*Wach auf, wärm dich auf, steh auf*«, Seite 209. Ursprünglicher Titel: »Wake up, Warm up, and Get up« Aus: Khalsa, Harijot Kaur, compiler, KRI, *Pysical Wisdom.* Second Edition, Los Angeles 1997, S. 25 - Yogi Bhajan, März 1992.

»*Meditation zum Sonnenaufgang*«, Seite 211. Ursprünglicher Titel: »Meditation For The Sunrise« Aus: »*Kundalini Meditation Manual for intermediate Students*«, K.R.I. Publications, Pomona, Ca, 1975. S. 46, Yogi Bhajan, 10. Juni 1971.

»*Yoga auf dem Weg vom Bett zum Bad*«, Seite 216. Ursprünglicher Titel: »Wake Up The Body To Handle Stress And Strain«. Aus: Khalsa, Harijot Kaur, compiler, KRI, *Owner's Manual For The Human Body.* Espanola 1993, S. 18, Yogi Bhajan 19. Oktober 1988.

»*Meditationszeiten*«, Seite 220. Ursprünglicher Titel: »Meditation Minutes«. Aus: Yogi Bhajan, PHD, *The Aquarian Teacher* KRI International Kundalini Yoga Teacher Training, Level 1, S. 136, Espanola 2003.

»*Eine Meditation, um die Gruppenenergie zu spüren*«, Seite 226. Ursprünglicher Titel: »Mahan Jap«. Yogi Bhajan, PHD, *The Aquarian Teacher* KRI International Kundalini Yoga Teacher Training, Level 1, Espanola 2003, S. 430 - Yogi Bhajan, 13. Januar 1975.

»*Fingerspitzengefühl – Gruppen Meditation*«, Seite 228. *Diese Übung stammt aus persönlichen Notizen des Autors und kann nicht von KRI auf seine Richtigkeit überprüft werden.*

»*Tantrische Gruppen Meditation*«, Seite 236. *Dieses Yoga Set stammt aus persönlichen Notizen des Autors und kann nicht von KRI auf seine Richtigkeit überprüft werden.*

»*Tantrische Gruppen Meditation*«, Seite 236. *Aus persönlichen Aufzeichnungen des Autors.*

»*Gruppen Meditation zum Vollmond*«, Seite 237. Ursprünglicher Titel: »Healing circle of Tantra« – »*Survival Kit*«, Aus: »Der Heilende Kreis Des Tantra«. *Überlebenshandbuch – Meditationen und Yoga speziell gegen Stress und Druck unserer Zeit.* Deutsche Ausgabe, S. 68, Hamburg 1983.

»Kriya zur Anregung des 3. Auges«, Seite 244. Ursprünglicher Titel: »Ajnaa Stimulation Kriya. Aus: KRI Manual *«Keeping Up with Kundalini Yoga«*, S. 26, Pomona 1980.

»Übernimm das Kommando in der Komandozentrale deines Drüsensystems«, Seite 255. Ursprünglicher Titel: »Commanding The Comanding Center of The Glandular System« Aus: *»Self Knowledge«*, Khalsa, Harijot Kaur, compiler, published by Kundalini Research Institute, S. 39, Los Angeles 1995, Yogi Bhajan 19. Mai 1993.

»Eine Meditation, um die oberen Energiezentren zu öffnen«, Seite 258. Ursprünglicher Titel: »Two Meditations for Opening the Higher Centers.« *Meditation Manual for Intermediate Students.* K.R.I. Publications, S. 60, Pomona, Ca, 1975.

»Das Geschenk des Guru«, Seite 264. Ursprünglicher Titel: »Meditation for Gurprasad«, Aus: *«Keeping Up with Kundalini Yoga«* – K.R.I. Publications, S. 31, Pomona, Ca, 1980.

»Wahe Guru Kriya«, Seite 271. Aus: *KRI Meditation Manual for Intermediate Students*, K.R.I. Publications, Pomona, Ca, 1975, S.61 – Yogi Bhajan, 27. November 1972.

»Meditationsübung: Zehn Schritte, um Frieden zu finden«, Seite 273. Ursprünglicher Titel: »Ten Steps To Peace.« Aus: Khalsa, Harijot Kaur, compiler, KRI, *Pysical Wisdom.* Second Edition, S. 49, Los Angeles 1997.

»Rhythmische Meditation in Seligkeit«, Seite 274. Ursprünglicher Titel: Guru Ram Das: Rythmic Harmony For Happiness« Aus: *Sadhana Guidelines: For Kundalini Yoga Daily Practice*, S. 105, New Leaf Distribution Company, November 1988.

Fußnoten

1 *Yogi Bhajan, niedergeschrieben nach persönlichen Notizen des Autors, nicht von KRI auf seine Richtigkeit überprüfbar.*
2 *Yogi Bhajan, am 2. Februar 2009 im »The Aquarian Wisdom Calendar«, Espanola, NM.*
3 *Yogi Bhajan am 17. Juni 1994, aus »Aquarian Wisdom Calendar«, Espanola, NM.*
4 *Yogi Bhajan am 11. August 1999, aus »Aquarian Wisdom Calendar«, Espanola, NM.*
5 Tibetische Weissagung.
6 Guru Nanak in »Kirtan Sohila«, Übersetzung des Autors, Yogi Press, Groß Umstadt.
7 Paramahansa Yogananda.
8 Guru Nanak in Rag Asa, Salok, »Siri Guru Granth Sahib«, S. 462.
9 *Yogi Bhajan am 23. März 1987, zitiert aus »Aquarian Wisdom Calendar«, Espanola, NM.*
10 »You Can Relax Now« von Shaina Noll, übersetzt vom Autor.
11 *»Affirmation«* aus: Sikh Dharma, *The Man Called the Siri Singh Sahib*, Los Angeles, 1979, S. 181.
12 Gedicht »I am – I AM« von Gurudass Singh, KY Teacher Trainer und Musiker, übersetzt vom Autor.
13 Aus dem Zen Buddhismus.
14 Zitat des Zen-Meisters Hakuin.
15 Nelson Mandela, zitiert aus seiner Amtsrede als Präsident von Südafrika 1994.
16 *Yogi Bhajan, im »Aquarian Wisdom Calendar« vom 14. Januar 2009, Espanola, NM.*
17 *Yogi Bhajan am 7. März 1995, »Aquarian Wisdom Calendar« Espanola, NM.*
18 Tageslosung 21. Oktober, in »Herzenstüren Öffnen« von Eileen Caddy, Verlag Greuthof, Freiburg.
19 »Every Heartbeat« *in »The Game of Love« von Yogi Bhajan*, Sikh Dharma International, *S. 247*, übersetzt vom Autor.
20 *Yogi Bhajan am 25. Oktober 1998 in Hamburg, persönlich aufgezeichnet vom Autor.*

21 *Yogi Bhajan am 27.06.1993, aus »Aquarian Wisdom Calendar«, Espanola, NM.*
22 In »*In the Name of the Cosmos*«, von Yogi Bhajan - Übersetzung des Autors, Yogi Press, Groß Umstadt.
23 »Die Bibel«, Einheitsübersetzung, Erstes Buch Mose Kapitel 1, Vers 29.
24 »Kirtan Sohila« von Guru Nanak, Übersetzung des Autors, Yogi Press, Groß Umstadt.
25 ./.
26 Unterrichtet von Gurudass Kaur, *nach persönlichen Notizen des Autors, nicht von KRI auf seine Richtigkeit überprüfbar.*
27 Tageslosung (Hukum) aus der Gurdwara in Espanola am 11.11.2011.
28 Zentraler Lehrsatz von Yogi Bhajan, übersetzt vom Autor.
29 »Die Bibel«, Einheitsübersetzung, Matthäus Kapitel 5, Vers 8.
30 Walt Whitman in »Gesang von mir selbst«, Grashalme, S.81, Diogenes, Zürich 1985.
31 *Yogi Bhajan, im »Aquarian Wisdom Calendar« vom 19. Mai 2009,* Espanola, NM.
32 »Die Bibel«, Einheitsübersetzung, Matthäus Kapitel 25, Vers 35-40.
33 Lied von Guru Nanak, bekannt durch die Version von Paramahansa Yogananda.
34 *Yogi Bhajan am 10. Juli 1975, im »Aquarian Wisdom Calendar« Espanola, NM.*
35 Lied von Gurnam Singh.
36 »Muttertag« von Yogi Bhajan in »*In the Name of the Cosmos*«, Übersetzung des Autors, Yogi Press, Groß Umstadt.
37 *Yogi Bhajan am 30. Juni 2003, im »Aquarian Wisdom Calendar«, Espanola, NM.*
38 *Yogi Bhajan, zitiert nach »Aquarian Wisdom Calendar« vom 29. Mai 2009, Espanola, NM.*
39 Aus dem Buddhismus.
40 *Yogi Bhajan am 28. Februar 1992, im »Aquarian Wisdom Calendar«, Espanola, NM.*
41 *Yogi Bhajan, im »Aquarian Wisdom Calendar« vom 15. Mai 2009, Espanola, NM.*
42 *Yogi Bhajan am 9. Oktober 1985, im »Aquarian Wisdom Calendar«, Espanola, NM.*
43 Osho »The Dhammapada: The way of the Buddha«, Vol. 2.
44 *Yogi Bhajan, niedergeschrieben nach persönlichen Notizen des Autors, nicht von KRI auf seine Richtigkeit überprüfbar.*
45 *Yogi Bhajan, niedergeschrieben nach persönlichen Notizen des Autors, nicht von KRI auf seine Richtigkeit überprüfbar.*
46 *Yogi Bhajan am 26. Februar 1991, im»Aquarian Wisdom Calendar«, Espanola, NM.*
47 *Yogi Bhajan am 23. August 1978, im »Aquarian Wisdom Calendar, Espanola, NM.*
48 Aus »Rehiras Sahib'« von Guru Nanak, Eigenverlag, Hamburg, Übersetzung des Autors.
49 »Tao Te King«, Laotse, Strophe 48.
50 Gelassenheits-Gebet.
51 »Jap Ji Sahib« von Guru Nanak, Strophe 33, Übersetzung des Autors, Yogi Press, Groß Umstadt.
52 *Yogi Bhajan, niedergeschrieben nach persönlichen Notizen des Autors, nicht von KRI auf seine Richtigkeit überprüfbar.*
53 *Yogi Bhajan, in »Self Knowledge«*, Khalsa, Harijot Kaur, published by KRI, Los Angeles 1995, S 8.
54 *Yogi Bhajan am 19. April 2000, in »Aquarian Wisdom Calendar« , Espanola, NM.*
55 *Yogi Bhajan in KWTC 1982,* 3HO Transcripts 1990 Eugene, Oregon, »*The Graceful Woman*«, *S. 191.*
56 Kabir (1440–1518) Mystiker im Rag Asa im »Siri Guru Granth Sahib«, Seite 482.
57 *Yogi Bhajan am 12. Oktober 1969, in »Aquarian Wisdom Calendar« , Espanola, NM.*
58 *Yogi Bhajan in »The Science of Keeping up«, 3HO Newsletter, Los Angeles, Jahrgang 5, Heft 1, S. 8.*
59 *Yogi Bhajan in »The Aquarian Teacher* KRI International Kundalini Yoga Teacher Training, Level 1, Espanola 2003, S.91.

60 *Yogi Bhajan am 23. April 1969, in »Aquarian Wisdom Calendar«, Espanola, NM.*
61 *Yogi Bhajan am 10. Januar 1998, in »Aquarian Wisdom Calendar«, Espanola, NM.*
62 *Yogi Bhajan am 13. Mai 1996, in »Aquarian Wisdom Calendar«, Espanola, NM.*
63 *Yogi Bhajan, am 16. Februar 2006 in »Aquarian Wisdom Calendar«, Espanola, NM,*
64 *Yogi Bhajan am 5. August 1969, in »Aquarian Wisdom Calendar« , Espanola, NM.*
65 *Yogi Bhajan am 7. Mai 1969, in »Aquarian Wisdom Calendar«, Espanola, NM*
66 *Yogi Bhajan am 17. Mai 2003, in »Aquarian Wisdom Calendar«, Espanola, NM*
67 Aus dem Friedensevangelium der Essener, Verlag Bruno Martin.
68 Kabir (1440–1518) Mystiker.
69 Strophe 25, »Jap Ji Sahib« von Guru Nanak, Übersetzung des Autors, Yogi Press, Groß Umstadt..
70 *Yogi Bhajan am 10. Januar 2000 in »Aquarian Wisdom Calendar«, Espanola, NM.*
71 Guru Gobind Singh (1666 – 1708), aus Gesammelte Schriften im »Sri Dasam Granth Sahib«.
72 Strophe 32 vom »Jap Ji Sahib« von Guru Nanak, Übersetzung des Autors, Yogi Press, Groß Umstadt.
73 »Wünschelrute«, Gedicht von Joseph von Eichendorff, geschrieben 1835.
74 Strophe 19 vom »Jap Ji Sahib« von Guru Nanak, Übersetzung des Autors, Yogi Press, Groß Umstadt.
75 »Die Bibel«, Einheitsübersetzung, Johannes Kapitel 1, Vers 1.
76 *Yogi Bhajan am 27. April 2003, im »Aquarian Wisdom Calendar«, Espanola, NM.*
77 Hazrat Inayat Khan, (1882 – 1927) berühmter Musiker und Sufi.
78 *Yogi Bhajan in »The Graceful Woman«,* 3HO Transcripts 1982 Eugene, Oregon, *KWTC 1982, Seite 10.*
79 Guru Ram Das, (1534–1581), spiritueller Lehrer, Erbauer des Goldenen Tempels.
80 *Yogi Bhajan,* Golden Temple Tape, 1999, Espanola, *At – Yoga Festival 1999 #T 130-Day 2.*
81 *Yogi Bhajan,* Golden Temple Tape, 1999, Espanola, *At – Yoga Festival 1999 #T 130-Day 2.*
82 *Yogi Bhajan,* Golden Temple Tape, 1999, Espanola, *At – Yoga Festival 1999 #T 130-Day 2.*
83 Strophe 27 aus »Jap Ji Sahib« von Guru Nanak, Übersetzung des Autors, Yogi Press, Groß Umstadt.
84 *Yogi Bhajan am 9. Juni 1987, in »Aquarian Wisdom Calendar«, Espanola, NM.*
85 *Yogi Bhajan,* Golden Temple Tape, 1999, Espanola, *At – Yoga Festival 1999 #T 130-Day 2.*
86 Angelika Friedle in ‚Welt Kompakt' vom 17. Dezember 2007.
87 Tageslosung 20. August in »Herzenstüren öffnen« von Eileen Caddy, Verlag Greuthof, Freiburg.
88 *Yogi Bhajan Lecture Archive,* 3HO Transcripts 1990 Eugene, Oregon, *KWTC, 26.7.1990*
89 *Yogi Bhajan* »In the Name of the Cosmos«, Übersetzung des Autors, Yogi Press, Groß Umstadt.
90 *Yogi Bhajan am 14. Mai 1989, in »Aquarian Wisdom Calendar«, Espanola, NM.*
91 *Yogi Bhajan am 4. Oktober 1977, in »Aquarian Wisdom Calendar«, Espanola, NM.*
92 Strophe 4 vom »*Jap Ji Sahib*« von Guru Nanak, Übersetzung des Autors, Yogi Press, Groß Umstadt.
93 Prof. Dr. Jürgen Zulley (Universitätsklinikum Regensburg) in »Brigitte« vom 27.11.2002.
94 Rumi (1207– 1273) islamischer Heiliger.
95 *Yogi Bhajan am 20.9.1990 aus persönlichen Aufzeichnungen des Autors.*
96 *Yogi Bhajan am 18.2.1985 aus persönlichen Aufzeichnungen des Autors.*
97 Aus: »Spuren auf dem Weg zum Licht« von Eileen Caddy, Verlag Greuthof, Freiburg, S. 105.
98 Sheikh Farid (1173–1266) islamischer Mystiker.

[99] *Yogi Bhajan am 5. August 2003, in »Aquarian Wisdom Calendar«, Espanola, NM.*
[100] Strophe aus dem »Siri Guru Granth Sahib«, S. 1402.
[101] Shiv Charan Singh, aus *»Die Evolution einer globalen Gemeinschaft«*, Aufsatz in Yoga Infos, Suniya, Butzbach.
[102] *Yogi Bhajan in »The Graceful Woman «*, 3HO Transcripts 1982 Eugene, Oregon, *KWTC 1982, S. 126.*
[103] Mukhtia Kaur im Superhealth Seminar, Hamburg 2007, aus persönlichen Aufzeichnungen des Autors.
[104] *Yogi Bhajan am 5. Mai 1999, in »Aquarian Wisdom Calendar« , Espanola, NM.*
[105] Augustinus (354–430) zugeschriebener Lobgesang auf den Tanz.
[106] Text von Br. Georg Schmausser aus dem Meditationshaus »St. Franziskus«, Dietfurth.
[107] Yoga-Sutra (ein Urtext des Yoga) zitiert nach Yogi Bhajan, Meditation Class, Los Angeles 5. März, 1991 (#LA 681).
[108] *Yogi Bhajan in »The Global Woman«*, 3HO Transcripts 1990 Eugene, Oregon, *KWTC 1990, S. 104.*
[109] *Yogi Bhajan in ,The Excellence of Woman,* 3HO Transcripts 1984 Eugene, Oregon, *KWTC 1984, S. 168.*
[110] Neale Donald Walsch, »Freundschaft mit Gott«, Goldmann, 2003, Seite 217.
[111] *Yogi Bhajan in »The Excellence of Woman«*, 3HO Transcripts 1984 Eugene, Oregon, *KWTC 1984, S. 131/132.*
[112] *Yogi Bhajan in »Ancient art of Self Healing«* by Dr. Siri Amir Singh Khalsa, Silverstreak Press. Eugene, Oregon 1982, S.77.
[113] *Yogi Bhajan am 31. März 1993, in »Aquarian Wisdom Calendar«, Espanola, NM.*
[114] *Yogi Bhajan am 8. März 1999, in »Aquarian Wisdom Calendar«, Espanola, NM.*
[115] *Yogi Bhajan in »The Excellence of Woman«*, 3HO Transcripts 1990 Eugene, Oregon, *KWTC 1984, S. 59.*
[116] 1. Strophe des heutigen Kirschenlieds von Dietrich Bonhoeffer, am 19. Dezember 1944 aus dem Gefängnis geschickt.
[117] »Evangelium der Essener«, Enochs Vision, Verlag Bruno Martin.
[118] Strophe 12 aus »Jap Ji Sahib« von Guru Nanak, Übersetzung des Autors, Yogi Press, Groß Umstadt.
[119] Text von »Asatoma« in der CD »One« von Kevin James Carroll, 2009, Heartsongs.
[120] *Yogi Bhajan in »Global Woman«*, 3HO Transcripts 1990 Eugene, Oregon, *KWTC 1990, S. 205.*
[121] Thich Nhat Hanh.
[122] Tageslosung 28. Mai in »Herzenstüren Öffnen« von Eileen Caddy, Verlag Greuthof, Freiburg.
[123] Gedicht von Norbert Hilbig, in »Jugendmagazin« der Hildesheimer Allg. Zeitung, ca. 1966.
[124] *»Aquarian Times«*, 3HO Magazine, *Yogi Bhajan Memorial 1929 – 2004', S. 49.*
[125] *Yogi Bhajan,* »Patience Pays« in »Success and the spirit«. KRI, Espanola, NM.
[126] *Yogi Bhajan* »I long to belong«, *»The Game of Love« by Yogi Bhajan,* Sikh Dharma International, *S. 3.*
[127] »Anand Sahib« von Guru Amar Das, Eigenverlag, Hamburg, Übersetzung des Autors.
[128] Yogi Bhajan *»Furmaan Khalsa«*, 1987, Furmaan Khalsa Publishing Co., Ohio, S. 133, Übersetzung d. Autors.
[129] *»Furmaan Khalsa«*, 1987, Furmaan Khalsa Publishing Co., Ohio, S. 101, Übersetzung d. Autors.
[130] *Yogi Bhajan am 14. August 1989, zitiert nach »Aquarian Wisdom Calendar«, Espanola, NM.*

131 *Yogi Bhajan am 13. April 1998, zitiert nach »Aquarian Wisdom Calendar«, Espanola, NM.*
132 *Yogi Bhajan »Love is my last chance«*, Übersetzung des Autors, in »Yoga der Liebe« Eigenverlag.
133 Aus dem Lied »Leuchte« des Autors, erschienen im Eigenverlag.
134 Aus »Liebe als Innerer Weg« von OM. C. Parkin, Interview in Zeitschrift »Visionen« 2, 2008.
135 Yogi Bhajan »The Calling« in *»The Game of Love« by Yogi Bhajan*, Sikh Dharma International, S. *188.*
136 *Yogi Bhajan* »Man cannot live without love«*»The Teachings of Yogi Bhajan"*, S.22. KRI 1977, Los Angeles.
137 Guru Gobind Singh (1666–1708) in »Tav Prasaad Savayee«, Sacred Nit Nem, z.B. Singh Brothers, Amritsar.
138 N. D. Walsch »Gott heute«, 2004, Arkana, S. 193.
139 Baba Ram Dass in *»Be Love now«* in Kamphausen Verlages.
140 »Ten Qualities of Love« in *»The Game of Love« by Yogi Bhajan*, Sikh Dharma International, *S. 247.*
141 *Matthäus Kapitel 5, Vers 13.* »Die Bibel«, Einheitsübersetzung, Bergpredigt,
142 Aus dem Sri Aurobindo Ashram.
143 *Yogi Bhajan, 24. November 1990,* in »Aquarian Wisdom Calendar«, Espanola, NM.
144 *Yogi Bhajan, 17. Mai 1992,* in »Aquarian Wisdom Calendar«, Espanola, NM.
145 *Yogi Bhajan, 20. Juli 1981,* aus persönlichen Aufzeichnungen des Autors.
146 *Yogi Bhajan,* Loches 1983, *niedergeschrieben nach persönlichen Notizen des Autors, nicht von KRI auf seine Richtigkeit überprüfbar.*
147 *Yogi Bhajan, 24. Mai 1984,* in »Aquarian Wisdom Calendar«, Espanola, NM.
148 *Guru Gobind Singh* (22.12. 1666 –7.12. 1708) in »Jaap Sahib«, Vers 199, Übersetzung des Autors, Eigenverlag.

Mantra CD – Das Herz des Yoga

Sat Hari Singh & Hari Bhajan Kaur

1. Ong Namo – Gurudev Namo (4:32)
2. Sa Ta Na Ma (5:34)
3. Adi Shakti (5:43)
4. Har (4:42)
5. Gobinde Mukande (5:26)
6. Ardas Bhe-i (4:44)
7. Ad Gure Name (4:11)
8. Sat Siri Siri Akal (4:58)
9. Guru Ram Das Chant (4:59)
10. Ik Ong Kar – Sat Guru Prasad (5:14)
11. Wahe Guru Wahe Jio (6:02)
12. Ra Ma Da Sa (4:46)

Gesamtspielzeit: 58:11 Minuten

Recorded & mixed at Zen Den Studios, Los Angeles, produced by Thomas Barquee